国医大师

徐景藩临证医案精华

第2版

主　编　陆为民　徐丹华　罗斐和

编　委（按姓氏笔画排序）

叶　柏　陆为民　邵　铭

罗斐和　周晓波　周晓虹

徐丹华

人民卫生出版社

·北　京·

图书在版编目（CIP）数据

国医大师徐景藩临证医案精华 / 陆为民，徐丹华，罗斐和主编 .—2 版 .—北京：人民卫生出版社，2020.12

ISBN 978-7-117-31086-4

Ⅰ. ①国… Ⅱ. ①陆…②徐…③罗… Ⅲ. ①医案－汇编－中国－现代 Ⅳ. ①R249.7

中国版本图书馆 CIP 数据核字（2020）第 266074 号

国医大师徐景藩临证医案精华

Guoyi Dashi Xu Jingfan Linzheng Yi'an Jinghua

第 2 版

主　　编：陆为民　徐丹华　罗斐和
出版发行：人民卫生出版社（中继线 010-59780011）
地　　址：北京市朝阳区潘家园南里 19 号
邮　　编：100021
E - mail：pmph @ pmph.com
购书热线：010-59787592　010-59787584　010-65264830
印　　刷：北京盛通印刷股份有限公司
经　　销：新华书店
开　　本：710 × 1000　1/16　　印张：22
字　　数：338 千字
版　　次：2014 年 9 月第 1 版　　2020 年 12 月第 2 版
印　　次：2020 年 12 月第 1 次印刷
标准书号：ISBN 978-7-117-31086-4
定　　价：68.00 元
打击盗版举报电话：010-59787491　E-mail：WQ @ pmph.com
质量问题联系电话：010-59787234　E-mail：zhiliang @ pmph.com

内容简介

徐景藩(1927—2015),男,汉族,江苏吴江人。江苏省中医院(南京中医药大学附属医院)主任中医师,终身教授,全国首届“国医大师”,“白求恩奖章”获得者,江苏省名中医。曾任江苏省中医院院长兼江苏省中医研究所所长、中华中医药学会终身理事、江苏省中医药学会名誉会长、《江苏中医药》杂志常务编委、江苏省药品审评委员会中医药组组长、江苏省“333”工程人才(省跨世纪人才)培选专家委员会成员、江苏省高级卫技人员评审委员会主任委员。

全书共分四篇。第一篇为国医之路,介绍了徐景藩学医、行医经历,其成才之路可供学医和从医者借鉴。第二篇为学术思想,分别从脾胃生理病理论,脾胃病诊法论,脾胃病治法论,胃腑体用失常论,脾阴虚与胃阴虚论,荣木疏土、益养调和论六个方面总结了其脾胃学术思想。第三篇为临证歌括,收录脾胃(消化系)病诊治歌括12首及舌诊简歌1首,是对脾胃病证的理论认识与实践经验的概括,言简意赅。第四篇医案精华为本书的重点,精选徐景藩历年来临床诊治脾胃病及其他内科疑难病证验案100余则,逐一详加分析,介绍其临证辨治思路、用药经验及特色,对中医临床工作者有较好的启迪作用。

本书可供中医临床医师和从事中医教学、科研工作者参考。

目录

第一篇 国医之路

第二篇 学术思想

第三篇 临证歌括

第四篇 医案精华

第一篇　国医之路

认真诊疗，潜心研思；议病议药，提高疗效。学而不厌，诲人不倦；廉洁行医，奉献一生。

——徐景藩

徐景藩（1927—2015），著名中医内科临床家，江苏省中医院（南京中医药大学附属医院）主任中医师、教授。他出生在江苏吴江盛泽镇的中医世家，1941年起随父学习中医，1944年再拜师于江浙名医朱春庐门下，续学3载，1947年行医乡里，1952年报考卫生部"中医研究人员"班，被录取后学习5年毕业，1957年至江苏省中医院（南京中医学院附属医院）工作，翌年该院承担南京中医学院临床教学任务，徐景藩即为内科教研组成员，担任部分中医内科学课堂教学和临床带教工作。

徐景藩擅长脾胃病的诊疗工作。对食管病主张调升降、宣通、润养，创"藕粉糊剂卧位服药法"。治胃病主张从三型论治，参用护膜法。治疗以便泄为主症的慢性结肠炎，创"连脂清肠汤"内服和"菖榆煎"保留灌肠法。创"残胃饮"治疗残胃炎症。脾胃病重视参用疏肝理气法。用药注意刚柔相配、升降相须等法，不断提高疗效。他对中医理论、江苏历代名医诊疗脾胃病的经验、脾胃病古今文献以及慢性胃炎、上消化道出血、肝病、慢性结肠炎、食管病等疾病的研究从未中断，并取得较好的疗效。发表的130余篇学术论文中，绝大部分为脾胃病专业性论文，有的论文已被日本书刊全文转载。著有《徐景藩脾胃病治验辑要》等2部专著，其中有的经验、方论被收入《当代名医临证精华》等10余本医集中。参加编写《中医内科学》《现代中医内科学》等4部教材。有4项科研成果分别获国家中医药管理局、江苏省卫生厅、江苏省中医药管理局科技进步奖一等奖、二等奖和甲级奖。

徐景藩曾任江苏省中医院院长兼江苏省中医研究所所长，中华中医药学会终身理事，中华中医药学会内科学术委员，脾胃病学组副组长、顾问，江苏省中医药学会名誉会长，委员，《中医杂志》特约编审，《江苏中医药》杂志常务编委，江苏省药品审评委员会中医药组组长，江苏省"333"工程人才（省跨世纪人才）培选专家委员会成员，江苏省高级卫技人员评审委员会主任委员。

徐景藩1990年被遴选为首批全国老中医药专家学术经验继承工作指导老师之一，1992年享受国务院政府特殊津贴，1993年被评为江苏省中医系统先进工作者，1994年被评为全国卫生系统先进个人，1996年获"白求恩奖章"，2009年4月评选为全国首届"国医大师"。

第一章　耳闻目濡秉家传，兼收并蓄再拜师

1927年徐景藩出生时，祖父徐子卿已是一方名医。堂匾名“培德堂”，两旁高挂有病家赠送的“起死回生”“扁鹊再世”等额匾。每日诊病者川流不息，门庭若市，都是内科时病或杂病，有初诊、有复诊，上午门诊，下午出诊。祖父面容慈祥，态度和蔼，细心诊疗，详细叮嘱，贫病不计诊金，确有困难者，不仅免收诊金，还赠钱配药，或在处方上注明“药资由子卿付”，届时统一向药店支付。有的患者第一次被人用板床抬来，经祖父诊病处方，第二次由家人搀扶而来，第三次自行步来，由痛楚呻吟而逐步好转，面带笑颜，连声道谢，称祖父医术高明。从早到晚，甚为辛苦。茶余饭后，还给徐景藩父亲讲述诊治经验和用药心得。深夜读书，吸取间接经验，对疑难重病，考虑来日处方对策。一年四季，几乎天天忙碌，应接不暇。但有时夏夜乘凉，遇有兴趣，哼唱昆曲，腋下夹一把破扫帚，踱着台步，边走边唱，自娱自乐，调剂心身。

徐景藩是长孙，祖父自然非常疼爱。从小教他认字、写字，尤其是药的名字，如天麻、金银花、大黄、甘草等。闲时抱他坐在膝上，手把手教握毛笔、描红、写字。在他四五岁时，祖父出诊，曾几次带着他同去。祖父给病家诊病，他则帮着磨墨，看祖父开处方、向病家交代病情，嘱咐如何煎药服药、饮食宜忌、生活护理等。那时，徐景藩虽尚年幼，但却能安坐静听，病家均夸：“这孩子文静、懂事、有礼貌。”祖父床前的便壶，一年三百六十五天都是他去倒、洗。祖父无声的教诲、辛劳和蔼的形象，在他幼小的心灵烙下了深深的印记，立志来日也要学习中医，做一名治病救人的良医。

父亲省三，自幼读私塾多年，后随祖父学医，子承父业。学成后每月逢二、五、八到相距7公里的均垣镇童仁泰药店坐堂。早去晚归，往返的交通工具就是浙江绍兴人经办的乌篷船。除坐堂以外，还在家帮祖父写处方，看“小号”，“小号”就是那些经祖父出诊看过已有好转的患者。如看了重病、

疑难病症，晚上向祖父汇报、求教。这种家庭式的小型“病案讨论”，纯中医的辨证施治、理法方药的研讨，徐景藩经常在旁聆听，耳闻目濡，逐渐有所感受、感悟，使他无形中产生了浓厚的兴趣。此外，徐景藩经常练习毛笔字、识字，翻阅一些中医药书籍。这种生活方式和家庭教育，为他后来立志学习中医打下了良好的基础。

6岁起，徐景藩在离家咫尺的“绸业小学”上学读书。这是一所丝绸行业的子弟学校，师资水平较高。校长唐诵清，年近古稀，国学功底深厚，工于诗文。亲自拟定每个年级的主要课程，所聘教师除规定的学历、资历等条件外，都须经亲自面试。而唐校长本人也在五、六年级担任部分国文课，并不定期地去各班听课，检查教学质量。由于教学质量高，在全镇享有极佳的声誉。祖父和唐校长素有交往，顺利地把徐景藩这个非丝绸业的子弟送进了这所学校。

徐景藩在绸业小学学完初小课程时，还有机会学习了弹风琴，对音乐稍有入门，这也有利于智力的开发。他记得当时每个教室都有一架风琴，专供音乐课老师教学之用。他经过一个学期的练习，初步掌握了一些技巧，并可以弹奏一般的乐曲。这对徐景藩一生的业余生活产生了较大影响，直到老年，他仍利用空闲时间弹弹琴，以陶冶心身，这都归功于童年时代的基础。他常说：“启蒙教育对一个人来说，是多么的重要！它往往会影响一个人的一生。”

1937年的深秋季节，日本侵华战争升级，家乡沦陷，一家逃到坮坵。在坮坵大庙里，由浙江避难来此的老中医李继山先生办起了临时私塾，父亲便送徐景藩去学习。李老师对他稍加考核，认为他的语文水平可读《幼学琼林》，算是“高班生”。除每天教一段文字外，还教给他《百家姓》《千字文》《大学》《中庸》等，他在短期内读完这些书后，受老师之命，徐景藩开始担任初、中班的辅导任务。所以，虽只3个月的时间，但每天读书、背诵、练文习字，语文水平续有提高。后来返回盛泽，小叔父又教他读《论语》《孟子》。1938年夏末，再入淘沙弄小学五年级，2年后毕业。当时家乡没有中学，只好自己补习《古文观止》、英文、数学、高中国文等。其间，仍继续在家读医书、抄方、挂号。边学中医，边学文化。语文水平的不断提高，特别是这些古汉语的基础，对徐景藩日后学习中医大有好处，使其终身受益。

1941年，徐景藩随父学医，父亲让其先抄书，把要熟记诵读的部分抄在一张张“元始纸”上，用毛笔一字一字恭正地写好，最后装订成册。读的时候，用鹅毛管蘸上银朱点作标点。这样的好处有三：一是练习毛笔字，打好学医的基本功；二是良好的修身训练，写字笔笔无误，要求思想高度集中，心地宁静，戒除浮躁，摒弃杂念；三是诵学经自己亲手抄写的医书，容易上口背诵，提高了学习效率，以后经常温课，不仅温故知新，还能加深记忆和理解。

父亲给他规定了读书的进度，并予逐一讲解，要求熟读熟背。他读的第一本中医启蒙书是《雷公炮制药性赋》，按寒、热、温、凉、平性药，1个月读完。临证抄方时，父亲还会重点提示处方中药物应用与配伍方法，深化了用药的基本理论，对应用过的药物，也自然而然地记住了。接着读《汤头歌诀》，采取“滚雪球”的方法，读了后面，温习前面，并参阅相关注释的书籍，共用了半年时间。接着读李念莪的《内经知要》原文，该书条文精炼，3个月基本读完。与此同时，还参考阅读《素问》《灵枢》和《难经集注》等书。由于内容多，条文深奥，难以完全理解之处，就“囫囵吞枣”地先读下来，以后慢慢“消化吸收”。这些经典著作，在以后的漫长岁月里，他年年学，年年有所体会。后来，又读了淮阴陆慕韩著的《验舌辨证歌括》和李时珍的《濒湖脉诀》等书。这样，算是完成了第一阶段的中医基础学习，共花了约1年的时间。

第二年是内科基础的学习。在父亲的安排下，读了张仲景《伤寒论》《金匮要略》和叶天士《温热论》。这一年，父亲只是指导、释疑，学习进度全由自己掌握。《伤寒论》参阅成无己的《注解伤寒论》，《金匮要略》参阅尤在泾的《金匮要略心典》。每日早晨习字、温课、背诵，上午仍是挂号、临证学习、侍诊抄方。下午读新的内容，并继续抄书，整理上午抄录的处方，结合病例，查阅有关本草和方剂，加深理解。晚上聆听父亲讲解白昼一些疑难病例的体会和经验。天天如此，寒暑不辍。

第三年，徐景藩开始读李士材的《医宗必读》及叶天士《临证指南医案》每个病证案例后的总括。《医宗必读》只要求阅读每个病证的理法方药，认真理解而不求背诵。《临证指南医案》的总括文中，比较重要的文句，多读后自然也就记熟了。例如卷一“肝风”篇云：“肝为风木之脏，因有相火内寄，体阴用阳，其性刚，主动主升，全赖肾水以涵之，血液以濡之，肺金清肃下降之令以平之，中宫敦阜之土气以培之……”类似这些重要的内容，迄今他仍能朗朗背诵。这些内容既有文学内涵，又有医理真谛，对阐明某些病证的病因病机、治法概要，具有实践指导意义。至于需要背诵的段落语句，是通过自己阅读全文以后勾画出来的，并且也专门抄录在另外的本子上，以便诵读、温习，并常思、常读。其他如《丁甘仁医案》《张聿青医案》等书，结合《临证指南医案》的某一病证，相互参阅，以求学习多家经验，拓展思路。联系时令季节，侍诊所遇病例，选读有关医案，点点滴滴，反复学习，打好了坚实的临床基础。

3年的时光是短暂的，可是，少年的徐景藩，正处在求知如渴的年龄，在父亲的谆谆教诲和指导下，从启蒙到入门，并最终跨进了中医学的殿堂。徐景藩自幼耳闻目濡，对中医学有着深厚的感情，所以，从医的思想一开始就非常坚决，从来没有动摇、疑惑过。在学医的路途上，按照父亲当年学医时的模式，安排的学习课程也符合循序渐进的教学方法。而且从学医一开始，就采用理论联系实际的方法，3年的师承教育，徐景藩至今还一直怀念，铭记于心，留恋这3年的流金岁月，是多么珍贵！感慨师承教育对培养中医后继人才是多么重要！

1944年春天，徐景藩开始了第二阶段的学习，父亲亲自把他送到朱春庐老师家里，重又拜师。朱师是上海朱斐君和乌镇张艺城两位名师的高徒，誉满江浙，擅长脾胃病、时病和多种疑难病证的诊疗，是群众心目中的名医。父亲深知朱师博览群书，别有见解，颇多创新，经验丰富。为使儿子多学习，多见识，增长才干，宁可使自家的业务有所影响，也让他随朱师学习。有人甚至嘲讽徐省三把儿子送到朱家学习，说明自己技不如人，父亲则坦然笑道：“这是博采众长，吾吴叶天士曾从师多人，医道出众，尽人皆知，说不定我今后还要儿子再从师他人呢！”

进入师门之后，徐景藩仍然是上午临证、抄方，下午读书自学。朱师字体活泼，笔力雄劲，一手行书十分洒脱，每一纸方笺都是墨宝。徐景藩从复诊患者留下的老方笺中，挑选有代表性的时病、杂病，集在一起，当作字帖，认真临摹，抄方时再用心揣摩。3个月的临证抄方，居然三五分与老师的字体有相似之处，深得朱师的赞许。加上徐景藩本身具有良好的中医功底，颇能心领神会，于是朱师就让他午后跟随一起出诊，由徐景藩书写处方，自己再抄录存根，记录病情。这样，上午、下午各有抄方簿，一册一册，编集保存，一年下来，竟积累了几十册，徐景藩都把它珍藏好。到第二年结束时，他将各个病证分门别类，找出典型的、具有用药特色、且已获效的案例加以整理。以老病例为主，新病例为辅，工楷抄录，装订成3册，约480则医案。第三年年中基本完成后，交给朱师审阅。朱师见了，颇为惊喜，并欣然命笔，在每册封面上题写"验案集粹"四字，那是1946年的深秋，一个收获的季节，这是老师对他最大的肯定和嘉奖，更增添了他学习中医的动力。

3年里，每天以临证（门诊、出诊）学习为主。抄方3个月后，由朱师口授，徐景藩书写处方，朱师再复审一遍，交给患者，并嘱咐煎药、服药、饮食、生活起居及精神情绪等注意事项。徐景藩则利用这点时间，录下存根处方。每遇下乡出诊回程途中，朱师即对病情特点、处方用药及临床经验，给他重点提示，有时还联系这一类病证的病因病机、证候异同、常用方药及特殊用药，系统讲授。随师出诊，亦步亦趋，形影不离，三载时光，风雨无阻。这种师承教学形式，理论联系实际，学生容易理解领悟，并且培养了亲密的师生关系，这是现在的中医院校所无法达到的。

此外，徐景藩还读了一些历代名著，如《千金备急要方》《诸病源候论》《脾胃论》《丹溪心法》《景岳全书》及明清各家医案、医论、医话，另外还读了当时沪上名医恽铁樵、陆渊雷、章次公等的著作。其时，陆渊雷先生所著《伤寒论今释》等出版，陆氏对仲景理论和方药运用有着自己独到见解，对脏腑生理解剖融合了西医学的知识，做了一些补正说明。在经方的运用方面，参考了当时《皇汉医学》所载的经验和病例简介，颇有新意，读后深受启发。受陆氏的影响，徐景藩也相应地读了一些现代解剖、生理学等书籍，虽然没有实物可供实验，但是这些知识确实起到了"顿开茅塞"的作用。了解人体结构、功能的真谛，有助于诊疗疾病。这些是他当时对西医学粗浅的体会，却为今后的学习、工作打下了有益的基础。

时光荏苒，三度寒暑。朱师送给他一块银杏木材的长方形招牌，上书"朱春庐授徐省三子徐景藩内科疏方"，算是给这位得意门生满师的"证书"，从此，徐景藩开始了自己行医的新生涯。

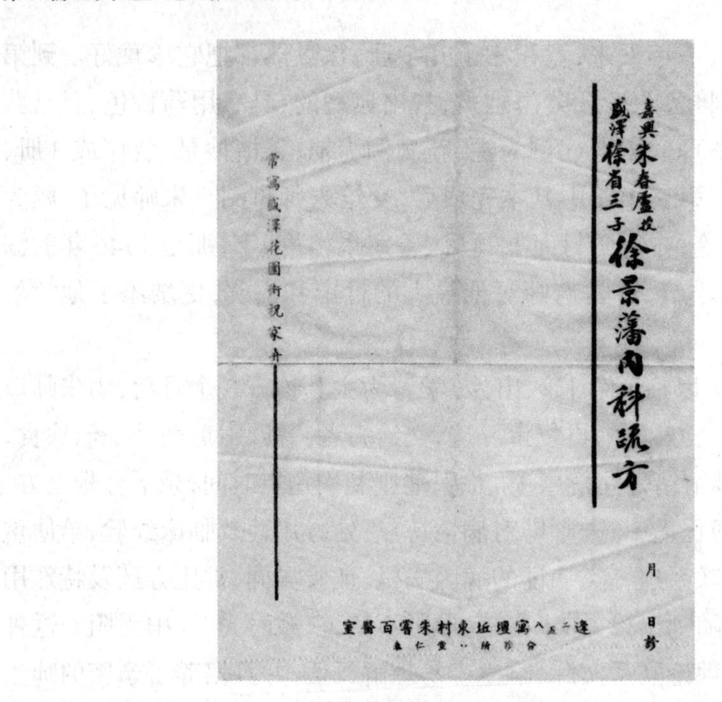

嘉興朱春廬 授
盛澤徐省三 子
徐景藩內科疏方

常寓盛澤花園街祝家弄

月 日 診

逢二五八寓壇坵東村朱審百醫室

徐景藩教授开业时用的处方

第二章 初出茅庐逢机遇，北上求学续深造

父亲和朱师同在一个镇上，全镇总人口不足三万。当时，徐景藩还很年轻，一个初出茅庐的小医生，一般都需要先到其他小乡镇去开业。于是，父亲将他安排到了离家7公里、当年自己开业行医二十多年的坮坵镇，父亲在小镇具有很高声望。逢二、五、八的日子前去，当时称之为"摆期"。现在，父亲让徐景藩沿着自己当年走过的路，先去"摆期"。多年以来，坮坵一带的农民都知道省三先生是逢二、五、八到坮坵的"摆期郎中"，如今，儿子前来，子承父业，也免得百姓再远道赶到盛泽看病，方便了患者，同时对徐景藩来说也是一个极好的机遇。父亲如此煞费苦心、周密细致的考虑和安排，真是无微不至！

最初在坮坵行医期间，业务情况可想而知。一个小先生，谁来求教诊病？起初，上下午共6小时，看一两个患者，都是一些普通的咳嗽、胃痛等疾，这种坐"冷板凳"的滋味十分难熬。但父亲一开始就再三告诫徐景藩："小郎中是要'守'出来的，'守'就是要坐得住，只要有患者来，就必须细心诊治，反复思考，开一张药方，服后如能使患者取得效果，才有复诊。"徐景藩牢记父训，没有患者就看书、写字、抄书，从不越雷池一步。当患者求治之时他就认真诊疗，处方用药，力求准确。先开二帖或三帖，病情确有改善，患者便会再来复诊。进入夏季，气温渐高，胃肠道疾病增多，还有疟疾、伤寒等传染病也开始滋生。所以在开业1个月后，每日患者增加到七八个，还有近乡二三里路的出诊一两个。这样，6个小时的时间就显得相当紧张，没有空闲。

秋去冬来，风雪交加，患者又开始减少，所谓"风大一半，下雨全无"，这似乎是乡镇地方看病的规律。风雨的日子，患者少，医生闲，又需多坐坐"冷板凳"。徐景藩就充分利用这些时间看书，他对自己的一贯要求是工作时间只看业务书，有计划地读书，不仅增长了知识，打好中医理论基础，而且

养成了良好的习惯,奉行“业精于勤而荒于嬉”的古训。所以,乡亲们都夸这小郎中勤奋好学。至于诊金,从不计较,贫病送诊,不收分文,有时还出钱给贫苦的患者配药。

5年的行医生涯,使徐景藩在中医理论及临床实践上逐步有所提高。通过阅读一些中西医结合的书刊,初步体会到中医辨证施治、自然药物资源丰富等优点,同时也深感学习一些近代解剖、生理学等知识的重要,以充实对人体结构、功能的认识。对农村一些常见病、多发病虽有一些初步的医疗经验,然而,诊断的精确性和准确性尚且不足。对危、重病证,治疗手段简单,常常束手无策,只有“另请高明”。他深感自己医疗水平十分有限,萌发了继续学习的愿望,希望能有机会接受现代高等医学教育,但他没有读过初中、高中,因此,这对当时的他来说只能是个奢望。但是,这样的愿望却是美好而非常可贵的,说明他自己并不想浑浑噩噩地度过一生,而是通过自我鞭策,不断进取,加强自学,在平凡的日子里充分利用时间,不断学习新的知识,拓宽思路,充实自己。他相信“有志者事竟成”,“机会只留给有准备的人”,因此,他一直严格要求自己,做好眼前的工作,为将来的深造做着充分的准备。

春雷一声遍地响。1949年春天,徐景藩的家乡解放了,人们的思想观念也发生了根本性的变化,使那些原先上不了中学的青年,重新燃起了上大学的希望火花。徐景藩是从事中医临床的,又非常热爱这个专业。多年来读书、临证、学习、工作,已初步有了一个医生的模样,不容重换专业。于是他就自学外文、数、理、化等中学课程,做好准备,等待时机。1950年秋天,华东人民广播电台开办了“俄语广播学校”,他毅然报名参加。其间按时将作业、考试答卷寄到电台教学组,学完3册。其他课程,则是使用向曾经或正在吴江中学读书的老同学或邻居、亲友那里借得的旧教材,因为这些书籍在家乡是买不到的。由浅入深,他自学了数学、物理、化学、历史、地理,不懂之处,千方百计找人请教。而读医书、行医看病的本职工作还要正常进行,好在业务不忙,每天安排得十分紧凑,见缝插针,寸阴足惜,从不浪费一分一秒。

1952年3月上旬,邻居石鹤令老先生兴冲冲地拿了一份《解放日报》来到徐景藩家,告诉他报上刊登了一则中央卫生部关于“中医研究人员”的招生通告,其宗旨和目的大概是招收已经从事中医工作的青年医生去京深造，学习现代医学知识和技能，培养研究中医的人才，继承发扬中医药学。报考条件一是从事中医临床工作5年以上，二是具有高中毕业或同等学力文化水平。考试科目为政治、语文、外语（俄、英文），还有数学、物理、化学、历史、地理。如符合报名条件，约在1个月后进行考试，如能录取，按“调干”待遇。徐景藩反复仔细地看了报纸，真好像是久旱盼来了甘霖。

这是一次难得机遇，徐景藩对照自己的情况，按高中毕业同等学力报考的条件报了名，但内心却毫无把握，依然是一边行医，一边加强自学。他深知自学之艰难，尤其是化学，没有实验条件，就没有感性认识，不时遇上一大堆难题，令他焦急不安。因此，对报考之事，一直保守秘密，只有妻子知道。一是怕父母担心，若能考上，得离家5年，且毕业后肯定要服从国家安排，不能再回家乡；二是怕报名不成，考试又不合格，贻笑他人，讥笑自己不自量力，异想天开。所以，连邻居石先生也不知他报了名。

当时，县、镇已成立卫生工作者协会，镇上中、西医医务人员约50名，选徐景藩为“学习委员”，每周抽出一两个晚上，组织时政学习和业务学习。当报名信函发出半个月后，县卫生科通知徐景藩及其表弟，以及一名小儿科医生蔡先生3人参加首批血防工作，要求3天后至县血防所报到。报到的翌日上午8点，集中开会，由县卫生科科长周一非主持并宣布具体安排。约在10点过后，徐景藩镇上的西医钱老大夫赶到会场，把一封信交给了他。这是华东军政委员会干部处署名的通知书，通知徐景藩去上海应试。散会以后，他向周科长说明情况。周科长看了通知书，毫不犹豫地让他马上回家准备赴考。这是徐景藩人生旅途中的一次重大转折点。

紧张的考前复习准备，真是废寝忘食！1星期后徐景藩启程赴沪参加考试。考试完毕，他做好了两种准备，如果没被录取，今后再加强学习，再努力，以后应该还有机会。通过考试，也可增加一些临考的体会和经验。徐景藩坦然处之，心也逐渐平静下来，继续行医看书，收听俄语广播教学节目。

6月28日的下午，邮递员送来一封信。那是华东军政委员会卫生部干部处发的函，用毛笔写道：“兹奉中央卫生部1952年6月14日52卫医字526号通知，公布中医专门研究人员名单，先生已列为正取，务希即行准备，于7月10日上午来部报到，转介去京为要。”徐景藩看到这封信，当时的他，不敢相信这是真的，激动和欣喜的泪水顿时夺眶而出。这封信改变了他的一生，开始转向继续求学深造之路。也说明了中华人民共和国成立后，在中国共产党的领导下，重视人才培养。即使没有条件正规学习的年轻人，只要孜孜以求，永不言弃，同样有进入高等学府学习的机会。60 多年来，徐景藩一直保存、珍藏着这封信，作为个人一生最值得纪念的物品。

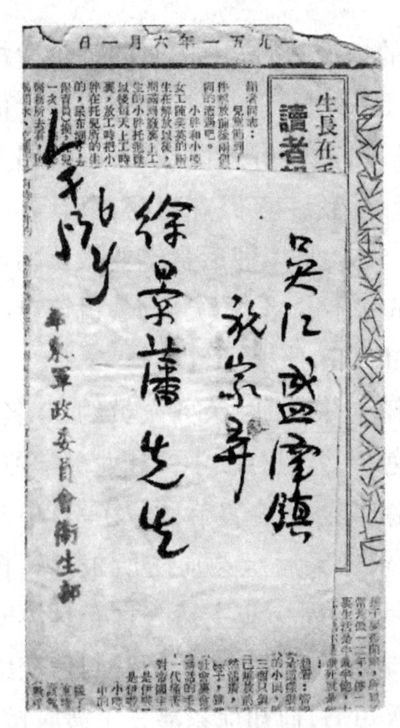

吴江 盛泽镇

徐景藩先生

華東軍政委員會衛生部

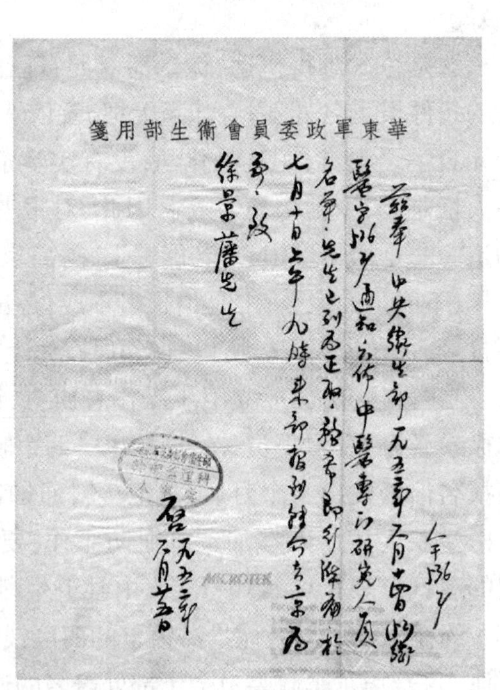

華東軍政委員會衛生部用箋

徐景藩先生

1952 年 6 月 28 日徐景藩教授收到的录取通知书

接着，徐景藩关闭了已经工作 5 年多的诊所，与父母、妻儿、弟妹、亲友依依告别，赴京求学。到北京后，依次到人事部、卫生部报到。全国各大行政区共 45 名学员，卫生部派员负责全班的管理和政治思想工作，由于大家数学基础薄弱，特地请北师大数学系颜教授给大家补习数学。通过短期的补课，收获十分巨大。特别是颜教授的教学方法，循序渐进，深入浅出，结合实例，使人学有兴趣，易懂易记。虽然仅有 1 个月的时间，却为以后的医学数学打好了基础，还培养了大家分析问题、解决问题的能力。颜老师已是花甲之年，教学经验丰富，真是名副其实的优秀教育工作者，令人肃然起敬，终生难忘！除了学习数学以外，还进行思想教育，如开展社会发展史、党的历史方针政策等讲座。

1个月的时间很快过去，卫生部主管中医工作的同志曾两次来看望大家，召开结业座谈会，勉励大家今后坚持不懈，刻苦努力，完成5年的学习任务。1952年8月下旬，全班同学搬到北京大学理学院学生宿舍，开始了新的学习生活。在理学院读了1年预科后，又到北京医学院学习4年。5年学习期间，徐景藩在各方面都得到了组织上莫大的关心、爱护和培养教育，感受到无比的温暖，使徐景藩这样一个在旧社会连上初中都没有机会的人，有幸进入高校学习、深造。在学习内容方面，一门门现代科学知识使他产生了浓厚的兴趣。过去学的宏观的、朴素的中医学理论，现在能从人体生理、解剖、病理、生化等微观中了解。同时也逐步体会到中医的特色和优势，体会到中医、西医各有所长，相互补充，这正是中国医学的特色所在。他求知如渴，勤奋刻苦，加上他善于独立思考，不断有所体会，学习进步很快，所以，虽然他只有“高中同等学力”，但学习成绩一直保持优良。

5年的学习生活，与同学一起，不仅在德、智、体方面得到全面的培养、提高和锻炼，相互之间还培养了深厚的友谊。并在互相切磋、琢磨、讨论中，交流学习体会和心得。这对徐景藩和同学们今后从事中医医疗、教学、科研，特别是坚定中医学的信念，都起着很大的促进作用。

5年的学习生活中，徐景藩聆听了众多知名教授的讲课和教诲，增长和丰富了基础与临床知识，也学到了他们宝贵的治学经验、教学方法，教授们的授课重点突出，难点清晰，理论联系实际，用启发式的课堂讲解，这些，对他在专业上的提高、教学上的帮助都是巨大的，有这么多知名的老师授课教导，真是一种幸运，使他受到了极大的鼓舞和鞭策，让徐景藩终身受益、永远难忘！

1957年8月中旬，大家毕业离校，依依不舍，分赴各自的工作岗位。徐景藩被分配到创办不久的江苏省中医院，那时，他刚过而立之年，正是创业立业、大展身手的青春年华。

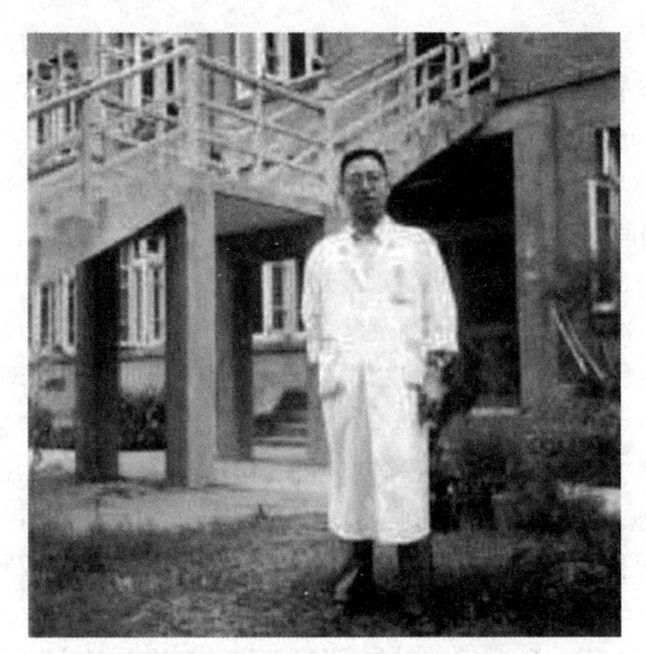

刚到江苏省中医院工作时的徐景藩

第三章　博采众家学不厌，言传身教育后生

江苏省中医院地处南京市中心新街口的西侧，当年是闹中取静，空气洁净，适宜于设立医疗机构的“宝地”。1954年10月建院于石婆婆庵，从一个门诊部开始，于1956年迁址、扩建成全省唯一的、全国最早筹建的省级中医医院之一。1957年8月，徐景藩刚到该院工作时，该院仅设有100张病床，翌年增加到150张。以后不断继续发展，迄今已是科室齐全，设备先进，中医专科特色显著，医、教、研全面发展的三等甲级中医院，省级示范中医院。

当时内科的上级医师，都是从沪宁各地特别是苏州、无锡、常州一带聘来的知名中医，如孟河马培之之曾孙马泽人，无锡的肾病专家邹云翔，吴门曹氏世代传人曹鸣高，丹阳名医张泽生、颜亦鲁等。他们有着扎实的中医理论基础和丰富的临床经验，都是徐景藩继续学习的好老师。除了在日常工作中跟这些先生一起查房、讨论病例、听讲座外，徐景藩还一一登门商借各位先生的“门诊方笺存根”，回来认真阅读、摘录，找出各家的学术经验特长。当时，医院的门诊处方是采用中医传统的“方笺”格式，16开本，每本300张纸，直式书写，有脉案、有药方。第一联用作配方，第二联交给患者，第三联是“存根笺”，由主诊医生自己留底保存。写完100例次，就留下一本内有100张存根的方笺，自己可以回顾、检阅、整理分类，也可供教学、科研、著述之用。徐景藩借阅的这些“存根笺”，都是先生们临床辨证施治的经验体现，是学习中医极其珍贵的活教材，揣摩这些病案是提高自己辨证用药水平的重要途径。

此外，徐景藩还不断向同事们学习。当年的同事中，内科大部分住院医师都是从江苏省中医进修学校结业分配来的优秀学员，大家来自大江南北，各有师承，再经进修深造，虽年龄相近，但每人都各有很好的学术见解和经验，都是他在工作中学习的好榜样。徐景藩虚心向每一个人学习，

学习他们在中医理论和临床实践方面的体会和经验，这些都让他受益匪浅。

2个月门诊工作后，他进入内科病房，同时还兼有每周2次的固定门诊，或偶有临时"支援门诊"的任务。他在病房分管病床，从开始的20张增加至24张，最多的时候曾管过32张。上级医师查房时，对病机分析、主次缓急以及治法、用药等方面，重点提出指导性意见，对有些重证、疑难病例口授处方。其他除中医汤剂以外的辅助治疗，尤其是理化检验、复查等处理，都须自己根据各种不同的病证去安排。必要时请院内外会诊，会诊大夫来到病房，必须陪同诊查并记录，执行会诊的各种意见。在病房，值24小时班是分内工作。那时，住院医师少，又没有实习医师，更没有进修医师，基本是一个人独立作战，每个月总要值班10~15天。由于管床较多，进出医院的患者数和需要写的病历数自然也多，值班时正好可利用深夜空隙时间弥补未做完的工作。即使不值班，他也常常在晚上加班完成病历的各项书写要求。值班的第二天，也常常要工作到中午才能下班。遇有抢救患者，就得连续几天在病房，根本谈不上值班补休。1958—1960年，内科一病区床位一度增至64张，住院医师只有徐景藩和汪履秋两人，24小时轮流值班，每人一天。然而，实际上两个人日日夜夜都在病房里，值班室里每人一张床，每晚深夜一份夜餐，两人分着吃，真是"以病房为家"。工作虽忙，值班虽多，很辛苦，两人却均无怨言，徐景藩觉得为自己热爱的中医事业工作，再苦再累也是值得的，而且，这更是锻炼自己的好机会，何乐不为呢？至今，他还常常对弟子们说："实践出真知，多劳才有多能。"就是在这样紧张的临床工作中，他不断增长着自己的才干，积累了丰富的经验。

1959年秋，江苏省中医院作为南京中医学院的附属医院，临床科室均需建立相应的教研组，内科在曹鸣高主任的主持和指导下，选定周仲瑛、姚九江、龚丽娟和徐景藩四人参加并筹建内科教研组。大家把一本32开大小、很薄的《中医内科学》教材分为四部分，每人负责一部分，在临床工作的基础上，进行备课、试讲、评议、讨论。首要的任务，就是要从临床实际出发，广泛搜集参考资料，充实教材内容。除了教研组购置一些书籍外，还要到中医学院图书馆看书、借书，自己也相应地购买一部分必要的工具书。徐景藩仍然在"以病房为家"的情况下，妥善地安排好诊疗与备课的双重任务，总是不分昼夜，拼命工作，常常连节假日也不能休息。

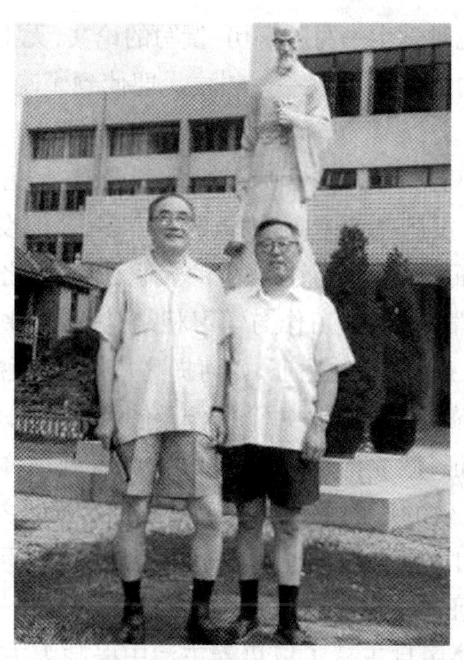

徐景藩教授与汪履秋教授合影

课堂教学开始后，本科生班、干部班、西学中班共6个班，都是分班小教室上课。4段课程交叉、穿梭，每星期要跑三四趟，有时在一天内上午、下午都有课。从教数十年，徐景藩总是精心备课，一丝不苟，不断补充新内容，反复研究教学方法。讲授时条理清晰，引经据典，深入浅出，联系实际，具体生动，并结合个人的临床体会，将自己的宝贵经验，毫无保留地传授给学生。有一次，由于工作压力大，劳累过度，他的高血压、心动过速发作了，实在支撑不住，不得已请别人代课，但到上课前一小时，他觉得症状已有改善，又毅然走上了讲台。那一双双渴求知识的眼睛给了他无穷的力量，他忘却病痛，坚持把课上完。徐景藩所讲授的课程，成为同学们最喜爱听的课程，他也是同学们最喜爱的老师。

老师白天授课，晚上还要轮流到教室参加夜自修答疑、辅导。为了保证教学质量，避免理论与实践脱节，还要带学生临床实习，这是"一贯制"的教学方式，也就是既讲课，又答疑。谁讲什么课，谁就负责这些病种的见习、实习带教。这种"一贯制"的方法，虽然老师辛苦一些，但教学效果却很好。徐景藩原是乡镇医生，现在能登上中医高等学府的讲台，看到学员们认真学习、认真实习，一天天在进步，那种自豪感、责任感和喜悦的心情油然而生。临床带教时，他对学生书写的病历、撰写的论文，无不一字一句地修改，哪怕是标点符号的错误也予以一一纠正。即使到了晚年，视力下降，为了及时修改学生的论文，常常戴着眼镜连夜批阅，从不拖沓。

学院里的教师有寒、暑假，临床教师一到严寒、酷暑，却更加忙碌。因为在寒、暑假期间，重病患者多，需抢救的患者多，非但没有休息，相反还要多加班、多值班。而他认为这都是医生的天职，属分内之事。

通过医疗、教学的实践，工作与学习相结合，工作中遇到的难点，如疑难病、重病，或常见病、一般的病证，如何提高疗效、缩短病程和防止复发等问题摆在眼前，在临证时必须对每个病例及同类病证认真思考，联系理论，加以分析，详加辨证，确立治法，常法与变法结合处理，内服与外治相互配用。凡是有效或无效的病例，有点滴经验、体会或教训之处，徐景藩都及时用专门的笔记本加以记录。如此反复，理论和实践均得到不断提高，拓宽了自己的思路，引证的依据逐渐充实。

1988 年徐景藩亲自主持了以培养主治中医师为主要目标的“江苏省中医内科提高班”，在这 1 年半的时间里，他倾注了大量的心血。采用课堂讲学，门诊、病房实习，备课试讲，集体评议，再讲课等办法，学员们收获很大，该班的毕业生后来都成了江苏的中医骨干。

徐景藩也是研究生导师，在指导研究生时，他治学严谨，言传身教，为人师表，立座右铭四条，即：“读书从博到精，撷采众长，分析思考，须有自己见解；诊病务必细心，审因辨证，选方宜慎，择药熟知性能；改进给药方法，针对病情，达于病所，庶能提高疗效；积累临床资料，撰文求实，常年不懈，集腋始能成裘。”学生久随其侧，不仅学到了高超的医疗技术，更可贵的是学到了做人和做学问的方法、态度，一生受用。例如，在指导一位研究生撰写论文时，他亲自查看一百多封随访信函，核实疗效。他常常说医生应千方百计提高临床疗效，而疗效的判断，首先应听取患者的真实反应，即使当时取效，也还要经过一定时间的随访，才能最终认定治疗的结果，并从中取得经验和教训，才能不断提高业务水平，保障科研质量。在培养学生的过程中，他因材施教，严格要求，使学生在德、智、体和实际工作能力方面均得到长足的进步，在各自岗位上都取得了显著的成绩。他们中有的获得霍英东青年教师奖，有的走上领导岗位，有的被选作江苏省跨世纪人才培养工程的对象。此外，数十年来，他先后指导、培养国内外各类进修医生不计其数，真可谓是“桃李满天下”。

作为全国遴选的首批500名全国老中医药专家学术经验继承工作指导老师之一，1990年10月，徐景藩作为江苏省老中医代表，赴京参加了国家人事部、卫生部及国家中医药管理局主办的拜师大会，他亲自选定学术继承人。在以后的10余年时间里，徐景藩临证施教，精心传授，为培养中医高水平学术人才倾注了大量心血，他指导的三批六名学术继承人中，刘沈林获高徒奖，陆为民获优秀学术继承人奖。徐景藩倾其平素所学、所知，使弟子们在基础理论、临床实践、教学科研各方面均得到了质的提高，并为中医事业的不断发展献计献策。他的徒弟单兆伟和刘沈林现已成为著名的脾胃病专家和博士生导师，刘沈林还担任江苏省中医院院长、南京中医药大学副校长。

徐景藩传授给学生的不仅是医学知识，更有做人的准则。数十年来他廉洁行医，拒收财物，拒请吃喝的事例，不胜枚举，为广大医务人员树立了榜样，正如他常说的“要做好一名医生，首先要做好一个人，我们不能为了一点蝇头小利而丧失医生的人格。”

第四章 衷中参西补短长，融会新知贯古今

徐景藩经过5年的西医正规学习和锻炼，终于实现了他多年的夙愿，通过学习，更认识到中西医各有所长，相互补充，并无矛盾。把中西医割裂，甚至对立起来的观点是非常错误的。他常想，国家花大力培养中学西人才，不是要“弃中从西”或“以西代中”，而是要运用和借鉴西医学的知识、技能，更好地为中医服务。所以，理应继续学习，努力工作，把自己的精力奉献给人民的保健工作，奉献给中医事业。因此，在临床上，他勤于思考，努力做到衷中参西，融会新知。

徐景藩结合古今文献，联系现代医学对胃生理功能的认识，提出“胃能磨谷论”，是对中医胃之生理功能之补证，临床也有非常重要的实践意义。自《灵枢·平人绝谷论》载胃“受水谷三斗五升”，《诸病源候论》提出“胃受谷而脾磨之”的论述后，对胃的生理功能主要着眼于“纳”，故后人有“胃者围也”“汇也”之说。亦可能宗“肠胃为海”“胃为水谷之海”之意，认为胃似百川所归，源源不绝之“海”。《素问·太阴阳明论》早谓脾主“为胃行其津液”。可以看出，胃既纳谷，亦能磨谷，才能使食物腐熟、消化而下入小肠，成为精微、津液而由脾“行”之。不仅如此，脾还能“助胃气，主化水谷”（《难经·四十二难》），故可知胃能磨谷。程应旄在《医经句测》中明确提出“胃无消磨健运则不化”之说，强调了胃有主要的消化功能，并且认为胃的消磨功能借其“胃中所禀之性”，即“胃气”。食物消化后成为“谷气”，“胃气”亦需“谷气以充（养）之”，指出胃的受纳、消化功能及其物质能量供应的相互关系。“磨谷”一词，生动地概括了胃的蠕动和消化过程。胃既有此重要功能，经过腐熟、磨化，才能完成“饮入于胃，游溢精气”（《素问·经脉别论》）的作用。此外，《难经·三十五难》提出：“小肠谓赤肠……胃者谓黄肠”，意即胃与小肠相连，有色泽之异，而胃与小肠上段尚有部分功能相似之处，两者协调完成“化物”的功能。十二指肠球部紧接胃腑，可以看成是胃的下部，

故临床上该球部疾患（炎症或溃疡）表现的主症，也属于胃脘痛范畴。

徐景藩在临证之际，着重从医疗实践中总结经验。如对喻嘉言之“上脘多气，下脘多血，中脘多气多血”，“上脘清阳居多，下脘浊阴居多”之论述，参合西医学知识进行分析，认为上脘部包括胃底部位，气体自多，从上腹部切诊叩之成鼓音，X 线钡透检查为胃泡气体之影可证实；下脘似指胃角以下，胃窦与幽门等处，存留胃液食糜，液质常存，犹如“浊阴”。将此论点运用于临床，提高了胃病的治疗效果。在诊断方面，他重视腹部切诊，认为切腹诊病，古已有之，非西医所特有，但现在许多临床医生往往忽视这一简单而实用的诊病方法，他总结了许多这方面的经验。如上脘（或至鸠尾）压痛，以气滞为主，多数属实证；中脘附近压痛，有虚有实；下脘压痛固定局限，血瘀为多；胃中有食滞，上、中、下脘均可有压痛；中脘与右梁门压痛，中虚气滞占多；自诉胃痛，按上腹无明显痛点者，以肝胃不和为多，病情一般较轻浅；按诊时均诉不适，有胀满之感而无压痛者，以湿阻气滞为多；胃脘各部轻度压痛，在右胁下亦有压痛，乃气滞所致而与肝（胆）有关，属肝（胆）胃同病；胃脘无压痛，唯有右胁下、不容等部位有压痛，病位主要在肝（胆）。这些宝贵的经验，对临床胃脘痛的辨证治疗，有着重要的指导作用，并弥补了教科书的不足，特别是用两手中指（或食指）在两侧梁门、天枢外侧，交互用力按击腹部，随按即起，侧耳于脘腹部，闻得内有辘辘声响者，常为胃中有水饮。而这一体征，从西医角度来说，常提示有幽门梗阻，临床尤当慎重对待，切勿盲目而贻误了病情。

又如，徐景藩受 X 线钡餐检查的启示，思考人在直立或坐姿时，由于重力作用，钡剂迅即流经食管而进入胃中，因此，在治疗食管疾病（包括炎症、溃疡、憩室炎）时，欲冀药物在食管停留时间延长，力求能起直接作用，他创了“糊剂卧位服药法”。具体使用方法是：汤药要求浓煎，头煎和二煎各得药液 150ml 左右，分别加入藕粉 1~2 匙，如无藕粉，亦可代以山药粉、何首乌粉或米粉，充分调匀后，于文火上边煮边搅，煮沸后成薄糊状，盛于小碗中，放置床边，服时患者解衣卧床，左侧卧、平卧、右侧卧、俯卧各咽 1~2 汤匙，余药取仰卧时吞服，服药毕，温水漱口吐去，平卧床上半小时，可稍稍翻身，但不可饮水，亦不可进食。若是晚间服药，服完后即睡，作用尤佳。如患食管憩室炎症，按 X 线或胃镜所示，卧位服药时向憩室凸向的一侧睡，腰臀部稍垫高，10~20 分钟后，向对侧卧 20 分钟，此时抽去枕头，使头部位置低，20分钟后，复加枕头，这样可使药物充分作用于憩室炎症部位，并使之得以流出。若患者胸骨后隐痛、刺痛，部位固定，证见瘀滞者，可在药糊中调入三七粉每次1~1.5g，或云南白药每次0.5~1g。卧位服药，加上药糊的黏性，有利于直接作用于患病之所，且停留时间较长。此外，藕粉清热凉血，熟后黏滞，尚有"护膜"之功。至于患者嫌药味较苦，可加少量白糖调匀后服，但舌苔白或苔腻，胸闷较甚，有痰咯出者，以不加白糖为好。将这些经验运用于临床，明显提高了食管病的治疗效果。特别是对许多采用西医治疗经久未效的患者，运用此法，坚持服药，均可收功。该法发表于《中医杂志》1989年第2期以后，曾有许多同道反馈信息，言及运用此法不仅治疗有效，还可用于胃镜检查后食管受损、出血的防治。

西医有胃心综合征、胆心综合征，临床经常可见因胃疾、胆疾而诱发冠心病心绞痛的病例。对于老年胃痛、胆结石兼有心脏疾病的患者，他强调胃心同治、胆心同治。对于胃心同病，中医早有论述。《灵枢·厥病》篇谓："厥心痛，腹胀胸满，心尤痛甚，胃心痛也。"这是对胃心同病的最早描述。心居胸中，胃居膈下，两者以横膈相邻，经脉络属，关系密切，如《素问·平人气象论》曰："胃之大络，名曰虚里……出于左乳下，其动应衣，脉宗气也"，指出虚里之搏动，即心脏之跳动，其源于胃之大络。《灵枢·经别》篇又云："足阳明之正……上通于心"，指出了胃之大络与足阳明经别都与心脏相通，说明了心与胃相通的经脉络属关系。《素问·经脉别论》曰："食气入胃，浊气归心，淫精于脉，脉气流经……"说明饮食入胃，经过消化吸收、转输精气，注入于心，流入经脉，胃气和调，气血充足，则心脉通畅。而心主血脉，为五脏六腑之大主，胃之受纳、腐熟、通降等功能同样有赖于心血的濡养和心神的主宰。如宿有胃疾者，脾胃升降失常，气机阻滞，痰瘀内停，心络闭阻，每于胃病发作之时则可出现胸痹心痛；若脾胃受戕，生化乏源，气(阳)血(阴)不足，心失所养，则可见心悸怔忡不寐等症；而心气不足，心血瘀阻的患者，气血运行不畅，食少不易消运，临床在心悸怔忡，甚则心痛、胸痹发作之时，往往可出现胃部的症状，特别是某些冠心病心绞痛或心肌梗死患者是以胃脘疼痛为主症前来就诊的。因此，他强调，对胃脘部或左上腹疼痛的患者，应认真诊察，从疼痛的部位、性质、程度和全身情况，结合年龄、病史等加以鉴别。对心病、心痛预后的严重性要加以警惕，如有危重征象出现(如面色苍白、汗出、脉细或数疾或结代、肢冷等)，要采取积极的抢救措施，切勿麻痹大意。

溃疡性结肠炎是目前世界的难治病，徐景藩联系该病的特点大多以左半结肠为主，经过反复思考，多次临床试验，认为除辨证治疗外，当结合中药煎剂浓缩保留灌肠，可使药液直达病所。所用方药以地榆 30g，石菖蒲 20g，仙鹤草 30g 为主，浓煎成 150ml，于晚上 8 时令患者排便后，先取左侧卧位，臀部垫高约 20cm，肛管插入约 15cm，将药液保持 40℃，以 60 滴 /min 速度灌入肠中。灌肠毕，拔去肛管，左侧卧 5 分钟，再平卧 5 分钟，再右侧卧 5 分钟（如回盲部也有病变则右侧卧 10~15 分钟），以后平卧。按此法一般均可保留较长时间，药液几可全被肠腔吸收。每日 1 次，连续 5 日，停 1~2 日，再灌 5 日，一般灌肠 20~30 次即可。如溃疡较大，加入云南白药或其他药粉适量，务使溶散在药液中，不使阻塞管腔。凡经服药加保留灌肠者，有效率较单纯服药者明显提高，因此，他也常常教导学生，临床要多思考、多分析，目的就是为了提高中医的临床疗效，中医的生命力，疗效是关键。

此外，他常将现代中药药理学的研究成果应用于临床，起到了很好的效果。如对于溃疡性结肠炎的治疗，西医常需激素控制病情，他认为在活动期可用生甘草，缓解期则用炙甘草，在腹胀、湿热证不是很明显时，用量可稍大，因为现代药理研究发现甘草有肾上腺皮质激素样作用、抗炎及抗变态反应的作用，却无激素的副作用，对于本病是非常适合的。他如甘草还有抗溃疡、抑制胃酸、解痉、保肝降酶、镇咳化痰等多种作用，因而对消化性溃疡、肝炎、咳嗽等患者，如能在辨证的基础上结合现代药理作用选择，每可提高疗效。又如对免疫性肝病出现的黄疸，他擅用秦艽治疗，秦艽乃祛风除湿、和血舒筋、清虚热之品，但他通过阅读大量的古代文献，认为秦艽用于治疗黄疸早有记载，疗效确切，《本草纲目》则将秦艽列为治疗黄疸的主要药物，位于茵陈、白鲜皮后，大黄之前，有其深意。现代药理研究证实，秦艽有显著的抗炎作用，能促进肾上腺皮质激素的分泌，这一机制对免疫性肝病的治疗甚是相合。对于一些常用于治疗脾胃病的中药，徐景藩都能进行深入的研究验证，如薏苡仁常用于胃病夹有湿浊者，胃炎兼有息肉，或疣状胃炎而舌苔浊腻者，每用薏苡仁 20~30g 煎服，或以薏苡仁与大米等量煮粥食之，常获良效，治愈者甚多。对于萎缩性胃炎胃窦部病变部位广而脘痛久发不愈，见舌苔白腻，湿浊甚明显者，常配用薏苡仁与陈皮泡水代茶，亦可取效。现代研究还表明，薏苡仁有显著的抗肿瘤作用。

再如，《金匮要略》治惊悸之方，立“火邪者，桂枝去芍药加蜀漆牡蛎龙骨救逆汤主之”。心悸为何用常山、蜀漆（乃常山之嫩枝叶）？何以有救逆之效？盖因用量较多时，常致恶心呕吐，出现此反应，也常常是产生效果的标志。临床上常常遇到猝发重症心悸患者，心悸不宁，气短，四肢不温，脉来疾数，往往不易计数（如心率 >160 次 /min），心电图报告为室性或室上性阵发性心动过速，往往用中西药一般治疗措施不能控制。因无蜀漆，遂用常山，急煎服之，药液入胃，初时恶心呕吐，吐出痰涎及部分药汁，心动旋即恢复正常，心悸顿失，诸症均减。

由此可见，徐景藩在临床上从不将中西医决然分开，也从一个侧面反映了他博览群书、衷中参西、西为中用的治学特点。

第五章　殚心竭虑研脾胃，师古不泥有创新

徐景藩作为一个优秀、全面的中医内科医生，潜心于脾胃病的诊治研究 60 余年。他一生从医，学用一致，勤于实践，不断探索，日积月累，医疗经验日臻丰富，对食管、胃肠、肝、胆、胰腺等脏腑病证形成了自己独特的辨治方法，发表有关脾胃学术方面的论文 80 余篇，代表性的如《对食道功能性疾病的证治体会》《食管疾病用药体会》《胃能磨谷论》《关于胃府形态病理一胃下的证治》《慢性胃脘痛的辨证鉴别诊断》《略论老年人胃病的证治特点》《妇女更年期慢性胃脘痛的诊疗特点》《治胃病八法》《略论胃病与湿》《略论胃痛与血瘀》《胃病用药体会》《脾胃疾病治法梗要》《脾病病因病机探讨》《简述脾阴虚的证治体会》《诊治胆石症的几点体会》《关于胆胃同病的证治梗要》《肝性昏迷的病机证治探讨》《重症肝炎的病机证治体会》《肝气郁滞及疏肝法的临床运用》等，这些深有见地的学术论文，在业内引起了很大反响，深得同行敬佩。并且，在他古稀之年，集毕生经验体会心得，写成专著《徐景藩脾胃病治验辑要》，已多次重印，仍供不应求。

食管位于咽与胃之间，质柔而薄，古称“胃之系”。凡气郁、痰滞、里热、血瘀等病理因素累及食管，通降失常，可致炎症、溃疡，甚则转成顽症，津液亏乏，干涩阻塞。贵在早期发现，及早诊治。根据食管“柔空”的生理特点，对于食管病的治疗，实者疏瀹（理气、解郁、化痰、清热、行瘀），虚者润养，虚实兼夹者，宜疏润合法。临床上，气郁证治宜理气解郁，和胃降逆；肝胃郁热证宜清泄肝胃，佐以降逆；痰气交阻证治宜理气化痰散结；气滞血瘀证治以行气化瘀。凡用汤剂，采用一日多次服法；散剂可用噙化之法，亦可佐用代茶频饮之法。他常据证而配用一些宣通之品如母丁香、鹅管石、娑罗子、通草、橘络、威灵仙、王不留行、急性子等，择其 1~3 味，可增其效。

徐景藩认为，脾不仅指解剖的脾脏，还包括胰，在功能上广及消化、吸收、体内新陈代谢、免疫功能，并与血液、中枢神经包括自主神经系统相关。

认为脾的病机多以虚为本，以实为标。虚证以气虚为基础，实证以湿浊、气滞多见。根据《素问·宣明五气》“五脏所藏……脾藏意”及《难经·三十四难》“脾藏意与智”所论，联系临床，他认为脾与“意”“智”确实关系密切，脑为髓之海，但需气血的濡养。而脾为气血生化之源，故脾胃功能不足达到一定程度时，自然会影响到“意”与“智”等精神活动。脾虚者常可伴有“意”和“智”的不足，例如小儿弱智或“五迟”，病因与脾虚有一定的关系。若参用补脾健脾方药和饮食调治，使脾气健旺，“意”与“智”亦相应可以得到改善。

他认为，胃的生理功能和特点是：胃主纳而能磨谷，体阳用阴，多气多血。一胃三脘，上清下浊，主降宜和。针对古人脾喜刚燥，胃喜柔润之说，徐景藩根据多年临床体会，认为胃之喜性或润或燥，各有所好，应当根据辨证投润用燥，不可拘泥古训。诊治胃病，主张应辨别脏腑病位，分清虚实，在气在血，属寒属热，是否兼夹食滞、湿浊、痰饮、瘀血。诊查时重视运用腹部切诊方法，并积累了丰富的经验，尤其强调腹部分部的重要意义，既利于辨证，又利于辨病，可避免误诊误治。对胃脘痛创立“三型论治”，分中虚气滞、肝胃不和、胃阴不足证，执简驭繁，将兼证分为湿阻证、血瘀证、胃寒证、食滞证，灵活变通。根据多年临床经验，他还总结了一套相应的治疗方药，如疏肝和胃汤、调中理气汤、养胃理气汤、清肠抑肝汤、通噎和中汤、疏利肝胆汤等，便于掌握。对妇女更年期慢性胃痛、胃痞，以肝胃不和占多。且多气郁或兼营卫、冲任之失调，当全面诊查、随证治之，注重解郁、调营、调冲等治法。老年人气血不足，阴液易亏，既患胃病，胃气易虚，胃阴亦每不足，脾胃功能受损，易兼痰、湿、热、食滞、血瘀。尚有肺胃、胆胃、心胃等同病。治疗常须气阴兼顾，然益气勿过温补，养阴勿过滋腻，化湿勿过辛燥，清热勿过苦寒，重视护膜宁络，防其损络出血。如有脾胃气虚而兼肝阳上亢化风者，须用培土宁风之法。他认为，“胃下”自古即有此病，并非纯属中气下陷。对幽门不全性梗阻导致的呕吐，主张运用祛饮、利小便及宣通行瘀方药。诊治残胃炎症，常用通补结合、降胆和胃之法，以自拟残胃饮（炒白术、炒枳壳、制香附、五灵脂、石见穿、刀豆壳、柿蒂等）治疗，疗效卓著。

对久泻顽疾，徐景藩认为久泻脾必虚，脾虚肝易侮，脾虚可及肾，故治当从脾、肝、肾三经考虑。脾虚生湿，湿郁可以成热，并易兼从口而入之湿热病邪，治宜重视清化之法。此外，顽疾久泻，可及于血，可配加行瘀，若腹痛痛位较固定，大便中夹有暗红血者，配加赤芍、紫草、三棱、地榆等品。他常用苦以燥湿，寒能制热的黄连，配加补骨脂温肾止泻，对久泻腹痛不著者颇有良效。其自拟“连脂清肠汤”，治疗溃疡性结肠炎，辅以“菖榆煎”保留灌肠，临床有较好疗效。关于治疗久泻的剂型和给药的途径，一般习用汤剂口服。而《圣济总录》谓：“散者，渐清而散解，其治在中”，“中”主要是指脾胃。据此，徐景藩在临床上常配用散剂治疗久泻。一般脾虚患者，以怀山药、党参、白术、茯苓、甘草、煨木香等药，研成极细末，加入等量米粉，酌加白砂糖少许。根据病情确定剂量，用温水调匀，边煮边搅，煮熟成糊状服用，比单纯汤剂内服的效果为优。用之临床，历试不爽。

在肝病的诊治方面，徐景藩早在20世纪50年代后期，得益于已故名医邹良材先生的指导，运用中医中药按热郁、湿蒙、痰闭、阴虚辨证治疗，鼻饲给药，汤、散、针刺并进，抢救治疗肝性昏迷，成功者不少。对阴虚证肝硬化腹水的患者，根据“真水虚，邪水盛”的病机，运用养阴利水方，取得良好的疗效，并对肝硬化腹水的中医病因病机做了较为深入、系统的探讨。根据临床实践，在诊治肝脏疾病方面探索出一套辨证论治的方法，他总结出来的诊治肝病的方药，在临床上取得良好疗效。以这些经验和理论为基础，申报了多项科研课题，并一直指导着江苏省中医院中医肝胆疾病的临床治疗。

胆囊炎、胆结石是消化系统的常见病、多发病，徐景藩认为发作而症著者以肝胆湿热占多数，慢性期一般有肝郁气滞或脾虚肝郁而兼湿热。肝宜疏，胆腑宜通，湿热应及早、持久予以清化，脾虚宜运宜补。也有部分患者由于素体脾阳不振，易生内寒，与湿相合，或因在病程中曾用过苦寒药物，脾胃受损，阳气内虚，升降斡旋失常，肝胆经络阻滞，认证为湿从寒化，运用温通之法，药如制附子配柴胡、白术、姜黄，见黄疸者，制附子配茵陈、鸡内金、海金沙，上腹右胁痛位广者，制附子配薏苡仁、败酱草。大便不畅，腑实内寒，寒热兼夹者，制附子配大黄。结石未排出者，制附子配皂角刺、路路通、三棱、赤芍、白芍等。治胆病按“腑宜通”“胆随胃降”的原则，常配用大黄，后下或开水泡焖后，取汁与另外所煎之液相合而服。如大便次数不多，疼痛未消者，另加大黄粉，装入大号胶囊吞服。但若属于脾虚肝郁证者，当健脾运脾，运中有通，不用大黄，防损脾气。若胆总管结石或肝内胆管结石者，在辨证施方的基础上，酌配皂角刺、王不留行、路路通、通草、当归须、泽兰等。

急性胰腺炎在住院或急诊过程中，重症一般均采取中西药兼用之法。徐景藩认为，一是以清化通腑消滞法为基本治法，禁食期间，也可少量服汤药（30~50ml）每6小时一次，及时服药可以提高疗效，缩短疗程。二是配用外治法，以芒硝打碎，加肉桂粉，布包外敷上腹，每日1次，敷20小时，稍稍清洗皮肤，歇3~4小时再敷，连用7日，颇有良效。结合西医学的观点，这一疗法对减轻胰腺水肿、渗出有明显的改善作用，目前也是西医治疗急性胰腺炎的方法之一。至于慢性胰腺炎或伴假性囊肿，上腹时有隐痛，脾虚肝胆湿热之证者，治以健脾疏肝利胆清化之剂，但不可苦寒过度。脾虚内寒者，同样也应加入制附子，与白术、怀山药、薏苡仁、高良姜、败酱草等同用。治疗胰胆之疾，当认真辨证，若确有内寒，必须“温通”“温化”，及时用附子。

徐景藩还非常重视类药在脾胃病治疗时的选用，讲究在辨证的基础上，强调要因人、因时制宜，认为对于功用相似的药物，要认真反复比较，择其所长，避其所短，方可不断提高疗效。如党参和太子参同为补益脾胃之药，但党参甘平，为补益脾胃要药；太子参微甘，补益脾胃之力弱，但补气而不滞气，并有健胃养胃的作用。

对脾胃病的治法，根据脾胃的生理病理特点和多年临床实践，他将其归纳为“升降、润燥、消补、清化”八字。其间各有特异，又互有联系，具体选用得宜与否，直接影响防治效果。此外，他重视疏肝法、化湿法及配合外治疗法等，这些方法，是中医特色、优势的最好体现。

徐景藩师古不泥，不断创新，有关脾胃的认识和诊治经验，进一步丰富和完善了中医脾胃病学的理论和临床。

第六章　临床疗效是根基，深入科研求发展

徐景藩长于总结经验，亦重视科研，强调中医科研应以临床为基础，并为临床服务，坚持实事求是的态度。早在20世纪80年代，他就带领研究生对胃脘痛的病因病机和辨证客观化、脾虚证、食管炎、残胃炎症、慢性结肠炎等展开了一系列科研工作，勤求学术发展，提高临床疗效。

慢性胃病病因多端，徐景藩带领研究生进行了近千例病因学调查，找出其中几种主要的病因，并研制了动物模型，通过动物实验进一步确认了这些致病因素。为了对中医“证”的实质进行研究，徐景藩和病理科、胃镜室密切合作，进行了“胃脘痛证型与病理”的课题研究，该成果获1988年江苏省卫生厅科技进步甲级奖。由于在中医发病学中微生物作用的研究尚属空白，因此，他又与病理科的专家通力合作，开展了慢性胃炎中虚气滞证与幽门螺杆菌感染关系的研究，应用组织病理学、幽门螺杆菌特异的生化反应——尿素酶试验，观察到中虚气滞证组中幽门螺杆菌感染率、感染程度、侵犯深度及幽门螺杆菌所在部位黏液细胞的坏死崩解、中性白细胞浸润等均与其他证型组间存在显著性差异。提示“证”与“菌”及“菌”与组织学变化间存在一定联系。此外电镜下直接观察到幽门螺杆菌对寄居上皮细胞微绒毛、紧密连接及进入细胞内引起的损伤性变化，也进一步证实了其对该证型的致病作用。普通人群中约有50%左右的感染率，但仅有少数人表现出不同程度的症状，大多数人无症状，甚至组织学检查也正常，提示幽门螺杆菌可能是一种条件致病菌，在研究其致病性时，不仅要重视细菌的作用，还要发挥中医特色，注意宿主整体免疫反应及局部微环境的动态变化。在病因治疗时，除选择杀灭幽门螺杆菌的药物外，还应通过中医“扶正”，达到清除或抑杀幽门螺杆菌的目的，这一研究结果，对中医药治疗幽门螺杆菌感染具有重要意义。

徐景藩与放射科的同事们开展了X线征象与胃脘痛中医辨证分型的

关系研究，共收集 1 000 余例患者，研究显示有 92% 的病例均有不同程度的异常 X 线表现。中虚气滞证病例的胃动力功能呈亢进征象，同时伴有胃张力偏高，中虚气滞的主要病机是脾虚，与以往多数学者发现脾虚患者的胃肠功能亢进一致，均认为是由于副交感神经兴奋性增强所致。而肝胃不和证者却完全相反，胃动力功能表现为减弱的征象，同时胃的张力也偏低，肝胃不和型的主要病机涉及肝、胃二经，由于肝失疏泄，横逆犯胃，属于"木克土"范畴，与多数学者对肝郁、肝阳的临床研究结论相符，均认为由于交感神经兴奋性增强所致。由此可见胃肠的动力功能状况可作为中医二大主要辨证分型时的一项重要客观指标。湿阻证病例空腹胃内潴留液明显多于其他型，可以此作为有无湿阻证的一项参考指标。从西医对胃癌所描述的临床表现与中医辨证分型中血瘀证所列举的主证颇为相符，受此启发，徐景藩常常告诫学生，若患者舌质暗紫，胃痛日久，当注意复查胃镜，有无恶性病变的可能。

20 世纪 80 年代初，徐景藩在国内率先开展了脾虚证与唾液淀粉酶活力的相关性研究，研究表明，脾虚患者唾液淀粉酶活力差多为负值，而随着脾虚症状的好转，酶活力差可上升为正值。因此，酶活力差的检查对于脾虚的诊断和治疗，有一定的参考价值。特别是一些脾虚证不典型，或有他证夹杂不易辨认时，可提供辨证的参考。此外，有助于观察疗效，患者随着病情的好转，酶活力差可由负值上升到正值。脾虚症状明显改善，提示方药对证。否则，可根据证情，考虑进一步调整方药或药量。在当时的条件下所开展的这一研究，对临床诊断治疗有很大的指导意义。

此外，徐景藩根据《灵枢·五癃津液别》"脾为之卫"及《灵枢·师传》"脾者主为卫"的记载，认为"卫"指人体抗御外邪的功能。脾主运化，为后天之本，气血生化之源，与抗病能力密切相关。证诸临床，凡脾虚之人，若不慎寒温，常易感受外邪。徐景藩开展了血液体液免疫功能指标如 IgG、IgA、IgM、C3 等的研究，获得了客观的数据，证实经补脾治疗后，病情好转，这些数值增加，说明脾气健旺，抗御外邪的功能亦相应提高。从而提示在外感疾病的预防措施中，应重视维护和提高脾胃功能。在复杂或重症外感疾患的病程中，亦应注意勿使脾胃气阴受损并及时予以调治，俾正气充盛，邪气自祛。在热病恢复期的善后调治中，如能重视脾胃功能，有助于早趋康复，避免复发或再感外邪。

根据自己多年临床经验，徐景藩认为，慢性结肠炎病位主要在脾，可涉及肝、肾，而形成脾、肝、肾三脏同病，治疗慢性结肠炎当采用三脏同调，温清并用，对部分临床患者尚须配合中药保留灌肠，创立“连脂清肠汤”和灌肠液，申报了省级课题，从临床、实验两方面进行了系统、科学的研究。动物实验证明，该方对肠平滑肌有明显的抑制作用，且呈量效关系。由于该方能缓解肠痉挛所致的腹痛，抑制肠肌活动，使肠蠕动减弱，食糜停留时间延长，水分吸收增加，从而使大便变干，起到止泻作用。这与临床疗效完全相符合。连脂清肠汤具有拮抗乙酰胆碱和氯化钡对肠管的兴奋作用，也呈量效关系，提示可能通过阻断神经受体而解除肠痉挛，而且对肠平滑肌还具有抑制作用。实验还证实，酚妥拉明能解除肾上腺素对肠管抑制作用，但不能解除连脂清肠汤和中药灌肠液对肠平滑肌的作用，说明其作用并非通过兴奋 α- 受体而起作用的。该研究成果获国家中医药管理局科技进步三等奖。以临床为基础，结合动物试验、现代药理研究结果，重视开拓中医诊疗研究工作，这是提高中医科研水平和中医临床疗效的方法。

第七章　大医精诚多奉献，淡泊明志忠职守

徐景藩非常注重医德，认为医德与医术都关系到治疗的质量和效果，就两者的关系而言，应当是以德统才，方为良医。每遇重危疾病，他常引孙思邈的话："不得瞻前顾后，自虑吉凶，护惜身命。见彼苦恼，若己有之，深心凄怆，勿避险巇、昼夜、寒暑、饥渴、疲劳，一心赴救，无作功夫形迹之心，如此可为苍生大医，反此则是含灵巨贼。"以此告诫学生和勉励自己。

1987—1995年期间，在医院组织的对贫困灾区希望工程的捐赠和对洪涝、旱灾地区的多次援助活动中，尽管自己的经济条件并不宽裕，但他总是医院捐款最多的人。平时患者的吃请从不参加，从不收受赠送的财物，廉洁行医，处处为患者考虑，他就是这样从点点滴滴做起，把对患者的一片爱心融化在自己的实际工作中。

20世纪60年代末到70年代初，徐景藩曾先后四次参加农村医疗队，奔赴缺医少药的贫困地区。在诊疗期间与农民同吃、同住、同劳动。特别是在高淳县巡回医疗时，他所在的医疗点是固城乡最偏僻的贫困村，生活条件极为艰苦。他克服了生活上的种种困难，满腔热情地为广大农村患者服务。白天，他不辞辛劳地和赤脚医生一起深入田间、农户，为广大患者解除疾苦；晚上，又常常深入农家探病问苦，或辅导农村医生，传授医术。时值特殊的历史时期，医院就被迫停诊，病重或外地来诊而无法行走的患者共计20余人，医院全力将这些患者送到3公里外的幼儿园，作为临时病房。院领导派徐景藩和几名护士、药师、炊事员在那里工作，医生只有他一个人，整整45个昼夜，诊治、抢救患者，没有回过一次家，直到这些病员全部出院。

江苏省中医院建院初期，徐景藩一个人曾主管三十多张病床，而当时他所负责的病区，大多收治的是肝病和内科杂病。为了突出中医治疗疑难病的特色和疗效，为更多患者解除痛苦，作为年轻医生，他把全部精力投入

到为患者的服务中去。同事们回忆，那几年，医生少，患者多，繁重的医疗任务使他没有休息时间，不分昼夜地工作。一个月中有半个月是在病房值班，有时连续数日不能返家，24小时在病房观察处理或抢救患者。当时，他家离医院很远，上下班很不方便，一次，院长家访，发现他妻子因眩晕发作已整整卧床4天，孩子无人照料，院长急忙回医院通知他，而他为了抢救患者已在医院连续工作了3个日日夜夜。回家望着躺在床上形容憔悴的妻子，望着泪水涟涟的幼女，他一面安慰家人，一面为妻子诊治，稍有好转，又回到病房工作。由于他的敬业精神和卓越的医技，使许多重症患者转危为安。随着岁月的流逝，黑发变白发，而徐景藩对患者的一份爱心，对中医事业的执着追求仍然是壮心不已。本市和省内的疑难病例会诊他从不推辞，安排的专家门诊和病区查房，从不让盼诊的患者失望，即使自己身体不适，也暗自服点药坚持应诊。他常常对身边的医务人员说："患者是医生最好的老师，多贴近患者才能多增长知识。"正是本着这种精神，他把整个身心都投入了所钟爱的中医事业。

徐景藩常教导年轻的医务人员说："医者，仁术也。对患者当一视同仁，不分贫富贵贱。"早年在急诊室工作期间，值夜班时他总要带些米去，煮稀饭当作夜餐，而每次他总是小心翼翼地把上面的米汤一勺勺舀出，喂给重症患者。中医历来注重"得谷者昌，失谷者亡，谷养胃气，治病当步步固护胃气"的治疗原则，这一勺勺米汤不但渗透着深刻的中医医理，更重要的是凝聚着医生的一片真情。1982年8月的一天，一位家贫的溃疡性结肠炎患者因贫血、脓血便、消瘦，多方医治不愈，极度虚衰，卖掉了农家赖以生存的耕牛，满怀希望，慕名从乡下来到南京请徐景藩医治。可是，屋漏偏逢连雨下，这位患者的钱物不慎在门诊被窃。面对这位被重病和失窃折磨不堪的患者，徐景藩心情沉重，他从自己并不富裕的家中取来200元钱，送到患者手中，亲自为他安排住院，施以精心的治疗，病情好转出院时，患者流下了感激的眼泪，连称徐景藩是"救命恩人"。

有一年冬天，安徽某青年农民胆囊术后，原有的慢性胃肠炎症复发加重，一吃就泻，形瘦骨立，卧床不起。在住院期间，徐景藩多次为其精心诊治，患者病情逐渐有所好转。当他得知患者经济极为困难，回家缺少路费时，他悄悄地送给患者一封信，里面是路费和一纸鼓励其顽强战胜疾病，树立信心的"座右铭"。事后，病房里的不少同志知道了此事，大家深为感动，深受教育。有的门诊患者,初诊时开了一些必要的检验单,复诊时,他发现仍未检查,当得知是由于经济有困难时,他慨然帮助患者,支付检验费,使患者及时明确诊断,及时得到治疗。

在诊室里,他自己备有茶杯。有些患者远道来诊,为了赶时间,吃些干点心,诊病时发现舌苔有食物残渣。他总是亲自倒开水请患者喝,他说一则是濡润胃腑,二则是便于看清舌苔本色。发现候诊室有重病、年迈虚弱的患者,总是提前为他们诊治,还常常为他们倒好茶水。患者感激地说,喝的不仅是茶水,也是徐景藩对患者的一片爱心。

徐景藩数十年如一日,人们总是见他不知疲倦地工作。只要他上门诊,诊室前总是人头攒动。他看病的特点是认真细致,重视病史及现症的全面分析,除施以中药内服外,尚推崇中医外治疗法,以及心理疏导。对疑难病症,总是认真诊治,细致耐心地搜集病史和诊查资料,还常常发函随访,取得反馈的信息,作为判断临床疗效的重要参考。即使患者再多,也从不敷衍草率,这样,他经常早上班,迟下班,耐心地诊治完最后一个患者才离开诊室。在行医的60余年中,徐景藩到底治疗了多少疑难病症,拯救了多少个生命,已无法确切地统计。粗粗算来,总不下数万人次。在这数万人次中,都是徐景藩对每一位患者尽心尽责的诊治,对患者无微不至的关怀。他常说:"选择了医生这个职业,就是选择了奉献。"这种对工作极端负责,对人民极端热忱的精神,赢得了广大患者的崇敬和爱戴。

20世纪70年代后期,徐景藩负责脾胃肝胆病区的医疗,他和同事们一起,从病历书写、查房讨论、中药使用率及病区管理等方面均按中医规范化要求严格执行,成为全国中医院的示范病区,外省市的兄弟医院来此参观、进修者络绎不绝,盛赞这样的病房才是名副其实的中医院阵地。1983年,作为学有建树的专家,他被上级任命为江苏省中医院院长兼江苏省中医研究所所长。

到任后,如何处理好管理与业务的关系?如何使医院在改革开放中加速发展?成为徐景藩全部生活的中心和孜孜追求的目标,同时,他还要完成必要的医教研任务。他以超出常人的工作负荷,不辞劳苦地工作。制定了医院的发展规划,重点抓中医人才培养和中医专科建设,多方奔波筹措,争取政府支持,改善就医条件。如医院目前的72个重点专科(病)门诊中有3/4就是他在任期间巩固、调整、发展和建立起来的,适应了广大病员和

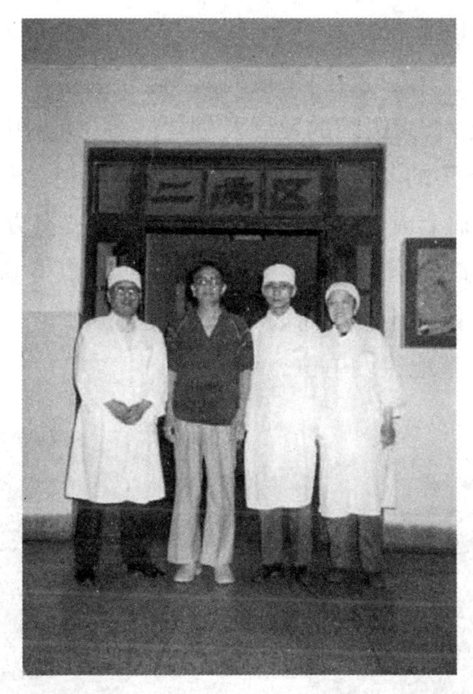

徐景藩教授在江苏省中医院原二病区与同事们合影

社会的需求，显著突出了中医专科的特色。只要有空，他总是往病房跑。为提高全院病历质量，他组织各科病区负责人和护士长参观示范病区的医疗，要求医护病历按规范书写，如必须要四诊详细，个人史中要记载患者生活起居、饮食嗜好等与中医病因有关的内容；妇女要有经带胎产的内容，专列一段“临床分析”，内容包括四诊综合要点，结合患者具体情况，引经据典地进行病因病机分析，诊断与鉴别诊断，提出治则治法，选用方药，对病情转归做出相应的判断，并提出防治对策等。这些要求能充分反映书写者对中医理法方药的理解和认识水平，也是督促医生不断提高中医实践能力的途径。与此同时，他带头积极探索并开展中医综合治疗措施，坚持在查房时检查住院医师书写的病历质量。对危重患者，他总是亲临病床，了解病情，组织会诊。在他的倡导下，医院始终坚持以中为主，能中不西的办院方针，他组织妇、儿、外、伤等科互相观摩、讨论，结合各科病种特点，制定相应措施，认真贯彻实行。如外科病房即使是手术患者，在术前、术后也都能配合中医中药治疗。就这样，他强调从实际出发，实事求是，使全院的中医中药使用率始终保持在70%左右。

1984年,在徐景藩的带领下,江苏省中医院取得了全国省级中医院医疗质量综合检查评比第二名,同年被列入“七五”期间国家重点投资扩建的七所省级中医院行列,为医院的发展及创建三等甲级中医院和全国省级示范中医院奠定了坚实的基础。徐景藩积极倡导学科分化,1986年,在原脾胃、肝胆病组的基础上成立了中医消化科,他坚持“多方位研究、多学科结合”,使其先后成为“国家中医药管理局脾胃病重点专科和重点学科”“江苏省中医消化临床医学中心”,而如今,该科也成为“十一五”期间全国唯一的脾胃病临床研究基地建设单位。

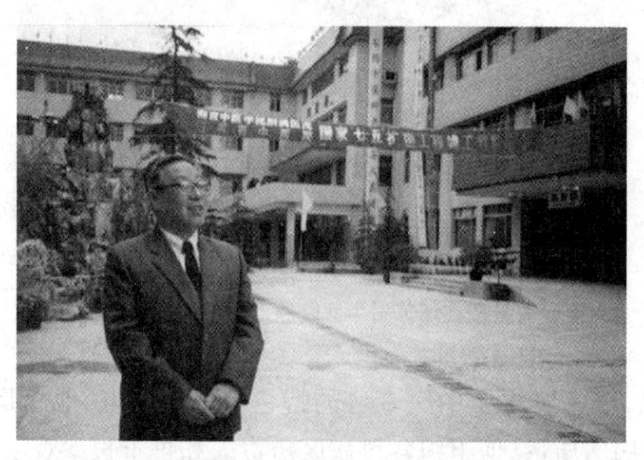

1993年5月18日,徐景藩教授在新落成的病房大楼前留影

徐景藩以他学术上的造诣、高尚的医德,在江苏中医界享有较高的声誉,可谓德高望重。但他并没有因此而自得,总是谦虚地说:“工作是大家做的,是集体力量的结晶。多多报道、奖励年轻人吧!他们才是医院的未来和希望。”为了医院的发展,他的心愿只有一个,即积极鼓励和培养年轻人才。徐景藩的头衔很多,而名片上只印有寥寥数字:江苏省中医院主任医师、教授。他的名片也正反映了他的为人——朴实无华。徐景藩还十分重视一个党员、一个医生、一所医院的良好声誉,绝不为个人一点利益而破坏医院的规定,多次谢绝外单位的邀请,从不“走穴”,从不到别的医疗单位出“专家门诊”,他也拒绝参加任何带有药品广告性质的义诊,不接受任何带有商业行为的药品推销;在参加科研成果鉴定、医疗事故鉴定中坚持讲科学、讲真话,绝不违心地随波逐流,或为人情所驱使。相反,为了支持地方中医事业的发展,对于一些偏远地区中医院开诊、联合办院、义诊或周年

庆典，则不辞辛苦地欣然前往。虽然路途遥远，有时甚至要在崎岖不平的公路上颠簸大半天才能到达目的地，但他每每稍事休息便全身心地为患者诊病开方，各地群众有口皆碑。

在生活上徐景藩也没有特殊要求，永远是朴素的。1996 年，在省政府的关怀下，医院建起了一幢高知楼，徐景藩完全有资格分到房子，但为了缓解医院的分房矛盾，为了改善中年知识分子的住房条件，他主动放弃生活设施和采光条件都更好的高知楼住房，仍旧住在 17 年前建造的老房子里。徐景藩常说的一句话就是“淡泊名利，多做贡献。”

在几十年静静流淌的岁月和平凡的工作中，在看似永恒不变的日日夜夜里，徐景藩以他自己的方式默默地奉献着，像春蚕吐丝，像雪燕筑巢，义无反顾。徐景藩一生从来没有停止奋斗，为了他深切关怀的患者，为了他所钟爱的中医事业，为了他寄予厚望的后来人，他真是呕心沥血，壮心不已！江苏省中医院目前已发展成为规模较大，拥有 2 300 多张病床，中医专科特色显著，医、教、研全面发展的综合性中医院。近几年来，门急诊量均列江苏省各大医院首位，日门诊量在 15 000 人次左右，床位使用率在 110%左右。先后成为江苏省首家三级甲级等中医院、全国省级示范中医院，1994 年获卫生部卫生单位先进集体光荣称号，在全国中医界具有一定的地位和影响。可以说江苏省中医院事业辉煌发展的今天，凝聚了建院来以徐景藩为代表的几代人的努力，徐景藩的事迹，正是集中反映了这一代中医学专家对中医事业发展做出的不懈努力。徐景藩在平凡的岗位上为人民的健康孜孜不倦、默默耕耘的事迹，体现的就是白求恩精神的深厚底蕴——无私的奉献！

第八章　饮食有节贵坚持，养生有道保康健

徐景藩早年患有高血压、室性心动过速、胆结石等疾病，但他从未住过院、打过针、输过液，均自己开方服药而获改善。年逾八旬仍能坚持日常医疗、教学、科研和学术性工作，不能不说是得益于他养生有道，持之以恒。

徐景藩认为食谱宜广，食量适当，做到食不甚饱，适可而止，不贪一时之“口福”。谷、肉、果、菜四大类的各品种都要吃，并随不同时期、不同季节而有所改变。此外，在饮食方面，要保持清淡、五味适度，不过甜，少吃糖，勿过咸、过辣、过酸。少量饮酒，既有利于调剂生活，品尝菜肴，又有利于流通血脉，消除疲劳，对老年人来说，颇有裨益。但他告诫饮酒切勿过量，切莫贪杯，明代李时珍《本草纲目》中曾有“多饮烧酒，烂人肠胃”的记载，可不慎乎？此外，饮白酒前先喝些茶水或其他饮料，一者使咽喉、食管黏膜得到“濡润”，二者使胃中增加适量液体，起到稀释作用。否则，易灼伤咽喉、食管和胃的黏膜，其危害也就立竿见影。

喜、怒、忧、思、悲、恐、惊，合为“七情”，是人体正常的精神情志活动，过则有害，可以致病。《黄帝内经》提出要“恬淡虚无”，但徐景藩认为恬淡可以学、可以做，“虚无”二字只是形容、加强之意，“虚无”并不是摒弃一切正常的欲望。随着年龄的增长，能不断完善个性的涵养，勿使“五志过极”而影响健康。

例如，要做到勿过怒，首先要学会自我克制，一个“耐”字起的作用很大。他治家从严，对孩子教育抓早、抓好，言教身教。夫妇之间要和谐、协调，遇事多商量，有不同意见时两人协商，互敬、互让、互爱、互谅、互信，不断培养夫妻感情。若这些预防工作做好了，加上严于律己，凡事谦虚、谨慎，令人发怒之事便可在无形之中避免了。在工作中，令人发怒的事也常会碰到，但“怒”不能解决问题，而且大家都是同事，都是同志式的平等关系，徐

景藩认为要始终相信群众，依靠群众。

“满遭损，谦受益”，“三人行，必有我师焉”，“吾生也有涯，而知也无涯”，徐景藩时刻保持着“谦”，并常常因此而受“益”。“闻道有先后，术业有专攻，如此而已”，鼓励学生“青出于蓝而胜于蓝”。“谦”是他数十年养成的习惯，也是一生中信奉的“座右铭”。“谦”可使人心志和平；“谦”可使人戒骄戒怒；“谦”可使人消除抑郁；“谦”可令人心情愉悦；“谦”能使人与人为善；“谦”能使人以诚相待。

读书是徐景藩一生中最快乐的事之一。特别是对中医经典著作，反复阅读，温故知新，每读一遍，他都会有“如遇故人”之感，并有新的体悟，其中乐趣，难以言表。

徐景藩主张注意劳逸结合，他每天午饭后有午睡的习惯，人说饭后不宜即卧，他却在饭后20分钟即上床躺下，三五分钟入睡。但他强调勿吃太饱，饭后少谈话、少思考、少看书报。养成了这种习惯，不愁劳后无逸。良好的睡眠，是最有效的“逸”。在他的一生中，从来没有失眠，他说，这也是一大福分。一日之劳，午睡、夜寐，就是很好的逸。读书、写文章时做到眼“劳”了就望望窗外天空，闭闭眼，养养神，然后再看、再写。这是眼和脑的劳逸结合。傍晚前的散步，则是一日间最好的“逸”。不仅有益于消除白天工作、学习的疲劳，对医生这种“伏案久坐”的职业者来说，通过散步，舒筋活络，流通气血，是“动静结合”的最好运动方式。尤其是和老伴一起散步，彼此年龄相同，志趣相近，走走说说，既是一大乐趣，又是继续培养感情的好机会，真是一举而数得。

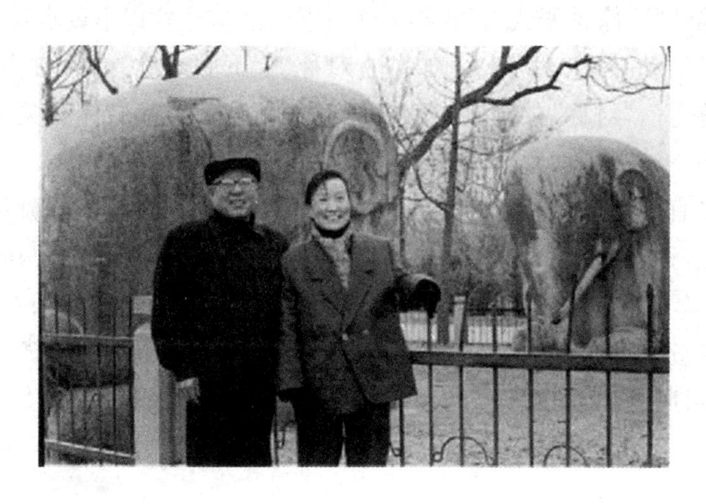

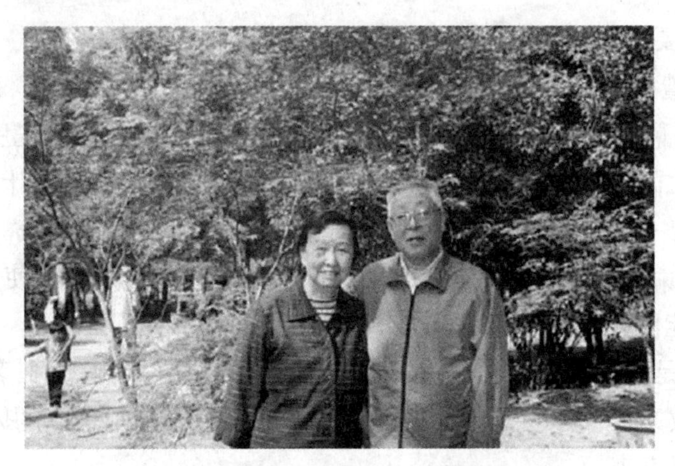

徐景藩教授与爱人盛祖英一起游览南京名胜

徐景藩自小喜爱音乐，在他的一生中，没有离开过乐器，也从没停止过拉拉、弹弹、吹吹。学习、工作之余，自我调节，自我欣赏，又可休闲取逸，有益身心。到了老年，他改学电子琴，自得其乐，以资晚年消遣娱乐。在生活中，有了音乐，能使人激起心灵深处的青春余波，保持青年人的心态。

文娱、体育互有联系，文娱可使精神生活丰富多彩，体育则使形体强壮，气血流通。体育锻炼的内容、方法和力度必须因时、因年龄制宜。徐景藩到老年时仍然重视体育运动，每天天亮起床，进食少量泡饭，然后快步行走。他认为年老之人，以快走为宜，所以，从 65 岁以后，他就以快走为主，每分钟走 100 米左右。

根据经验，徐景藩认为，老年人体育锻炼还应注意以下要点：

一是活动必须“对称”，例如左右对称、上下肢对称、前后对称、蹲起和弹跳对称等。“对称”的活动可避免因动作不当而引起肢体和关节的不适甚至损伤。

二是宜于练“呼呼吸”气功。站稳后双手合抱，两目远望，凝神静气地呼气。当呼气结束时，再收腹、提肛。略俯上身，再行呼气，把两肺的残气尽量吐出。然后慢慢挺胸，两鼻自然地吸气。吸气毕，稍停几秒，接着再呼、再呼。如此周而复始，可使肺活量增加，通气功能改善。由于横膈有序的“升降”，可起到“内脏按摩”的作用，并能防治老年人前列腺增生和痔疮等疾病。

三是晨练必须事先进食，可饮约200ml水和50g稀饭，随身还要带少量糖果或饼干，万一出现头晕黑蒙、心悸汗出，应立即坐下，吃一点糖果或饼干，可以缓解低血糖等紧急状况。

（陆为民　徐丹华　罗斐和）

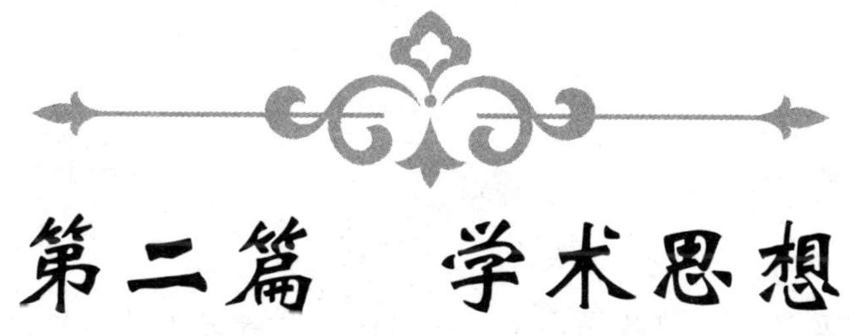

第二篇　学术思想

徐景藩在学术上倡导李东垣的脾胃学说与叶天士的养胃阴理论，精研《脾胃论》《临证指南医案》等，兼收江南孟河学派的学术思想，对丁甘仁、费伯雄、马培之、曹崇山四家医集深有研究，特别对费伯雄的《医醇賸义》备加推崇，其他如张聿青、柳选四家、陈莲舫等人的学术经验也兼收并蓄，形成了自己以脾胃为主的学术思想体系。

第一章　脾胃生理病理论

脾胃为后天之本，其有关生理病理历代医家论述甚详，在学习继承的基础上，结合多年的临床实践体会，对脾胃的生理病理又有新的认识和发展。

一、论脾

《难经·四十二难》，谓："脾重二斤三两，扁广三寸，长五寸，有散膏半斤。"所描述扁而长的形态，颇似解剖学的脾脏。明代李梴《医学入门》载"脾扁似马蹄，微着左胁"，对脾的形态、位置做了明确的补充。由此可见古今对脾的大体解剖学认识上是比较一致的。

但是，中医学所说的脾，也包括小肠在内。如《难经集注》杨玄操注谓："脾，俾也，在胃之下，俾助胃气，主化水谷。"联系脾的功能，并重申与胃的密切关系。至于"在胃之下"，似概指十二指肠和小肠，位置均在胃之下。亦可理解为胃主纳在先、在上，脾主化水谷在后、在下。脾主运化的功能，也包括小肠的吸收，这是无疑义的。

脾所包括的"散膏半斤"，系指胰腺。从组织形态来看，"散膏"与胰腺亦比较相似。当然，古代记载解剖器官的重量，只能从大体上去理解，就其记述而言，仍不失其可贵之处。胰腺的功能，主要是通过多种酶的作用，参与水谷及其他营养物质的进一步消化，有利于运化。所以，脾脏包括胰腺在内，古代这种概括性的认识也是合乎客观存在的，是合理的。

1. 生理功能　关于脾的生理功能，徐老就其主要功能分述如下：

(1) 主运化：这是脾生理功能的概括，也是脾的主要生理功能。《素问·经脉别论》关于"饮入于胃，游溢精气，上输于脾，脾气散精……"的论述，对脾主运化的功能似已比较明确、概括。《素问·刺禁论》

“脾为之使，胃为之市”和《灵枢·营气》“谷入于胃，乃传之肺，流溢于中，布散于外”等，对脾主运化的功能论述得尤为详尽。《诸病源候论》所说“脾主磨”，徐老认为，脾既能进一步消化食物，又具有主要的功能——运，即指吸收功能。故自张景岳明确提出“脾司运化”以来，医家多宗此意。

“运化”的内容，包括精微与水湿。前者为主，后者为相应之辅。精微源于水谷，即外界营养物质，输布以滋养脏腑躯体经脉百骸。水湿包括过剩的水液和水谷不归正化的湿浊（病理因素）。精微为生理所需，水湿常为致病的物质基础。由此而论，“脾虚生湿”的“生”似可理解为病理过程，“湿”乃是病理产物。湿的形成，亦必然与脾的功能失调有关。湿留于中，则为胀满，湿从下泄，则生濡泻或小溲不清；布散于外，则为浮肿。

（2）脾统血：按《难经》谓脾“主裹血”，《灵枢·本神》谓“脾藏营”。“裹血”与“藏营”可以理解为藏与统的动态平衡机制。统指统摄、统调。藏血本系肝之主司，但是脾也属裹藏血液的脏器。脾既裹藏血液，又能统摄血液，就其功能而论，又为气血生化之源。气能统血、帅血，若统血无权，可导致血离其经，血溢于外。如裹藏过多，不能正常地调配运行，则脾脏之内裹血虽多，仍可见血虚或出血之证。裹藏之血如瘀滞日久，留于络中，成为“老血”，则同样亦不能营其正常运行、滋养等功能。总之，脾对血液的功能应包括裹藏与统摄两个方面。

（3）与抗病功能有关：《灵枢·五癃津液别》早有“脾为之卫”的记载，《灵枢·师传》亦谓“脾者主为卫”。“卫”指人体抗御外邪的功能。脾主运化，为后天之本，气血生化之源，则自与抗病能力密切相关。征诸临床，凡脾虚之人，若不慎寒温，常易感受外邪。经补脾治疗后，病情好转，脾气健旺，抗御外邪的功能亦相应提高，曾观察血液体液免疫功能指标如IgG、IgA、IgM、补体C3等数值的增加，也获得客观的证实。从而提示我们在外感疾病的预防措施中，应重视维护和提高脾胃功能。在复杂或重症外感疾患的病程中，亦应注意勿使脾胃气阴受损并及时予以调治，俾正气充盛，邪气自祛。在热病恢复期的善后调治中，如能重视脾胃功能，有助于早趋康复，避免复发或再感外邪。

（4）脾与涎和意：《素问·宣明五气》曾载“五脏化液……脾为涎”，“五脏所藏……脾藏意”，《难经》亦谓：“脾藏意与智”。关于脾与涎和意的关系，徐老从数十年临床实践中体会到确甚密切。

一般脾虚患者与涎液的量和质均有一定的影响。脾气虚者可见多涎，脾阴虚者则见少涎。前者还能从涎的唾液淀粉酶活力差的动态观察中获得旁证。徐老曾观察30例脾虚患者，通过健脾方药治疗，每10日测定其唾液淀粉酶，治疗前后对比，其活性差逐渐由负值上升至正值。提示脾虚患者经健脾药治疗后，在症状取得改善的同时，其自主神经系统功能得到恢复，从而促进消化腺的分泌趋向正常。

"意"与"智"均属于人体高级神经系统的功能活动，反映为人们的感觉、意识、意志和智力（能）等。中医学历来重视精神、神经的生理、病理。情志，从心理生理学的观点来看，是精神活动的一部分，是人体对外界事物的一种反映。内脏功能如有所改变，反过来又可影响精神活动的变化。大脑是精神活动的物质基础，大脑的功能不但能影响人的情感、思维、意识、智力（能）等精神活动，同时也控制和调节内脏的功能活动。脑为髓之海，需气血的濡养。脾为气血生化之源，故脾胃功能不足达到一定程度时，也自然会影响到"意"与"智"等精神活动。脾虚者常可伴有"意"和"智"的不足，例如小儿弱智或"五迟"，病因与脾虚也有一定的关系。若参用补脾方药和饮食调治，可以使脾气健旺，意与智亦相应可以得到改善。说明脾与意和智有关，也说明健脾方药对高级神经中枢也具有一定的影响。

关于脾主四肢、肌肉等生理功能，均源于"运化"这一主要功能，一般中医教材言之甚详，兹不赘述。

（5）脾小则安：《灵枢·本脏》曾有关于五脏形态病理方面的论述。其中提到"小则脏安"的有脾、肝和肾。如"脾小则脏安"。与此相应，又提到"脾高""脾下"均属异常。尤其可贵的是，古代早就指出"脾脆"的危害。"脆"则不坚，容易破裂。脾既能"裹血"，脾大者裹血必多。裹血过多，统摄失常，可致血瘀、血虚和出血等病变。脾"脆"，一旦破裂，则所裹之血必然外溢。类似这些内脏形态病理上的认识，对防治疾病具有实践指导意义。

《灵枢》还提到从人体体表形态观察和判断内脏是否异常。认为"黄色小理者脾小，粗理者脾大，揭唇者脾高，唇下纵者脾下……唇大而不坚者脾脆……"这些均值得认真研究，对提高体表诊断学的价值将做出有益的贡献。

2. 病因病机　探讨关于引起脾病的原因，将有利于脾病的防治。

（1）体质因素：人的体质有强弱，每常与先天和后天有关，而先天和后天又互有联系。对先天不足者，主要责之于肾，殊不知与脾亦有关联。《灵枢·阴阳二十五人》所载“土形之人……黄色、圆面……多肉、上下相称”，似指脾胃功能健壮之体质。“瘦而无泽者，气血俱不足”，此“气”亦包括脾胃之气，脾胃虚弱，气血亦不足。这些论述，说明人的体质差异，对发病学亦有参考意义。

（2）饮食因素：水谷经胃的受纳、腐熟，脾的运化，而化生气血津液。若谷、肉、果、菜的质、量、硬度、温度以及进食时间等不能适合生理的需要，就有可能成为损伤脾胃的致病因素。

《黄帝内经》早有五味所伤的论述，如“味过于酸……脾气乃绝……味过于苦，脾气不濡”等（《素问·生气通天论》）。脾在味为甘，适当进些甜食，有益于脾气，但味过于甘，反有害处。所以朱丹溪曾概括地说：“五味之过，疾病蜂起（《格致余论·饮食箴》）。”

又如《灵枢·师传》所载“食饮者，热无灼灼，寒无沧沧”。灼灼过热，沧沧过寒，都不适合消化系统的生理所需，故应以之为座右铭，俾能维护脾胃之正常功能。

暴饮暴食、强食、强酒、饥饱失常等都能导致脾胃疾病。历来医家著述对此颇为重视。早在《千金方·道林养性》中就有“食当熟嚼，莫强食，莫强酒……令如饱中饥，饥中饱……”等养生防病之名言。此外，应严格注意食品卫生，这对防治脾胃诸疾，均十分重要。

李杲非常重视饮食调理，在《东垣十书·脾胃将理法》中，告诫人们在情绪很差时勿进食，并提倡“宜谷食多而肉食少”“勿困中饮食”等。前人还有主张“茹素”之说。素食中一般含膳食纤维多，新鲜蔬菜不仅具有营养价值，又利于保持大便通畅，且有减少胆汁酸分解成潜在性具有致癌作用的复合胆固醇的可能。至于“肉食”，按我国习惯，一般均少于谷食，中年以上之人更应少食油脂类食品。以上简要所述，足见饮食因素与脾胃关系之密切。饮食所伤，可以成为湿浊、食滞等病理因素，湿与滞均可化热，食滞还可以成积，使脾胃升降失司，气机窒滞，消运无权，变生种种病证，宜不慎之乎？

（3）外邪：外感六淫致病，对人体脏腑均有不同程度的伤害，脾亦不例外。尤以湿邪侵袭，易伤脾气。外湿，特别是霉雨季节或长夏之令，“土湿受邪，脾病生焉”（《素问·至真要大论》）。湿邪入侵后，影响脾的运化功能，常由外湿而兼病内湿，至此则外内合邪，于病尤重。湿邪又常兼风、寒、暑或温热等病邪伴随而伤人。湿邪又有随体质和脾胃功能等因素而可转化，即寒化或热化，但一般以损及脾胃之阳而呈寒湿者居多，诚如吴鞠通在《温病条辨·寒湿》中所说“湿之入中焦……伤脾胃之阳者，十常八九”。损及脾胃之阳，则阳不足而阴有余，每呈寒湿之证。如属胃热内盛或素体阳旺者，湿邪可从热化。不论寒化、热化，多兼见胃家病症。由于脾土与肝木的密切相关，湿热病邪可由脾胃而及于肝胆。湿热蕴于肝胆，可见寒热、胁痛、口苦等症；胆热液泄，可见黄疸；肝胆热毒内侵，还可内传营血，发生严重病变。

脾胃湿热，还可下趋膀胱，或流注经络。可见外感湿邪伤脾，可以转化，可以及于其他脏腑，可以及于五体。

（4）生活起居：如劳逸不当，可以影响脾的功能。所谓“饮食劳倦即伤脾”一语，早载于《素问·本病论》。劳累过度，能量消耗过多，使物质基础——气血津液不足，脾的功能负荷增加，渐致脾虚。反之，体力活动过少，逸多劳少，尤以长时间的伏案久坐，思虑多，更易使脾气失运，气血不畅。若此之人，饮食量一般常较少，气血精微化源不足，脾本脏的濡养亦相应不足，互为因果，四肢肌力渐弱，故《灵枢·九针论》曾谓“久坐伤肉”。

二、论胃

胃为六腑之一，与脾相合，水谷（饮食）通过脾胃的腐熟、运化，生成气、血、精、津液，营养全身。

1. 生理功能和特点

（1）胃主纳，能磨谷：自《灵枢·平人绝谷》载胃“受水谷三斗五升”。《诸病源候论》提出“胃受谷而脾磨之”的论述后，对胃的生理功能主要着眼于“纳”，故后人有“胃者围也”“汇也”之说。亦可能宗“肠胃为海”“胃为水谷之海”之意，认为胃似百川所归，源源不绝之“海”。

胃能否磨谷？《素问·太阴阳明论》早谓脾主“为胃行其津液”。可以看出，胃既纳谷，亦能磨谷，才能使食物腐熟、消化而下入小肠，成为精微、津液而由脾“行”之。不仅如此，脾还能“助胃气，主化水谷”（《难经·四十二难》),故可知胃能磨谷,已不待言。程应旄在《医经句测》中明确提出“胃无消磨健运则不化”之说,强调了胃有主要的消化功能。并且认为胃的消磨功能借其“胃中所禀之性”,即“胃气”。食物消化后成为“谷气”,“胃气”亦需“谷气以充(养)之”,指出胃的受纳、消化功能及其物质能量供应的相互关系。

“磨谷”一词,生动地概括胃的蠕动和消化过程。胃既有此重要功能,经过腐熟、磨化,才能完成“饮入于胃,游溢精气”(《素问·经脉别论》)的作用。

此外,《难经·三十五难》提出“小肠谓赤肠……胃者谓黄肠”。意即胃与小肠相连,有色泽之异,而胃与小肠上段尚有部分功能相似之处,两者协调完成“化物”的功能。十二指肠球部紧接胃腑,可以看成是胃的下部,故临床上该球部疾患(炎症或溃疡)表现的主症,也属于胃脘痛范畴。

(2)体阳用阴,多气多血:胃既有纳谷、磨化的功能,全赖胃中之气——阳气,故程应旄氏曾概述“阳气即胃中所禀之性,犹如“灶中之火”。由于胃腑体阳而主动,其动自上而下,蠕动不已,才能使已腐熟之谷气下入小肠,由小肠继续“化物”,大肠为之传导。在胃与小肠“磨”“化”的基础上,由脾行其津液。津液也是胃体功能活动的物质基础。如无胃之阳气则饮食不能纳,纳而不能磨化。若无胃中之津液,水谷何能腐熟?人之所以能食能化者,全赖胃中之津液,故“胃之为腑,体阳用阴”的论述,在吴瑭《温病条辨》中一再提到。虽然体阳用阴似属六腑之生理共性,但这一生理特性对胃的病机证治显得更为突出,吴氏一再强调胃腑体阳用阴之语,亦是见其对临床实践的重要性。叶天士提出“阳明阳土,得阴自安”的论述,也是重视胃阴的理论概括。

人体各脏腑皆禀气于胃,胃不仅是“水谷之海”,也是“气血之海”(《灵枢·玉版》)。全赖胃之气血充足,才能完成其重要功能。胃中水谷不断,气血亦充盛不息。“水谷之海”与“气血之海”,两者功同而义同,相辅相成。《素问·血气形志》指出“阳明常多气多血”,此“阳明”既指经脉,亦包括胃腑。在生理上胃腑多气多血,故在病理状态下,气病多而血病亦多。

(3)上清下浊,主降宜和:胃居膈下,位于中焦,与脾同为上下升降之枢纽,升其清而降其浊,这是从脾胃整个功能而言。喻嘉言《寓意草》中提到“一胃分与三脘,上脘多气,下脘多血”,并认为“上脘清阳居多,下脘浊阴居多”，此论甚为精辟。徐老体会，胃部容量较大，形态“迂曲屈伸”，应该分部位，深入了解其解剖、生理特点，有助于临床诊断治疗。上脘是胃底为主的部位，下脘应在胃角水平线以下，上、下脘之间属于中脘。胃中气体轻而在上，故与“多气”之说相吻。水谷及胃中津液贮于下脘，即使胃中食物已排空，该部尚有胃津，在一定意义上说，称之为“浊阴”。慢性胃病嗳嗳常见，其气常“清”。若呕吐（或反胃），胃中食物残渣及津液或痰涎从口吐出，其液为“浊”。又如胃本腑病变的出血，以下部为多。

胃以通降下行为顺，才能磨谷、化物，清浊分明、糟粕得下。胃气和则能食而化，气血以生，寝寐得安。“降”与“和”具有同义之意，降则和，不降则病。诚如《临证指南医案·脾胃》篇所述：“胃宜降则和……胃气上逆固病，即不上逆，但不通降亦病矣。”

（4）胃气为本，喜润喜燥：人体借水谷以化生精微气血，充养脏腑百骸，故有“五脏皆禀气于胃”“胃者人之根本也”之说。人的胃气为本的重要性已无需赘言。至于“胃气”的含义，除胃的功能外，还体现在气血充盛，运化通畅，缓和均匀的正常脉象。由于人体气血运化与胃相关，故有“胃者乎人之常气也”之称（《素问·平人气象论》）。“脉以胃气为本”，“人无胃气曰逆”，“脉无胃气亦死”，四季平脉，均称“胃脉”。可见前人以“胃气”作为平脉的基本概括，以示胃在人体中的重要性。临床如见重病之人，胃尚能纳，犹有生机。若谢谷不纳，胃气败绝，则预后严重。于此可见胃气亦可作为判断疾病预后的主要指征之一，足见胃功能的重要。

东垣详于治脾，药以甘温居多，叶天士重视胃阴，补前人之不足，各有所长，互为补充。但如片面地以“脾喜刚燥，胃喜柔润”为常法，对胃家之疾一概投以滋阴柔养，势必矫枉过正，同样会犯偏执之弊。

因此，徐老认为，对临床病例应做具体分析，用润用燥，根据病情。人体禀素有阴阳偏胜，所食的谷、肉、果、菜，其性不一，四时寒温不同，情绪及劳逸有异，故胃之喜恶亦不能一概而论。

例如病后津亏，汗多液耗，郁热伤阴，口干舌红者，胃喜柔润。若寒邪内侵，痰饮停蓄，泛吐痰涎，舌白口黏者，当用辛燥。梨汁、蔗浆，胃燥所喜，秋燥亦宜。姜、葱、韭、蒜，胃寒宜进，冬月所适。一润一燥，各有相当，俱为胃家所宜。从胃对食品、药物之属性所需而言，既喜润，亦喜燥。

2. 病因

（1）先天有不足，后天易损伤：临床上往往从病史、体质形态结合征象而判断其先天情况。当然，体质因素与后天亦不无关系。从胃的解剖形态而言，有位置、大小或厚薄的差异，这些差异对胃的功能亦密切相关。古代医家早已注意及此，认为肌肉较丰满而结实者“胃厚”，反之则“胃薄”“胃下”“胃不坚”。并且提出“瘦而胃薄者，不胜毒”等论述（《灵枢·本脏》《灵枢·论痛》等篇）。总之，凡属先天不足，胃之形态病理有不足者，易罹胃疾。

后天易损伤，包括饮食所伤、用药不当，尚有少数服食毒物，或跌打损伤上腹等因素。

征诸临床，“胃薄”形体瘦弱之人，不仅易罹外邪，并易因内伤而致病。胃既病而复因用力、劳累、饮食不当，气血壅滞，亦有导致胃体穿孔、出血之可能，在同样致病因素中，发病率高于“胃厚”体壮之人。

总之，后天损伤胃腑的因素多端，讨论上述诸因，对预防疾病具有重要意义。

（2）口鼻受邪，必犯于胃：凡属感受外邪，口鼻为主要途径。“鼻气通于肺，口气通于胃”，风寒外邪，亦常可犯胃，如一般日常所见“寒气客于胃，为噫（呃逆或嗳气）”即是其例。寒邪犯于胃腑，还可引起胃中冷痛、呕吐等症。至于湿热病邪，经口而入者亦为常见。诸如湿温、黄疸、痢疾、吐泻等病证，都由于湿热经口而入，伤于胃腑，播及他脏所致，诚如吴瑭《温病条辨·中焦篇》所说：“湿热之邪，从表伤者，十之一二；由口鼻入者，十之八九。”

胃居中焦，邪乘虚入，可以外达于卫，充斥三焦，甚则因热邪炽盛而扰于心。余师愚“疫病”篇中所列举的“疫邪”犯胃，可表现为壮热、斑、疹、不寐、鼻衄如泉、呃逆、干呕、吐、脘腹胀痛，甚则发狂等征象，并认为“毒既入胃，势必敷布于十二经，戕害百骸”（《温热经纬》）。

（3）饮食不当，易虚易实：饮食质量不足，无以充胃气，化精血，营养全身，亦损伤脾胃，使中气虚馁。

经云“饮食自倍，肠胃乃伤”（《素问·痹论》），是指饮食过多，超过胃的负荷功能，以致食填中焦，气血壅滞，损伤脾胃。其所说“自倍”，意即超过正常的量，这对小儿、老人尤其应加注意，虚人、病后亦必须掌握饮食的量，否则饮食过量，非徒无益，反而有害。

饮食所伤，除质、量以外，还包括饮食的温度、硬度以及进食的时间等因素。

从病因而言，有伤食与伤饮之分。关于伤饮，历来主要着眼于饮酒所伤，论述颇多。《医述》所说“若醉饮过度，毒气攻心，穿肠腐胁，神昏志谬……”《医门法律》详论“饮沸酒”（黄酒）之毒害，使胃中“生气不存，窄隘有加”，“多成膈证”。对浓度较高的白酒（烧酒）之害，人皆知之。唯当今各种饮料日益增多，过量恣饮而损伤脾胃者已不少见，值得引起高度重视。

伤于饮食，纳而难化，食滞停积，气机窒塞，为胀为痛；胃气上逆，为哕为呕；或食而不及磨化，传化失司，清浊不分，杂而下泄。

胃既易由饮食所伤，随之而易实易虚。胃虚则病，胃实亦病。实证不及时调治或反复患之，则可由实致虚。气血不充，气不化湿，血行不畅，虚中尚可夹实。磨谷无能，稍食即滞，虚证亦可转实。故概以“易虚易实”，以示治胃病之不可拘泥于一味补虚或专攻其实，亦说明饮食有节对防治疾病的重要性。

（4）情志失调，胃腑易病：中医学历来重视精神致病因素。由于情志不畅而引起或加重脾胃疾病者，甚为常见。“木克土”的病机概念，即包含情志失调而导致胃病的内容。高鼓峰曾强调指出“七情内伤，脾胃先病”，叶天士所谓“胃土久伤，肝木愈横”，都说明在胃家已病的情况下，情志因素尤易作祟。

徐老临床实践体会，胃对情绪的反应非常敏感。并曾从700例慢性胃脘痛患者的资料中分析，情志失调引起者占42.3%，其中尤以肝胃气滞证为最多（48.7%），其次为胃阴不足证（42.6%），情绪对胃的影响于此可见一斑。

3. 病机特点　上述诸因，均可引起胃病。病理性质有虚有实，病理因素有寒有热。虚实和寒热互有关联，而气血病理是其基础。

（1）气血之病

1）气病：胃气以和降为顺，气不和则滞，不降则易逆。气滞则病，气逆亦病。气滞每为气逆之基础或先导，常先滞而后逆。胃气上逆，又促使气机窒滞，故两者又互为因果，互相影响。

气滞不畅，可表现为胃脘痞胀、疼痛，不知饥，食入而胀尤甚。气滞甚则窜络，还可撑胀及于两胁，或及于胸腹。嗳气、矢气可以排其滞气，故得嗳及矢气觉舒，嗳气不遂则脘胀尤甚。

气逆之状，如呃逆、恶心、呕吐，并常伴见嗳气，食后嗳逆，有时可出现食物反流。

实证常见明显的气滞、气逆病机，胃虚亦可伴见气滞。胃气既虚，磨化功能不足，气机不畅，气留而不降，亦可伴见气滞。如兼肝气横逆，乘侮胃土，则胃气虚而可伴见气逆。如脾气亦虚，阳微不升，胃气亦随脾气以陷。

概括胃之气病，大致如下图：

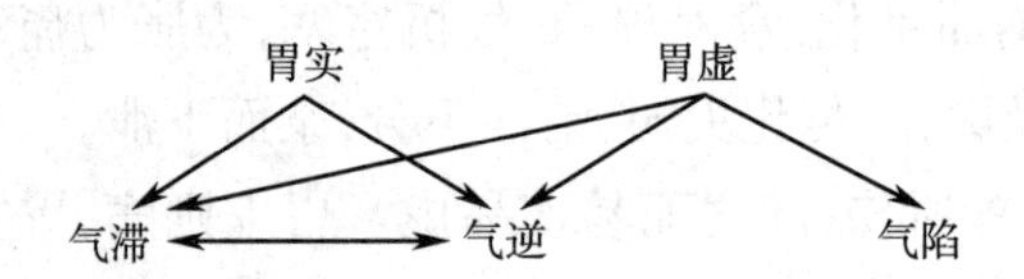

2）血病：胃热胃实，气火上亢，可以伤及胃络而致出血，阳络内伤，血从上溢为吐血，血色鲜红。胃中虚，气不摄血，亦可出血，一般呈黑便溏泄，属于便血，即远血，若血出多时亦可上溢，从口而出，血色暗淡。

出血之疾，其血必虚，根据出血量之多少，而呈现相应的血虚证候。与此同时，离经之血不能尽去，常伴有不同程度的血瘀。

气滞久则血运不畅，可致血络瘀滞。气滞与血瘀又可相互影响。气滞不消，其瘀尤甚；血瘀不祛，其气尤滞。

血虚者其气亦虚，尤以原系气虚之人，因气不摄血而出血者，气血俱虚之证尤著。少数因出血暴急，血去过多，在短时间内即可出现较重的血虚，甚至气随血虚、气随血脱的危重征象。

综上所述，血病与气病有关，列表示意如下：

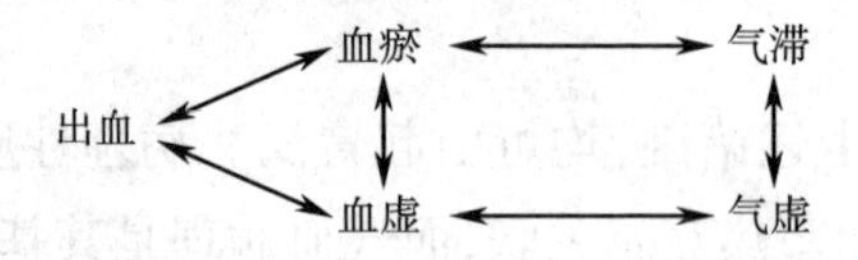

（2）胃寒胃热

1）胃寒：外感寒邪，经口入胃，或经体表肌肤通过经络而及于胃。胃气虚、胃阳虚弱者，寒自内生（胃之阳虚与脾肾之阳不足亦有关）。其寒虽有内外之分，每常相兼，如有内寒者易感外寒，感受外寒者亦易加重内寒。

胃中寒，胃气易滞。饮食水谷不易腐熟，容易停积于胃中。胃寒而气滞，久则津液凝聚，可以成为痰、饮，表现为多唾清涎，呕吐，脘痛且胀，胃中有水声，腹鸣辘辘，头眩等症。脾阳亦虚者，则见下利，腹胀浮肿。肾阳不足，命门火衰，则可见反胃，朝食暮吐，暮食朝吐等症。

2）胃热：外感寒邪，郁而化热，或感受温热之邪，正如吴瑭所说："邪从口鼻而入，阳明为必由之路"。自内而生者包括素体胃热；或酒食不节，胃中生热；或肝气久郁化火犯胃；或胃阴不足，阴虚生热。

胃热由于外邪所干者属实，自内而生者有虚有实。性俱属热，但病变有同有异。相同者，胃热必耗津液，故口干而渴；胃热上蒸则叫见口臭、口疮；胃热兼气滞气逆，碍于升降，腑气易秘，故脘腹胀满，大便干结；气逆于上，亦可为吐为哕。所异者，外感者必有相应症状，若外感邪毒盛者，"毒既入胃，势入敷布于十二经"，征象不必赘述。

胃中热则耗伤胃津，热愈盛则津伤愈甚。外感温热病邪炽盛者，耗阴尤速，故在病后胃阴迟迟不复。

此外，胆热可以犯胃。《灵枢》早就提出"邪在胆，逆在胃"之说。《素问》亦有"口苦者，胆瘅也，瘅者热也"之论。胆热逆于胃中，胃之膜络受其影响，易致气滞、郁热，若原有胃病者，尤增其疾。关于胆热犯胃之主要症状，一般表现为口苦，甚则咽苦，呕吐苦液色黄，并常兼见心下及右胁部隐痛、嘈杂而觉热。胃经手术，大部分（包括幽门）切除后，胆液容易反流至残胃之中。若胆无邪热，则不必有口苦、呕苦等症。然胆液损伤胃膜，常可加重气滞、血瘀、中虚等病理因素。

对胃大体解剖的认识，古今基本一致。胃之上口为贲门，下口为幽门，这些名称也早在《难经》中就提出过。《灵枢》所记述胃的形态"横屈受谷""迂曲屈伸"也很确切，还有对胃的形态病理如"胃下""胃薄"等记载，均有临床实践意义。

总之，胃的生理功能特点，不能局限于"受纳"之说，也不宜笼统地认为"胃喜柔润"。其主要内涵应是纳而磨化，体阳用阴，多气多血；上清下浊，主降宜和；胃气为本，喜润喜燥等方面。

引起胃病的病因较多，有先天因素和后天因素。外邪、饮食所伤和情志失调等均为常见之因，至于劳倦过度，损伤脾胃，亦应予以重视。上述诸因，还可相兼为患。

关于胃病的病理，主要是气和血的异常，气血之间又常相互影响。病因除胃寒、胃热之外，尚有湿浊、痰饮、食积等。其病理过程和临床表现，可与脾病篇互参。脾合胃，为后天之本，故脾、胃两篇中有关的内容应相互参考，以免重复赘述。

第二章　脾胃病诊法论

整体观辨证施治是中医诊疗疾病的核心、特色和主要指导思想，基于此所形成的个体化治疗方法，更显示一定的优势。脾胃（消化系统）病是人群中最为常见的疾患。诸凡食管、胃、肠、肝、胆及胰腺诸多病症，近代因理化检测的不断普及，发病者渐增，且常可早期发现，在中医最基础的四诊中，医生切忌过于片面、草率马虎、急躁简单，兹谈救人体会，对脾胃病诊法简述如下。

望、闻、问、切四诊，在病历记录中，一般次序为问、闻、望、切。

一、问诊

1. 主诉　请患者诉说主症及其发生的时间，亦即"主诉"，通过主要症状，亦即患者自觉的主要疾苦，利于基本推断其主要脏腑病位以及病机要领之概况，了解其发生的久暂，可以明白疾病的卒暴或久痼。

围绕主症，询问主症的相关状况，以期获得比较完整的信息。例如患者主症是上腹疼痛，应问清其部位，区别在脘部、心下、胁部、脐等，疼痛是否局限或广泛，是否涉及其他部位。

其次为疼痛的性质如胀痛、隐痛、灼痛、绞痛，还是刺痛；程度的轻、中、重；疼痛的频度；引起疼痛或导致加重或复发的原因。还可以询问等能使疼痛可以得到不同程度缓解的因素（如进食、时间、体位、药物等），后者可由患者仔细回忆诉说，对辨证、诊断和治疗也很有参考价值。

2. 与主症相关的伴随症状时间　询问主症之后，对相关的伴有症状（或称兼症）也应详细了解。如以胃脘痛为例，是否伴有嗳气、泛酸（或咽酸、吐酸）、恶心、嘈杂、食欲、食量、大便性状次数、睡眠等症状，同时了解这些症状的程度及久暂，是否还有除主症以外的其他宿疾伴发证候，以便掌握是否存在其他脏腑同时存在的一些病证，尤甚是中年以上之人，是否有胃心同病、胃胆兼病，或胃肺同病，甚至两种以上疾病兼存并发等。

3. 诊治经过 询问患者起病以来的诊断和治疗经过，包括诊治单位，检查的时间、项目和结果，诊断的病和证，用药的名称、剂量和时间，治疗反应和结果等情况，不论是中、西药物以及其他治疗措施（包括手术）。如曾行内窥胃肠镜检查者，还应询问当时检查后是否有黑便，医生有无口头其他嘱咐等。如系手术，还应了解手术方式（例如胃大部切除采用毕氏Ⅰ或Ⅱ式），胆道手术放置引流管的时间等，术中有否输血、输量多少，术后检测以及复查情况。近代有微创手术、肿瘤介入疗法、化学药物疗法等，这些经过的特点，对辨证治疗也均有一定的参考意义。

4. 其他病史 既往有哪些疾病及其治疗内容，例如风湿疾病、肺结核等治疗药物及其服药时间，估计其对胃黏膜有无受损及其程度，某些疾病如曾用过甲状腺素、肾上腺皮质类激素等情况，对脾胃病证候的产生和表现，也有一定的影响。

问生活起居、饮食嗜好、是否饮酒（时间、频度、酒名、度数、饮量）。对妇女月经、产育（包括流产、小产）史的了解，有助于判断气血虚实病理与冲任失调程度。并了解家人病患，本人幼年时期的健康状况，有助于判断遗传、先天因素的影响。患者劳动性质、强度，是否久坐、久行，对于发病也有一定的影响，诸如与脾胃本病及体质可能产生的各种有关因素，均应在问诊时询知。

问诊是四诊中重要的诊法，凡是精神正常的患者，在医生的启发下，都可提供其自身的有关信息。中医的问诊，常由辨证的需要而增加不少内涵。例如口干欲饮这一症状，要询知饮量、喜温、喜热、喜冷；问口有异味的口甘、口苦、口黏等。有经验的医生，往往从某一症状问知的信息获得对辨证很重要的启发。

门诊诊疗时间较短暂，加之有的患者情绪欠定、精神紧张等原因，可能诉说不全，医生应态度和蔼，善于运用必要的启发，应有耐心。最后还应询问一句：“还有什么不舒服？还有什么要补充？”稍待须臾，病员无言，问诊才算初步完成。以后在切诊、望诊，思考处方的过程中，还常常会提出有目的的询问。因此，问诊往往是诊病时全程的项目。

医生切忌过于片面、草率马虎、急躁简单，有的患者因地域不同，说的方言有欠明了，不妨令其再述、比喻，直到问清楚为止。有的属“隐情曲意”，应低声询知，若人多不便，还可写字示意，因人而异。

《素问·征四失论》早有记载，“诊病不问其始，忧患饮食之失节，起居之过度，或伤于毒，不先言此，卒持寸口，何病能中，妄言作名，为粗所穷”。告诫医者应重视问诊，时至今日，此诫语仍有现实意义。

问诊是医患之间的语言交流，医生的态度既要严肃认真，又不使患者生畏，既要耐心倾听诉说，又要善于适当的引导，还应在谈话过程中注意人际关系，共同形成和谐、互信、活跃的气氛。对患者或陪诊人提出的一些问题要逐一以解释清楚，做到“百问不厌”。问诊也应结合健康教育，有针对性地向患者说明与疾病防治有关的医嘱和注意事项，条理清晰，通俗易懂，有些要点还可写在纸上，或提供一些预先准备好的文字资料。

二、闻诊

闻诊包含耳听、鼻嗅。耳听患者语言的内容，获取问诊的各项信息，加以分析、综合，去芜存精，去伪存真。听其语言表达的连贯性和逻辑性，以了解其精神神经的一些状况，也可对其职业、文化知其梗概。从患者诉说时的体态、形神，也可知道某些症状的轻重程度，若脾胃有疾而兼有咳、喘等病证者，闻其咳音及气息、痰声等，以利综合辨治。

胃病患者常有嗳逆之症，多由胃气失于和降所致。有的单声嗳气、或长或短，有得嗳气为快之感；有的嗳声响而连续不已，不得自制，嗳而脘痞更甚；有的嗳声似呃，嗳、呃兼有。有的患者自诉腹鸣，腹式呼吸稍稍用力，即可闻其胃中有水气互击之声，虽厚衣亦可听到。有嗳气时食物反流，毫不费力，吐出未消化食物。有的连声恶心，干呕无物。有的卒然一哕，吐物声小而量多。若有吐出之物，除视其内容物外，也应鼻闻其气味。上述举例的种种征象，对辨证以测知其病位、病理因素及其轻重缓急，都有一定的参考价值。

也有一些年轻患者(以城市男性青年为多)，求诊时主诉为口有异味，询知其有无口苦、口甜、口黏、口干、饮食等情况以外，在望舌之时，患者张口伸舌，医者可用鼻凑近其口，常可闻及一些异常气味。如无其他病症，可据上述诸端，分析其脾胃肝胆之湿热轻重、程度，采用汤液内服或泡服代茶，常可解其疾苦。

泄泻下利患者，如有气与屎杂下，水与气同出，属“气利”之症，若有此状则有助于辨治。

三、望诊

目视望病之重要性，医所共知。望其舌象，判测脾胃病正邪状况、病理因素、湿热轻重，血瘀程度及津液之存耗。除望舌质、舌苔、舌下络脉外，还望其口腔黏膜、咽、腭、唇及唇周等部位，均不可疏忽。

望面色时，也应注意眼眶色泽，并望其眼、耳轮、耳郭之形态、色泽。

望手掌时注意鱼际、指尖的色泽，望形体，望腹、胸、体形、皮肤等病痛之所。

舌质大致有淡、淡红、红、光红、剥脱、紫等项，并注意其湿润程度，少数患者可见舌色深红而绛。舌苔薄白为大致正常或稍有寒、湿。腻苔多数为脾胃湿浊、黄腻者为湿与热合，或中有积滞。白腻者多数属湿盛或寒湿相杂。黄白相兼者有热有湿，黄多热胜，白多湿胜。舌苔糙而少津者，提示气阴不足而兼湿热。舌上白腻而滑润者，多兼中焦痰饮。尚有黄腻兼灰、黑者，脾胃湿郁化热，热久湿恋。舌苔白黄兼灰而腻，可称为“垢苔”，中焦湿热积滞，氤氲而上泛于舌，常如抽蕉剥茧之状，层出不穷，病久且痼，调治费时而为难，亦示预后之不佳。

胃病舌质红者不少，应视其红色之轻重、程度及部位，且需询其口干、饮水情况。根据恙之久暂，体之丰瘦，脉之虚实而综合判断其是否阴虚、气阴两虚及其虚证的程度，或里热熏蒸所致。舌紫为血瘀之征，舌质紫色有全舌、边侧之分，范围大小，紫色深浅，均需细心察看。

对有些患者舌之一侧苔腻，另一侧苔薄或无苔的患者，常察其苔腻一侧之上齿，看有否缺脱，若牙齿有脱，碍于咀嚼，对清刷舌面不无影响，不必泥于前人左右舌面脏腑隶属之说。对药食所染之苔色，必须慎于识别，可察其色泽之沉浮，询其诊病前所食所饮，包括汤药、含噙之药，必要时以棉签蘸水轻拭，或令以清水漱口后再看，以免草率中引起误判。

望舌下之血络，可测知其血瘀病理因素。从血络粗细、血管凸起程度及紫色轻重，区分其血瘀之久暂、程度之轻重、治疗后效果之优劣。望舌下系膜如有黄色，可测知其黄疸，此征象常可出现在目黄、肤黄之前，有利于早期诊断与治疗。

《灵枢·经脉》谓“鱼际络赤，胃中有热”，此处所言“胃中”，是泛指腹中的脏腑。凡看到大、小鱼际色红较甚，殷红色深，与掌部截然不同者，应注意肝脏病变，常为肝经郁热、毒邪、血瘀、脂浊的手部表象。

望掌侧指尖之色，可推测其血液病理，同样也可从指甲形、色而了解其体质及内脏有无异常。还须望其掌、指、寸口等皮肤皱褶纹路的色泽，若其色较黑，常有不同程度的肾虚。

《灵枢·五色》对两颊、天庭（前额）色泽异常的诊断，早有记载，诊治脾胃时同样也应从整体着眼而详察面部。

胸腹部望诊，对消化系统疾病也甚重要，如胸部有无异常形态，乳部以上颈胸皮肤有无蛛丝红痣。若有臌胀者，视其是否脐突，腹壁有无青筋露显。

四、切诊

除脉诊以外，对脾胃病患者必须按诊腹部。脉诊的时间，每侧寸口切脉不少于 1 分钟。并养成食指按寸脉的习惯。所按三部脉之前臂应呈水平状，与心脏位置相当。左右两脉，一般均呈相同脉形和脉象，但亦有极少数见反关或斜飞，应细心按寻。

诊脉寸、关、尺三部，一般寸主心肺、关主中焦脾胃，尺脉反应肝肾。故脾胃病的诊法应细心辨识关脉是否有异常之象。

形盛者皮下脂肪稍厚，脉象常较细伏，形瘦者脉较显而大。妇女之脉多细，老人之脉寸口常有迂曲之状。身材魁梧者脉较长，矮小者脉形较短，医者应适当调整三指的间距。

有的患者看见医生后心情紧张，有的患者因行动后匆匆入病室，均可见数脉，故应待患者心情平和或稍憩息后方可诊脉。

浮而细者为濡脉，常为脾胃虚弱功能不全之征象，沉而细者亦以虚证为多。

数脉为有热。细而数者，常有虚热，或为气阴之虚较甚而无热证。

脾胃疾患，可见缓脉，常因中焦阳气不振，或气血虚弱所致。迟脉者应注意心阳虚馁。脉见结代者，亦属心气不足或心血瘀阻，当进一步诊察检测，予以心胃同治或治心为主。

“肝病多弦脉”，“多”见并非是必见。脾胃与肝密切相关，肝木犯胃、克脾，症见脘胁痛、泛恶、腹痛即欲便、下利腹胀等肝胃、肝脾不和之证，常可见弦脉。中有食滞，酒辛过度而损肝胃，胆经湿热内盛等证候，亦常见弦脉，且常以关部脉弦为多见。脾胃病而兼有肝阳上扰，阳化内风者，弦象亦较显著。如呕吐频现而眩冒不食，脉见弦象，是乃“胃风”。此外，胃中痰饮内停，其脉亦呈弦象。

弦而滑者，常见于实证，以肝胆湿遏热蕴，湿热充斥者多见。弦滑而长，痛势尚在发展。

涩脉常见于血瘀、气虚血亏之证，细而至数欠清，必须潜心推寻脉之至数。

诊脉常取掌后腕部，此处泛称“寸口”，遇病情危重者，或寸口脉部位有外伤、输液针头粘贴、损伤等特殊情况，还应按诊“趺阳”脉。位于足背两筋之间，侯其迟、数、细、微，测知其病情轻重、邪正盛衰等概况，从而进行针对性的治疗。

对脾胃疾患，必进行腹部切诊。凡主诉有腹痛症状者，先让患者指点痛处，医者以手先按其他部位，轻重适当，边按边问是否有压痛，最后才按其自诉之痛点。腹诊还可结合经络穴位，联系经气络血，并作为痛位的标志，有助于辨证。例如主诉为胃脘痛者，经单指（中指）按腹诊断，凡鸠尾至中脘部压痛者以气滞者为多，属实者多。中脘、建里部压痛，或虚或实，虚者脾胃气虚，实者常有气滞。下脘压痛者，实则气滞血瘀，虚者胃气内虚。胁下压痛，多属气滞，或兼肝胆湿热。胁下结癥而压痛者必有血瘀。上腹以两手交替压之，侧耳闻得有辘辘水声者，胃中有饮，或因下管（幽门管部）约而不利，兼有气血瘀结。

尚有肠痈腹痛，初发之际主诉痛在上腹，然仔细诊查，右下腹有压痛，医者诊治胃痛久病之人，如诉说突发加重者，更应认真按腹诊查，切勿疏忽，避免万一之中出现误诊。

尚有背痛、腰痛之患者，亦应按其背腰。右中下背肋压痛者，病在肝胆。偏左下背腰按痛者，疑有胰病。

其他如头颈肢体等部，根据患者病痛所在或诊断需要，应予认真诊查。

始终要从整体考虑，以了解脾胃以外的其他疾病。

上述问、闻、望、切四诊之间，密切关联，边问边闻，望望再问，边望边切，并非截然分割。这种特有的诊病技巧，可在实践中逐步提高。

四诊是传统的诊法，由于感官视、听、按、摸均以体表为主，故近来均辅以体格检查、物理、化学及某些特殊检查，相互配合，辨证，辨病，有利于了解疾病的本质，做出初步的诊断。从表现的征象，判断病机，四诊与理化检查相辅相成，不可偏废。

五、临床思考分析

临床思考分析的目的是为了做出较正确的诊断和治疗方法。这是一个重要而必有的过程，是一种专业技术。掌握是否正确和熟练，反映医者的业务水平，并影响到治疗效果。临床思考分析的基本指导思想，是整体观和辨证施治。还要从脾胃病以外，考虑是否还有其他疾患，病位在何脏何腑。病理因素是外邪还是内伤，内伤是由于气滞、血瘀、寒、热、湿、痰浊等因素，性质的虚实、标本，分析其主次、轻重、缓急，以及卒病与痼疾的区别和联系，判测其可能发展预后和转归。在此过程中，当以四诊为主，参合理化检测结果，从而得出初步诊断和确定病机辨证，拟订治法，选方用药。

脾胃疾病，位居中焦，与上焦心肺、下焦肾，均有联系。是脾胃同病，还是肝病犯胃克脾，或脾病及肾，心胃同病，肺卫失宣，诸如此类，均应凭诊查资料认真分析。

临床上往往分胃脘痛、胃痞或下利、泄泻、便秘等病名诊断，实际上大多数患者是脾胃同病，仅仅是症状表现有所侧重而已，治胃治脾应当兼顾及之。肝病传脾，脾病及肝。故治疗一般患者均应从胃、脾、肝三经同时考虑，脾虚久则必及于肾，脾肾又息息相关。

食管疾患晚近发现者渐多，有的表现为胸骨后不适及于两侧胸部，有的胸闷、胸痛、状似胸痹、咽部不利，甚则时时咳逆。胸廓心肺，肺气失宣，胸阳失旷，或肺胃阴虚，兼有痰、气，痰聚或痰气瘀交阻。若有吞咽不利者，当属噎证。然胃、食管同病者，贵在早期治疗，故需重视食管病证。

肝胆互为影响。胆附于肝，故肝病可及于胆，胆病可及于肝，一脏一腑当同时考虑，虽各有侧重，但应兼筹并顾。

胰病亦不少见，胰属脾而与肝、胆、胃相关。上腹疼痛，或痛及后背，经常下利者，亦应想到是否为胰病。

此外，女子“以肝为先天”，肝气郁滞，肝气横窜络脉，及于脾胃。有时症状绪紊，以致辨证为难，常从郁证考虑。郁证有轻有重，重者可致“郁痨沉疴”，切不可等闲视之。

六、参考理化检测

晚近有关脾胃（消化系统）病理化验检测逐渐增多，有利于明确诊断。内镜检查有利于了解胃肠黏膜病变的性质、程度，根据胃肠部位的病变，利于参用护膜宁络、清热、化瘀等法，或配用药物保留灌肠等。但不可见有“充血糜烂”等描述而即认为属于热证，把“炎”与“热”等同看待。还当从整体、症状、舌象、脉象全面分析确定其病理属性。

血液检测，如红、白细胞、血红蛋白的减少，可看成是虚证的依据之一。肝肾功能中有些酶谱或尿素、尿酸、胆红素等高于正常值者，可作为内有湿热的依据之一。B超查见胆道、肝胆管内结石，可补望诊之不足，以确定肝胆内湿热蕴结所致。

通过理化检查，能早期发现肿瘤特别是恶性肿瘤，以利诊断和治疗，若单凭四诊，易致漏诊。总之应及时根据病情而进行合理的理化检查。

经过周密的思考分析，最终要确定的是病位、病机（包括主、次，有无相兼）、病名和相应的治法、进一步需要进行何种理化检查，以及对预后的估计等。

七、慢性胃脘痛辨证

凡以上腹部上、中、下脘为中心，慢性而不时发作的疼痛性疾患，称为慢性胃脘痛。“胃脘”为胃之内腔，故病位以胃为主（包括十二指肠等）。临床上如胃、十二指肠溃疡、慢性炎症等疾病，以上腹脘部疼痛为主症者，均属本病范畴。因临床最为常见，特专门论述。

1. 辨证要点　根据个人的经验，慢性胃脘痛的辨证要点，主要有如下数项：

（1）辨别脏腑病位：根据患者疼痛部位，凡在上脘至下脘穴部及其周围有自觉痛（或兼压痛）者，病在胃。如疼痛及于胁下（一侧或两侧）者，兼及于肝。痛以上脘至鸠尾者，病位常在胃之上部（近贲门处）。痛以下脘为主，及于水分、神阙者，病位在胃之下部及脾。

（2）辨虚实

1）与饮食的关系，得食则痛缓，空腹则痛甚者为虚。进食后痛甚，空腹时痛较轻者为实证。空腹时脘痛，进食得缓，但隔不多时又复疼痛者，多属虚实兼夹证。

2）舌苔腻者，多有实邪。舌质淡、红而干且舌体小者，多属虚证。

3）脉象细、濡、沉为虚；弦、滑尤以关脉弦、滑者为实。

4）药后反应。如曾服党参、黄芪、白术等补益脾胃药后，脘痛缓解、胃中舒服者属虚；反之，疼痛加重，胃脘胀而不适者属实。

5）痛时，手按得减，喜按者为虚。按之痛甚而拒按者为实。

（3）气血辨证

1）气：胃脘疼痛，常有气滞。胃脘痛发作之时，胃气失于和降，气滞往往是主要病理因素。如伴有恶心、呕吐、嗳气频多、嗳而食物反流者，为胃中气滞而胃气上逆。如痛及胁下，平素性躁善郁，脘痛发作与情志因素关系显著者，则兼有肝气郁滞。

如属虚痛，一般为胃气虚。但常兼见饮食减少，食后易胀，大便溏薄，舌质偏淡等症，则为脾胃气虚。在脘痛之际，每多脾胃气虚而兼气滞，可简称为“中虚气滞”。

2）血：血出于胃，经肠腑迂曲而排出，大便一般呈黑色，甚则如漆。如胃中有热或肝火犯胃，阳络损伤，出血量较多者，则呕血或吐血。初吐之时，常夹未消化食物。血流入肠，亦必兼便色漆黑。出血量多者，便黑而稀薄，用水冲之，可见红色之液。

头目昏眩，面色萎黄或苍白，口唇爪甲不荣，心悸、神倦，舌淡，脉细，是为血虚之征。大多见于胃脘痛合并出血者。有的是暴急出血量多，也有系少量反复多次出血。少数患者，虽无出血，但由于胃脘痛经常发作或持久不已，饮食长期减少，气血生化之源不足，也会导致上述诸症。但一般严重的血虚，甚至出现气随血脱征象者，每见于大出血时。

胃脘痛患者的血瘀证，一是脘痛久发，痛位固定，刺痛或隐痛；二是舌质紫（或舌下脉络瘀紫）；三是大便色黑（既有出血，又有血瘀）。此外，胃脘部有癥积者，血瘀尤甚。

一定量的出血，必然导致血虚，也常伴有血瘀。故对慢性胃脘痛患者应详为诊查，注意并警惕其合并出血。

（4）辨寒热

1）寒：脾胃气虚者，大多易生内寒，气虚发展至阳虚时，必有内寒。在内寒的基础上，易感外寒，以致形成内外俱寒。

内寒的主症，一般表现为胃脘部冷痛，得温则痛减，进冷的饮食则痛发作或加重，平时不多饮水，饮则喜热。

外寒常见于冬春气候寒冷，气温骤降之时，诱发胃痛或使原来的疼痛加重，形体觉冷。或兼头痛、鼻塞流涕等症。

不论内寒、外寒，舌苔多现薄白，脉象多细。内寒阳虚者，舌质淡、脉沉。

2）热：胃热的主症，一般如胃脘痛具有烧灼感，口干，或口臭、口疮，牙龈肿痛，进食热的饮食则胃中烧灼感更明显，大便干或秘结。兼有脘痛及胁，嗳气频多，性躁善郁，脉弦小数者，属肝胃不和，气滞化热（火）。舌质红，食少形瘦，胃阴不足者，多由阴虚生热。如系气滞郁热而伤阴者，上列症状亦均可出现，而且程度一般较重。

胃热的患者，虽具有上述症状，但是胃脘部一般都喜温暖而怕寒冷，几乎没有一个患者在冬寒时令，喜欢解上衣使胃部吹冷风而觉舒服的。由于中宫胃腑需要一定的温度，才能腐熟水谷，脘部体表温度降低，有碍腐熟功能。因此，有时易被误诊为“胃寒证”。

（5）辨湿、痰饮、食滞

1）湿：胃中有湿，反映的症状主要如舌苔白腻，伴有口黏、口甜，胸脘痞胀，不思饮食等。如兼大腹胀满、大便溏泄者，湿浊兼及于脾。实际上，湿困之证，病位必然与脾有关，脾湿胃湿，相互兼见，不易分割。

2）痰饮：胃中有痰饮，主要表现为胃中辘辘有声、喜温畏寒，或泛吐涎沫，或呕吐清水，头眩。常兼见于部分脾胃气虚证患者。

3）食滞：主诉因饮食不当而使胃痛发作或加重，脘痞胀满，不思饮食，胃脘按之不适，重者出现舌苔垢腻。

（6）腹部切诊：见上述脾胃疾患之腹部切诊。

2. 辨证注意事项　对慢性胃脘痛患者，在诊查时尚须注意如下事项。

(1) 痛与不痛：疼痛的程度，一般与病情轻重相应，亦即自觉痛与压痛均显著者为重，反之则轻，亦有自觉痛较重但压痛不著或无压痛，腹部柔软，一般情况均好者，可能由于体质因素对疼痛的反应性有关。胃痛发作，经恰当的治疗后，疼痛缓解，余症亦随之改善，说明病情好转。如仅仅是自觉痛及压痛减轻，但饮食减少，食欲不振，形体更瘦者，不宜过于乐观。若系中年以上，尤需警惕其不良转归。因恐胃气进一步衰败，或胃中气滞血瘀不祛，有酿成痼疾之可能，应继续观察诊治，勿因痛定而大意。

慢性胃脘痛（或曾有吐血、黑粪史），脘痛发作甚剧，经治疗或未经治疗而顿觉疼痛如失，当密切观察，注意饮食起居，警惕其出血（或再次出血）的可能性。

白昼不甚痛，子夜或黎明胃痛，可令其睡前适当进食，若此法有效，说明胃中因虚而致痛。

(2) 痛与饮食

1) 食量：中虚（脾胃气虚）证痛时得食可缓，但一日之内总的食量还是较少的。胃阴不足者，饮食量亦必减少。总之，虚证的饮食量常不足。肝胃不和证患者情志因素不著之时，一般饮食不太减少，病容亦不显著。

2) 米、面主食：一般与患者饮食习惯有关。原来习惯食米饭者，胃痛后喜吃面食，常提示中虚或兼寒、兼饮的可能。习惯于面食者，若食面即胀，欲进米食则舒，一般应考虑气滞为多，以肝胃不和为多。

3) 五味：中虚证多喜甜食，兼胃寒者亦喜辛辣。胃中湿浊较重者恶甜食，胃阴不足较重者，喜少量酸味或醋。

(3) 胃与心：《素问·平人气象论》谓：“胃之大络，名曰虚里，贯膈络肺，出于左乳下，其动应衣。”《灵枢·厥病》谓：“厥心痛，腹胀胸满，心尤甚者，胃心痛也。”昔人以心与胃的部位相近，认为心与胃之病位密切有关，故不少医籍将胃脘痛列于“心腹痛”门，朱丹溪亦有“心痛即胃脘痛”之说。一般的胃痛与真心痛可从痛的部位、性质、程度和全身情况，结合年龄、病史等加以鉴别。但也有心胃同病，甚至即时不易区别者，应按当时临床表现，辨证处理。对心病、心痛预后的严重性要加以警惕，如有危重征象出现（如面色苍白、汗出、脉细或数疾或结代、肢冷等），及时采取积极的抢救措施，切勿麻痹大意。

(4) 胃邻肝胆：在解剖上胃与肝胆相邻，在病机上亦常相关。疼痛位于鸠尾附近及右胁下，按之诉痛者，病在肝经为主。如兼目黄，舌下络膜色黄，甚则溲黄、肤黄，或兼寒热往来，病在肝胆。胆附于肝，肝病常及于胆，胆病亦易及于肝。肝胆有病，必犯于胃。胃先有病，亦常易受肝木乘侮。故对胃病患者，必须详为诊查，注意有否肝胆之疾，明辨主次，妥为处理，才不致误诊误治。

（5）脘痛与虫：原有蛔虫者，如蛔扰于胃，亦可致胃脘疼痛，或使胃痛加重。如因胃气上逆而呕吐蛔虫则诊断即可明确。小儿面有虫斑，脘痛及于胁腹，痛剧转侧不宁，倏发倏止，饮醋使蛔安而痛缓者，均可帮助诊断确定虫积腹痛，予以针对处理。

（6）外伤脘痛：胃脘部位如由于跌仆、拳脚或钝器等外伤因素，胃中气血运行失常，血络瘀滞，亦可出现脘痛，日久成为慢性。故诊查时应询问有无类似病史，虽不多见，亦应注意及此，有助于辨证治疗。

（7）残胃疼痛：有的患者已行胃次全切除手术，术后仍觉胃脘疼痛，除按前述辨证要求外，还应考虑到下列几点：

1）经过手术，胃已大部切除，气血多虚。

2）胃的容量减少，腐熟与运化功能不足。饮食稍有不当，又易引起食滞。

3）手术创伤，容易有瘀血留滞。

4）胃经切割，和降失司，影响“胆随胃降”的正常生理，凡幽门已切除者，胆液尤易逆流入胃，有损胃之膜络，易兼“胆瘅”疾患。

5）手术后脾阳不振而饮食经残胃进入肠中，可见形瘦、腹鸣辘辘、头目昏眩等痰饮征象。

第三章 脾胃病治法论

消化道始自口腔，经食管、胃、小肠（包括十二指肠）、大肠（包括直肠），最终至肛门。整个消化道按《难经·四十四难》所载，有“飞门、户门、吸门、贲门、幽门、阑门、魄门”等“七冲门”。杨玄操注谓：“冲者，通也，出也。”徐老认为整个消化道的生理要求是：上下通畅，黏膜濡润，消运得宜，传动正常。

食管古称“胃之系”（《难经集注》）、“咽管”（《医碥》），属于胃的连带部分。十二指肠（尤以球部）进一步消化食物，从其功能而言，似亦同于胃。小肠属脾。整个消化道的功能，在广义上均与脾胃有关。总之，消化道的脏腑包括脾胃、小肠、大肠，与肝胆的疏泄功能息息相关，与上焦心、肺联系，还受肾正常功能的影响。因脾胃在生理上的重要性而历来被称作“后天之本”，为全身升降调节的“枢纽”。

脾胃病甚多，治法亦不少，但归纳其中主要者，徐老认为以升降、润燥、消补、清化等八字为主。其间各有特异，又互有联系，具体选用得宜与否，直接影响防治效果。

一、升降

升降是脾胃疾病治疗学的重要理论与大法。关于升与降之间的关系，一般来说，以降为基础，为前提。

1. 降　降是下行、通降之意。水谷——外界营养物质自口经食管至胃、肠，都属于降的过程。降也是胃肠道正常蠕动传导的功能。如若降的功能有所异常，即可导致水谷在胃肠中滞留，形成“不通”的病机。引起“不通”的病理因素较广，包括食积、湿阻、气滞、血瘀和虫积等，而其中以气滞因素较为普遍、常见。胃中气滞则见脘腹痛、胀、痞、满或大便秘结。胃中气滞而上逆，轻则嗳嗳频多、呃逆、恶心，重者引起呕吐。

降法主要有降气与通腑两类，而以降气为基础。

降胃气，亦即和降胃气。由于肝主疏泄，胃中气机之调畅与否，常与肝气之疏泄功能密切相关。因此，言降气者，常兼疏肝理气。若因气郁化火、气火上逆者，降气亦兼降火。如夹湿浊、痰饮、食滞等因素时，降气与化湿、祛饮、消导等法据证而配用。

降气、理气的药物，一般能增强食管、胃、肠的蠕动，使消化道平滑肌兴奋性增强，并通过自主神经的调节作用，改善消化道的分泌和吸收功能。对于胆汁反流性胃炎或反流性食管炎等疾患，也能通过“降”的治法，使反流得到纠正或改善。此外，和胃降逆的药物可以止吐、改善食物反流，促使胃肠道过多气体吸收或排出，使脘腹痞胀不适等症状得以缓解。降气、理气之药使胃恢复“以降则和”的功能，因而，在治疗脾胃病时常以理气、降气列为常用而主要之法。

降法的具体运用：治疗脾胃病的降气药，一般属于理气药的范畴。徐老经验，枳壳（或枳实）、青皮、陈皮、佛手片、檀香（或降香、沉香）等较为常用。降胃气之上逆者，常配以刀豆壳、柿蒂、法半夏、煅赭石、旋覆花、公丁香等。如证属胃气虚或胃阴不足者，配以益气、养胃而防滞气、滋腻之品。降肝气之亢逆失疏者，常用炙柴胡、郁金、香附、八月札、白蒺藜等。临床上肝胃气滞常常同时存在，故上列药物常可据证而配合选用。苏梗善调肝胃气滞，宽胸利膈，亦为降气之常用药。

腑行不畅，大便秘结，固然有虚有实，但肠腑气滞也常是重要的病理因素，降气、理气药物也常可据证参用。慢性习惯性便秘实证有寒、有热、有气滞兼食积，虚证有气虚、阴虚，均需辨证给药，但总以通降、润养，增强传导功能为目的。关于用药选方，兹不一一列述。

2. 升　升的生理功能，主要是指小肠的吸收，使水谷之精微（包含津液）运行全身，通过血脉的输送，以供生命活动所需。

升法的内涵，主要包括改善小肠的吸收功能；制止消化道过多的分泌；使肠管蠕动得以减缓；并能改善肛门括约肌的功能，使其兴奋性有所增强，包括提肛肌的兴奋性增强。

升法的具体运用，包括补气升阳和升阳举陷。由于清阳少升或不升，脾虚易生内湿。所以适当配用“祛风胜湿”一法，基本上也属于升法的范畴。

临床上凡有大便溏泄而次多，腹部坠胀、鸣响，食少，神倦，气少乏力，肛门脱坠等症，当用升法。常用药如黄芪、党参、白术、升麻、荷叶、茯苓、甘草等，配加防风、羌活等品也属于升。

升与降法虽不同，但都能纠正消化道疾患的病理因素，两者具有相辅相成之功。如胃降而脾得以升，阳升而胃气、胃体得充，胃用有源，胃始得以营运正常的通降功能。升降还具有调节消化道的动态平衡，流通三焦气化，影响新陈代谢和水液敷布转输。因此，对某些病例须将升降两法恰当地并用，升中寓降，降中有升，两者相伍，增强功效。

脾胃病如脾胃气虚又兼气滞，用药以参、芪为主，升以补气，可配以枳壳、木香以理气。中虚气陷而兼气滞者，加入升麻、沉香以调升降，或配以荷叶、茯苓，亦属一升一降。又如胃降不足之证，也会兼有气滞。于滋阴养胃中加入调升降之品，如木蝴蝶配佛手片、代代花配刀豆壳、杏仁配青皮、竹茹配瓜蒌等，均为理气调升降而不致辛燥耗阴之品。又如脾胃病气滞血瘀证运用血府逐瘀汤，方中桔梗、牛膝，即是一升一降，使全方行气活血药物更好地发挥治疗作用。临床上凡遇消化道疑难病证，能在升降治法中认真推敲，相伍配用，常可提高疗效。

二、润燥

人体禀赋有阴阳偏胜，饮食起居劳逸习性亦有不同，致病之因不一，证候表现有异。故诊治脾胃疾病不能片面地以“脾喜刚燥，胃喜柔润”为常法。应根据病情，施润投燥，各得其宜。

1. 润　润是滋涵濡养之意。润泽消化道的药物，一般多能滋养脾胃之阴，脾胃之阴液充润则胃纳及脾运健旺。润剂能改善由于脾胃阴液耗伤而呈现燥热的病理。

润法的内涵：保护、濡润食管、胃、肠黏膜，促进消化道腺体分泌功能，修复炎症、溃疡等病理变化，并使排便畅通。

润法的具体运用：润法适用于消化道疾患的阴虚干燥证候。如吞咽食物有干涩感，胸骨后灼痛不适，胃脘灼热嘈杂或兼胀痛，口干、口疮，便秘不畅，口干欲饮，食少，形瘦，舌质干红等症，均适用本法。润养胃腑的药物有麦冬、沙参、石斛、玉竹、芦根等。润养脾经的常用药如怀山药、扁豆、建莲肉、麻仁等。白芍、蜂蜜则胃脾均润。食管失于濡润者，可酌加藕汁、藕粉、梨汁、蔗汁。阴血不足者，可加地黄、枸杞子、何首乌。夹瘀者配以桃仁、当归(须)。胃阴不足而兼郁热者，可配加知母、天花粉、玄参等。乌梅与白芍相伍，酸以敛阴，亦生胃津。西洋参益气生津，代茶饮服，其效益彰。

吴瑭(《温病条辨·中焦篇》)重视润养胃阴，尝谓："胃阴复则气降得食，则十二经之阴皆可复矣"，"欲复其阴，非甘凉不可"。对消化道疾病之阴伤证候，有一定实践指导意义。

2. 燥　补脾胃之气，温中焦之阳，化脾胃湿浊(包括痰饮)之品，均属治疗脾胃病的燥剂。燥剂可以改善脾胃气虚、阳虚，运化无权，水反为湿，湿浊(或痰饮)内留等病理变化。

燥法的内涵：可使过快的胃肠蠕动得以减慢而复正常；减少胃肠液的过度分泌，纠正有余的液体病理因素；促进胃肠道对水分及消化液的吸收。

燥法的具体运用，主要有下列几点：

(1)燥脾湿：由于脾病运化之力，多兼湿浊。如泄泻不论久暴，一般都有不同程度的湿，故治泻常酌用燥药。根据暴泻的病因，分别用祛风、散寒、消滞、分利等法与化湿燥剂配合。久泻脾必虚，脾虚必有湿，尽管有兼肝气侮中、肾火不足等证，然一般以脾虚为基础。运用健脾益气甘温之品如白术、党参之属，或配用祛风燥湿之品如羌活、防风等，或兼用温中化湿如炮姜、陈皮、半夏、木香等药。上述数种，均属燥剂范畴。

(2)燥胃湿：胃病有湿，湿阻气滞，脘痞不饥，舌苔白腻，有适用平胃散(或不换金正气散)之证候者，临床颇为多见。经过苦温、芳香等燥药治疗，苔腻渐化，诸症随之改善。一般以慢性浅表性胃炎较多见，也有少数查见胃窦部萎缩性炎症或浅表萎缩性胃炎，亦有表现上述证候者，总以辨证为要，切勿拘于"萎缩性胃炎"而一概投以润剂。

又如胃中有痰饮，表现为脘腹痞胀，辘辘有声，泛涎或多酸，或呕吐未消化食物及痰涎，头目昏眩，神倦乏力，舌苔薄白，舌质偏淡或淡红等症。一般轻者因胃排空功能较差，胃中潴留液较多，可见于胃位置低(下垂)、胃张力低的患者。重者可见于胃窦部炎症严重或球部溃疡，引起幽门不完全梗阻，以致经常呕吐，严重者表现为朝食暮吐，暮食朝吐。治以温中化饮，和胃降逆，苓桂术甘与姜夏之类，均为常用的燥剂温药。

胃酸过多，分泌有余，即是湿。湿在胃，易损胃膜。故临床上欲求制酸，有时需从化湿药中考虑,希其燥以胜湿,恢复或改善胃的疾患。

上述用润用燥,有时对同一患者需要润燥并顾。例如较常见的脾胃阴虚夹湿证候,需用滋养之品与化湿药相配,润中有燥。既要润其阴,又要燥其湿,却又不可过燥伤阴。或取权宜之计,先化其湿,湿去而后护阴。又如脾胃气虚而兼阴虚之证,既要补气,又需养阴,虽有侧重,但需掌握润燥相当。此外,如黄连、半夏消痞和胃,配以瓜蒌,仿小陷胸汤之意,去胃中痰浊,亦属润燥兼顾之例。

三、消补

胃主纳谷,胃既有病而仍需纳谷,消磨腐熟功能常有不同程度的障碍,易导致食滞的病理因素,治宜消食导滞。脾胃虚弱,运化无权,当据证而投以补气或养阴之剂,由于补益之品容易滞气,故需佐以行气之品。消滞必兼行气,气行则滞得消。故消补兼施又是脾胃病的治法特点之一。

1. 消　消指消除食滞,增强或恢复脾胃受纳、运化的功能,亦即去其胃中宿食,助其消化。

消法的内涵:消滞的药物多数能直接作用于胃黏膜腺体,增加胃液分泌,有的药物能通过促使胃泌素的增加而间接地促进胃液分泌。其次消滞之品可以增强胃肠蠕动,使胃中食糜排入小肠,配用导滞药物,促进排便而使食滞从肠腑下泄。此外,从广义而言,运用行气和活血之品,也属于消法。

消法的具体运用:常用消食药如神曲、山楂、麦芽、莱菔子等,配用大黄、枳实、芒硝等导滞通腑。根据所伤饮食的不同,选用相应的药物,这是中医药治疗的特色之一。例如因乳制品所伤,脘痞不饥,腹胀,可用山楂、藿香,舌苔白腻者加炒苍术、草豆蔻。瓜果冷饮所伤,可用丁香、肉桂、益智仁等。豆制品所伤,宜用莱菔汁或莱菔子等。

2. 补　虚则补之。脾胃病中脾胃气虚、阳虚或阴虚者,需相应地给予补气、补阳或滋阴之剂。前述“润”法和“升”法即包括补的内容。

补法的内涵:补剂对消化道疾病的黏膜病变具有修复作用;提高免疫功能;改善消化道内分泌和运动等功能。有时还表现双向调节作用,如胃肠蠕动过缓者可使之适当增快,蠕动过快者可使之适当减缓。

补法的具体运用:胃、十二指肠溃疡,表现为中虚证候者,黄芪、白术等补气药内服可以促使其溃疡愈合。慢性胃炎(浅表性或萎缩性)属中气虚或阴虚者,投以补气或养阴之剂,可使黏膜、腺体的病损获得改善。与此同时,还可使部分病例的肠上皮化生或异型细胞增生等病理改变得以改善。补气健脾的方药可以增强小肠吸收功能,改善慢性结肠炎症(非特异性)或溃疡等病理损害。脾胃气虚证常用药如炙黄芪、炒党参、山药、炒白术、茯苓、炙甘草等。胃阴虚者每以麦冬、白芍、石斛等为主,若配以适量白及、百合,可增强护膜之效。山药气阴俱补,故对胃阴不足证也可配用。

人是有机的整体,有些消化道虚证患者还可伴有肾阳不足、心肝血虚、肺气或肺阴亏虚等证。当根据病情分别轻重、缓急、主次,分别配以温肾、养心、涵肝、补肝等法,兹不一一列述。

四、清化

水谷不归正化即易成湿,故脾胃病易见湿证。尚有外湿或温热病邪,经口而入者,亦常影响脾胃而致病,诚如吴瑭所说:“阳明为必由之路。”湿浊可以化热,食滞、气滞均可生热,素体阴虚,病久阴虚者,易生郁热,嗜食酒辛者亦常表现里热的病机。上述湿、热病理因素,可见于食管、胃、肠等疾病。此外,胰腺属脾,系脾所包含的“散膏半斤”(《难经·四十二难》),故胰腺疾患的主要病理因素同样也有湿或热。

湿和热的症状表现各有特点,但两者往往错杂并见,故清(热)与化(湿)两法亦应随证而相机用药。

1. 清 清热包括清胃、肠和肝经之热。

清热法的作用:一是调整胃肠的异常运动;二是抑制自主神经功能的亢进;三是作用于消化道的病原体(细菌和病毒),抑制其生长或杀灭之;四是有利于抗炎并促进溃疡、糜烂等病损的修复、愈合,促进消化道的凝血机制等。

清法的具体运用:清胃热一般用黄芩、蒲公英、石见穿、生甘草等。兼行气止痛者如青木香、八月札、白残花。兼养胃阴者如:知母、芦根、石斛、瓜蒌皮、天花粉等。清热解毒者如黄连、金银花、白花蛇舌草、土茯苓、大青叶、半枝莲等。清肝经郁热如丹皮、栀子、贝母(《本草正》谓其“入足阳明、厥阴”)、黄芩等。肝阴不足者,可用白芍、枸杞子、生地黄、穞豆衣等。如肝、胃俱有热者，特别是慢性消化道疾病肝胃郁热证候，上述用药当互相参合，据证选用。

肠中热，宜清肠，黄连、黄芩、黄柏、白头翁、马齿苋、败酱草等均为常用之品。苦参、菖蒲（石菖蒲或水菖蒲）根亦善清肠热，大黄生用或酒制亦清肠热，兼能导瘀。

如胃肠热损血络，吐、衄、下血，则应及时用清热止血之剂。芩连泻心诸方，清胃止血，地榆、侧柏叶、仙鹤草等亦善于止血，不论吐血、便血均可参用。

2. 化　化指化湿，适用于脾胃病湿浊内盛之证。由于脾恶湿，脾病多湿，湿浊的消长与脾病的轻重常有并行关系。胃的下脘湿易停聚，诚如《寓意草》中所述："下脘浊阴居多"。故化湿法对脾胃病颇为重要而常用。又因消化道与肝胆密切相关，脾胃之湿与肝胆之湿常互相影响。外邪湿浊为患，伤脾胃之阳者占多。湿邪在肝胆每易与热相合，形成湿热互结。湿为阴邪，胃湿一盛，不同程度影响胃腑腐熟水谷的功能，这些都是消化道病机的特点。

化湿法的内涵，一是消除有余的胃液或潴留液，抑制胃肠道的异常分泌；二是减缓胃肠的蠕动；三是促进胃肠消化、吸收功能，增进食欲；四是消除或抑制消化道的病原体。

化湿法的具体运用，常用者如苦温化湿，以祛脾胃之湿浊，苍术、厚朴与陈皮、半夏相伍。湿盛及表，表里俱病，藿朴夏苓汤、不换金正气散亦常选用。偏于胃湿、湿困胃阳，胃纳呆滞，口甜而黏，脘痞胸闷不畅者，可加佩兰、砂仁、蔻仁、干姜。湿遏脾阳者参以温通之附片、草豆蔻、肉桂或桂枝。湿蕴经久，机窍不通者，菖蒲、薤白、益智仁等，均可随证选加。治湿宜取其下泄之机，故茯苓、泽泻、车前子（或车前草）、薏苡仁、通草等分利之品，亦属常用之药。

由于湿郁可以化热，或湿热两者互兼，当掌握清热勿过滋，以防生湿、碍湿；化湿勿过温，以防伤阴、助热。胃中湿热与食滞每常相互助生、影响，故在清化法中宜参以消滞之品。湿热久留不祛，气机窒滞，易致血瘀，故遇湿热而兼血瘀证者，宜酌配活血化瘀之剂。尚有阴虚而兼夹湿浊者，用药宜慎，以防顾此失彼，有时须先投润剂如沙参、麦冬、石斛、芦根之属，充润其液，然后化湿。或润剂、燥剂参合用之，或选用化湿而不过于辛燥之品与养阴药恰当配用,使湿渐化而阴亦复。若阴虚而兼湿热久恋不祛,舌质红而舌腻逐渐加厚,饮食甚少,投药效果不佳,选方遣药深感棘手者,其预后常难乐观。从数十年临证的经验体会,有些病例转成恶性病变,在诊断上先见于舌,舌红而干萎,红而暗紫,舌苔腻不化,此乃不良之征,这也是消化道疾患的特点之一。

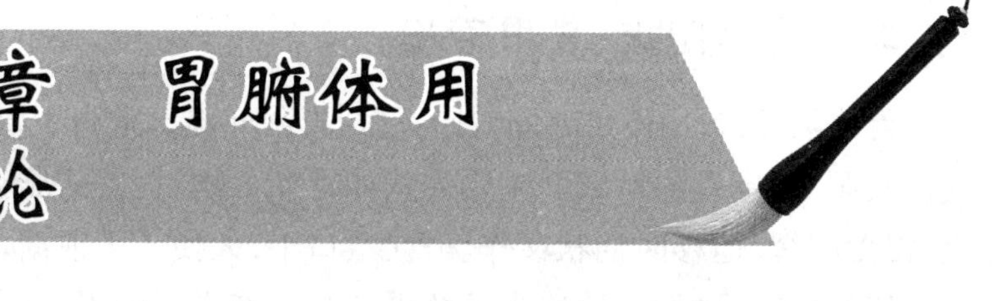

第四章　胃腑体用失常论

胃居中焦，体阳用阴。体用正常则水谷易腐熟，消化充分，借肝之疏泄、脾之运化而津血得以敷布，充养全身。若胃腑体用失常，不仅直接可导致胃腑本经的疾患，还会影响肝、脾，甚至影响整体生理功能而发生病变。故分析和研讨其体用间的病机和证治，具有临床实践的意义。

胃之体阳，是指胃的组织结构和生理功能具有温热、运动的特性。水谷之所以能腐熟，需胃体充足的阳气。清代程郊倩云："胃无消磨则不化"，"消磨"的过程，即是胃体之阳所体现的功能。

胃之用阴，是指胃需腐熟水谷的重要物质，具有液状而濡润的特性，亦即胃中之津。如吴瑭曾论述胃津的重要性，认为"十二经皆禀气于胃，胃阴复而气降得食，则十二经之阴皆可复矣"。

徐老认为，临床所见的胃体、胃用失常的主要病证及其治法有如下几点。

一、胃体不足，胃用有余

胃体不足，胃用有余亦即胃阳不振，胃中阴盛。由于胃阳不振，水谷消磨迟缓，水可成湿，谷易成滞，胃中津液与湿相合，潴留而成痰、成饮。临床表现如胃脘痞胀，口中黏腻，不欲饮水、食少，胃中畏寒喜暖，甚则泛吐痰涎、清水。或胃中辘辘有声，头目昏眩，舌质淡或淡红，舌苔白腻或薄白而润，脉细或濡或微弦。治法宜温胃化湿（或化饮）。常用方如苓桂术甘汤、平胃散、理中汤等。如系素体阳虚，肾火不足者，可参用附子、肉桂等温肾通阳之品。有食滞征象者，酌加消食导滞之药。

二、胃体阳虚，胃用不足

胃体阳虚，胃用不足亦即胃阳不振，胃阴亦虚。常由于胃气久虚不复，气虚及阳，阳虚及阴所致。主要症状如胃痛久病，胃脘痞胀、隐痛，嘈杂似饥，得食稍缓，但移时症状又作。食少、口干，大便或干或溏，形瘦乏力，舌红或淡红少苔，脉细。治法当补益胃气与滋养胃阴两者兼顾，并酌配理气和胃之剂。常用药如炒白术、太子参、怀山药、白茯苓、炒白芍、炙甘草、麦冬、百合、大枣、佛手片、炒陈皮等。偏于阳气虚者，加黄芪、桂枝、党参，去太子参。

三、胃阳有余，胃用不足

胃阳有余，胃用不足亦即胃中有郁热内盛，热耗胃津，胃阴亏虚。常由于平素酒辛过度，饮食不当，食滞易停，气机不畅，经久而致胃热内生，郁热久则胃津暗耗。主症如胃脘痞胀，嘈热，灼痛，口干欲凉饮，易饥欲食而食量并无增加，食后又觉嘈热不适，口臭，口疮易发，舌红苔黄或净，脉象细数或弦。治法宜清胃生津，可仿玉女煎意加减。常用药如生地、知母、麦冬、石斛、白芍、生甘草、黄芩、蒲公英、石见穿、炙鸡内金等。胃中热盛而便秘者，可据证选加大黄、瓜蒌仁、麻仁等品。

四、胃体阳亢，胃用有余

由于胃中气滞经久，和降失司，气郁久而化热。或因肝胆郁热，疏泄失常，热扰于胃，胆液反流入胃（或再入食管），胃中津液未耗，为热所迫。此胃用“有余”并非真正胃津过多，而是病理性液体（包括反流入胃之胆汁）有余。主要症状如胃中灼热兼隐痛，痞胀，嘈杂，胸部窒闷，口苦、泛苦或兼酸味，或泛吐酸苦液汁，舌苔薄黄，脉象稍弦。治宜清泄肝胃郁热，和中降逆。常用药如黄芩（或黄连）、制半夏、丹皮、栀子、青皮、陈皮、浙贝母、白芍、泽泻、柿蒂、竹茹、枳壳、瓜蒌皮、煅瓦楞等，属化肝煎及小陷胸汤意加减。

肝脏体阴用阳。若因肝体（阴）不足，病及于胃，胃用（阴）亏虚，肝胃之阴俱虚，当以一贯煎为主方，参以益胃汤加减，并可配加白芍、乌梅，酸柔肝木,亦助胃用。

按脏腑一般生理功能,脏阴属体,腑阳属用。鉴于胃与肝的体用对生理病理尤具有特征意义,故前人论胃与肝之“体”“用”较多,亦可见胃与肝之体用失常之重要性。

第五章　脾阴虚与胃阴虚论

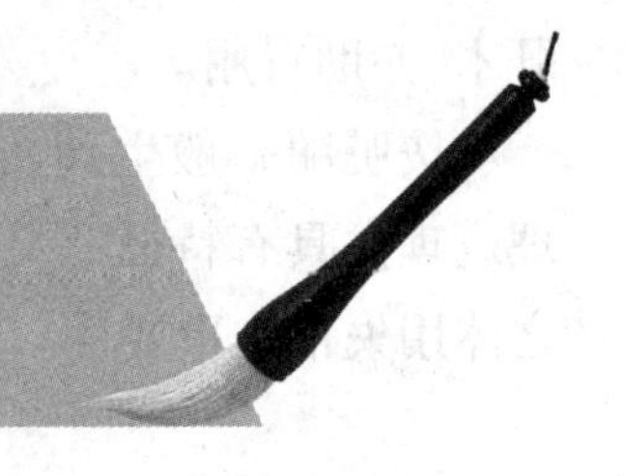

五脏的虚证中都有阴虚，脾和胃也不例外，但脾和胃的阴虚有其一定的特点。

一、脾阴虚

脾阴虚有什么特点？首先是它的基础病机是脾气虚。当脾脏一虚，每以气虚为先，气虚为主，如经及时治疗，饮食起居调摄得宜，脾气虚弱得以逐渐恢复，疾病趋向治愈。如若脾气虚而经久不复，则脾阴可以随之而亏虚，或由脾气虚导致脾阳虚，由阳虚而发展到阴虚。所以，一旦出现脾阴虚证时，往往同时存在脾气亏虚。

其次是脾与胃相合，在生理病理上密切联系，不可分割。无论原发病位在脾或在胃，如出现阴虚证候，脾与胃常常相继为病，或者兼见阴虚。

再次是脾阴虚证也可继发于肺阴虚、肝阴虚或肾阴虚证。反之，脾胃之阴先虚，气血生化之源不足，日久也可导致肺、肝和肾的虚证。由于人体脏腑之间相互关联、相互影响，所以单独、孤立的脾阴虚证在临床上几乎是没有的。虽可出现以脾阴虚为主的病证，但一般都兼有胃阴虚或他脏的虚证。

脾阴虚的主要症状，如食欲不振，食后脘腹胀痞不适，大便易溏或干结难解，神倦乏力，口干，舌红少苔或无苔，脉濡或细而略数，久则形体日益消瘦。兼胃阴虚者，胃脘嘈热，口干欲饮水，舌红或光或剥。兼肺、肝、肾等脏之阴虚者，兼见各脏相应的症状。

慢性泄泻，脾气必虚，长期不愈或素体阴虚者，常易导致脾阴亏虚。由于脾胃的运化需赖肾阳的温煦，故在脾气、脾阴俱虚的情况下，尚可兼有肾阳不足之证。所以临床可见晨泄、完谷不化，畏寒喜暖，甚则面肢浮肿。此时不仅肾阳亏虚，脾阳也可受损，病机矛盾重重，病情较重。

古今方剂中单补脾阴者极少。局方参苓白术散属于补益脾气而治久泻的常用方，其中山药、扁豆既补脾阴，又补脾气，又有莲肉补脾阴、厚肠胃，所以此方也可列为补益脾阴之剂。然方中人参、白术、茯苓、甘草等品，仍以健脾益气为主。

《慎柔五书》中的慎柔养真汤为较合适的滋养脾阴方。山药、莲肉以外，尚有白芍、五味子、麦冬等敛阴、养阴之品。然仍有黄芪、党参、白术、茯苓、甘草等补益脾气药。

滋养脾阴以山药、扁豆、石莲子、太子参等为主，白芍、石榴皮、甘草为辅，神曲、谷芽为佐。

山药甘平，健脾气，养脾阴，补而不滋腻，健脾而不燥，气轻性缓。扁豆健脾和中，清暑止泻，若腹胀较甚者，可用炒扁豆衣代之。太子参甘润，补脾气而又生津。石榴皮味酸而涩，若食少而大便干结者不用此药。

脾阴、胃阴俱虚者，养脾益胃兼顾，应相对地以养胃阴为主。选药以甘凉、甘平为宜，常用如沙参、麦冬、石斛、太子参、怀山药、甘草等，并加味酸敛阴之白芍、乌梅。鉴于脾胃阴虚者消运不力，常兼气滞，故宜佐以理气而不耗阴之品如橘皮（或橘白）、佛手花（或佛手片）、绿萼梅等。亦可加白及以护膜，加麦芽和胃而助消化，亦兼疏肝。如阴虚有郁热者，酌加淡黄芩、蒲公英、浙贝母、石见穿等。

若证系脾肺之阴俱虚，症兼咳逆、短气，颧红，寸脉细数，宜补肺养阴，两脏兼顾。一般常用药如百合、山药、沙参、麦冬、玉竹、石斛、甘草等，肺燥郁热者酌加阿胶珠、茅根、芦根、枇杷叶之类，西洋参与太子参煮水代茶频饮。药治之外，以藕粉、冰糖煮糊服之，亦有裨益。

如属肝脾阴虚，症见目眩头昏，或胁痛、腹胀溲少、脚弱无力，脉象细弦。治宜柔肝养阴，药如炒当归、白芍、枸杞子、石斛、怀山药、炒生地、墨旱莲、平地木等。黑大豆甘平，养肝脾之阴，亦可用黑豆衣滋阴除烦热。此外，如楮实亦可加入。

脾肾阴虚者，症兼腰膝酸软，小便灼热量少，男子阳痿遗滑，女子月经量少等。一般可用景岳左归饮加减。药如山药、山茱萸、枸杞子、炒当归、杜仲、茯苓、龟板、潼沙苑、甘草等。由于此类证候常兼脾肾气虚，阴虚与气虚互兼而各有所侧重，所以治疗用药当随证而议定。

上述脾阴虚又兼其他脏腑之阴虚者，有的应侧重治脾，脾旺则他脏之疾改善，如习知“培土生金”治则，即是其例。

二、胃阴虚

胃的特性之一是“体阳用阴”。“体阳”是指胃的组织结构和生理功能具有温热、运动的特性；“用阴”是指胃需腐熟水谷所赖的主要物质，具有液状而濡润的特点。胃阳与胃阴共同完成胃所特有的消化功能，并借以维持人体各脏腑间的动态平衡。

由于胃阴是消化腐熟水谷的重要物质基础，所以胃阴的存耗关系到整体的生理功能。五脏皆禀气于胃，只有胃阴充足，人体津液才有化生之源。凡外感温热疾病，处处要维护胃阴，胃津亏虚与否，直接影响到病情的预后，因而前人对热病胃津不足者提出“救阴”之法。内伤疾患也要注意维护胃阴，一旦出现胃阴不足的征象，就应及时滋养而使胃阴尽快恢复。

胃阴不足，胃中失于濡养，纳谷必然减少，饮食不易消化，中脘痞胀，甚至嘈痛、灼痛、口干欲饮，大便干结，形体逐渐消瘦，舌红少苔，甚则光剥。

治疗胃阴不足的法则，一般都以甘凉为主，甘凉的治法能滋胃用而养胃体。甘能入脾胃二经，凉能制其郁热，甘凉相合能滋养脾胃。不仅如此，甘凉也能作用于肺，养阴而清金。由于脾胃是后天之本，脾胃津液得充，精微气血就能上奉于肺。“凉”不属于寒，或者说是次于寒，故对胃病阴虚证候甚为适合，不致于寒凝气滞，也不会因寒而败胃。

甘凉的方剂如益胃汤（《温病条辨》方：沙参、麦冬、冰糖、细生地、玉竹）及沙参麦冬汤（同上方，去冰糖、生地，加天花粉、桑叶、扁豆、甘草）。甘凉药物参用酸味药物如乌梅、白芍、木瓜、五味子等，属于酸甘法，因具有化生阴液的效应，故亦属酸甘化阴法的范畴。由于酸甘相合，养阴敛气，气阴兼顾，兼能柔肝制木，消除或防止肝经对胃腑的病理因素。在上述方药中根据病情加入太子参、怀山药、白术、莲肉等品，增其甘药，符合酸甘化阴的要求，在临床上运用得当，常获良好的效果。

如胃阴虚兼胃气虚证，病久胃脘痞胀隐痛，得食可暂缓解，但移时症状又作。喜进半流质饮食，不欲啖干饭，食量减少，口干，舌质红或淡红而干，胃酸少或无酸。常见于慢性萎缩性胃炎，或伴有胃、十二指肠溃疡或胃下垂。治宜酸甘相合，和中理气。药如太子参、麦冬、北沙参、杭白芍、乌梅、炙甘草、青皮、木蝴蝶、佛手片、石见穿、炙鸡内金、茯苓等。

肝胃阴虚、肝郁乘脾证，症状如脘腹痞胀、隐痛，食少、形瘦、口干，大便次多量少或溏泄，便前辄腹痛隐隐，舌红、脉濡。常见于慢性胃炎兼肠炎、肠功能紊乱、小肠吸收不良综合征等。治以酸甘化阴，抑肝和胃健脾。常用的药物为焦白术、乌梅炭、五味子、怀山药、莲肉、炙甘草、炒陈皮、煨木香、炒防风、红枣、焦六曲等。

第六章 荣木疏土、益养调和论

脾胃之气旺，水谷消运得宜，则肝得充养，喻为土能荣木。肝主疏泄，气机调畅，疏泄有常，则脾胃健旺，犹如木能疏土。脾胃与肝胆，不论在生理功能与病理相互影响方面均密切相关。

防治脾、胃、肝、胆之疾，脾胃气虚者治当益气健脾和胃。若脾胃与肝之阴液不充者，宜以润养。脾胃若有气滞，或肝胆之气失疏者，法宜理气，使之气行调畅。尤以肝失疏泄者，亟需使之疏通畅泄，此属调气之法。脾胃虚弱，皆可继生血病，不足者补之，血热者清降之，气不摄血者，益气以摄血，血瘀者行之祛之。如此种种，概属调气、调血。脾胃肝胆若有湿、热、寒、滞等病理因素者，应据证予以化、清、温、消，调其脏腑，复其常态，补虚泻实，以臻平和。

就具体治法，徐老认为有以下几种：

1. 调中理气法　健脾胃之气而兼行气滞，适用于胃脘痛、胃痞等属中虚气滞者，症见上腹痞胀隐痛，空腹饥时为甚，食思不振，喜暖畏寒，神倦乏力，大便易溏，舌质偏淡，脉象细濡等。

常用方药：六君子汤加减。药如党参（或太子参）、炒白术、云茯苓、炒山药、炙甘草、陈皮、法半夏、佛手片、谷芽、建曲（神曲）等。

2. 养胃理气法　濡养胃阴而兼行气滞，适用于胃脘痛、胃痞、嘈杂等属阴虚气滞者，症见胃脘部隐痛、灼痛，或脘痞不适，嘈杂，病久而经常发作，食少，消瘦，舌质干红，或多裂纹，或光红无苔，脉细带数或细弦等。

常用方药：沙参麦冬汤、益胃汤加减。药如北沙参、麦冬、石斛（金石斛、川石斛或枫石斛）、白芍、陈皮、佛手片、乌梅、甘草等。

3. 养肝健脾法　养肝之阴血，健脾胃之气，适用于慢性肝病证属肝脾两伤者，症见右胁隐痛，头晕目眩，神疲乏力，大便易溏，面色欠华，口干少寐，苔薄白，脉细弦等。

常用方药：炒当归、炒白芍、石斛、炒党参、炒白术、云茯苓、炙甘草、大腹皮、败酱草等。

4. 健脾抑肝法　健脾助运，柔肝抑肝，适用于慢性泄泻、腹痛等属脾虚肝郁者，症见便溏不实，或夹黏液，痛则欲便，便后痛缓，腹鸣，腹胀，舌质淡红，苔薄白，脉细弦等症。

常用方药：山药、炒白术、炒白芍、炒防风、陈皮、藿香、云茯苓、益智仁、蝉衣等。

5. 疏肝和胃法　疏肝理气，和胃止痛，适用于胃脘痛、胃痞等属肝胃不和者，症见胃脘痞胀、隐痛，得食尤甚，脘痛及胁，嗳气频多，舌淡红，苔薄白，脉弦，遇情志不遂则症状发作或加重，平素性躁善郁等。

常用方药：自拟疏肝和胃汤加减：苏梗、制香附、炒枳壳、炒白芍、陈皮、佛手片、鸡内金、甘草、麦芽等。

6. 利咽和胃法　利咽化痰，理气和胃，适用于食管疾病证属痰气交阻，胃失和降者，症见咽中不适，似有物阻，胃脘痞胀，嗳气则舒，舌质淡红，苔薄白，脉细弦等。

常用方药：桔梗、甘草、蚤休、木蝴蝶、刀豆壳、柿蒂、枳壳、陈皮、石见穿等。

7. 降胆和胃法　清肝降胆，和胃降逆，适用于胆汁反流性胃炎、残胃炎、胆囊切除术后证属胆胃不和者，症见胃脘疼痛，痞胀，呕苦，嗳气，嘈杂，口干口苦，舌偏红，苔薄黄，脉细弦等。

常用方药：青蒿、黄芩、鸡内金、海金沙、白芍、甘草、刀豆壳、柿蒂、赭石等。

8. 益气宁络法　健脾益气，止血宁络，适用于脾气亏虚，不能摄血，胃络受损，出现便血，或大便潜血试验明显阳性，舌质淡红，苔薄白，脉细等。

常用方药：黄芪、党参、炒白术、山药、云茯苓、甘草、当归、地榆、仙鹤草、侧柏叶、白及、三七等。

若气阴兼有不足，益气与濡养参用，如有湿阻、热郁、寒邪、停滞者，随证治之。种种加减变通，兹不一一赘述。

（陆为民　徐丹华　罗斐和）

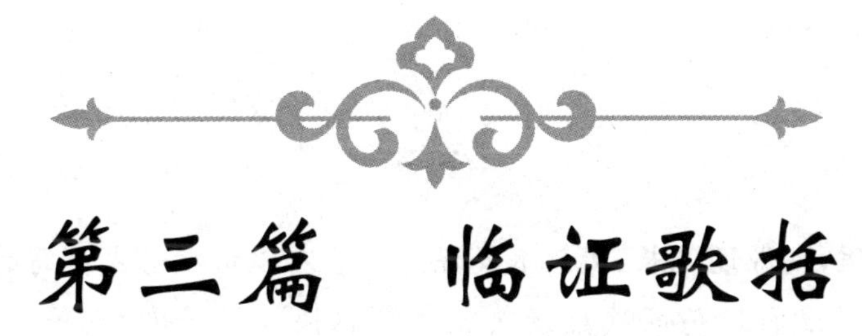

第三篇　临证歌括

中华医药，源远流长，文化底蕴深厚。古人以诗歌形式撰写的《医学三字经》《珍珠囊补遗药性赋》《汤头歌诀》《脉诀》《验舌歌括》等，便于诵记，流传甚广。《王旭高医书六种》中，歌诀类占五种之多。太仓钱建民《证治歌括》等以临床诊疗经验为主的诗歌论著，亦深受学者喜爱。当代著名中医脾胃病学家徐景藩国医大师，著脾胃（消化系）病诊治歌括12首，附早年舌诊简歌一篇，概括了其长期以来对脾胃病症的理论认识与实践经验，言简意赅，朗朗上口，殊为珍贵。

第一章 胃病证治歌括

水谷之海后天本，生生不息磨化勤；上清下浊迂曲屈，一胃三脘气血分。
飞户吸门加幽贲，胃下肉䐃不称身；体阳用阴通为贵，宜降则和是本性。
起居失常加劳倦，饮食不当乃其因；情怀不畅肝失疏，传病之所岂安宁。
痞胀疼痛人各异，嗳气吞酸或嘈心；肺心肝胆俱相邻，中老年人多兼病。
脾胃气虚宜通补，肝胃气滞疏和珍；胃用不足养其阴，湿热积滞须辨清。
戊己患疾血所生，久痛入络瘀血停；食管反流胆邪逆，下管不利胃下因。
醒消解酲特色明，多药伤胃叶氏论；螺杆细菌当抑杀，过用苦寒中阳损。
针灸外治综合法，汤药濯足亦效珍；炎症溃疡或恶变，癌前之称宜审慎。
十人九胃发病多，潜心研究济众生；重视摄生节酒食，未病早防保康宁。

胃病证治歌括解读

【原文】

水谷之海后天本，生生不息磨化勤；

上清下浊迂曲屈，一胃三脘气血分。

【解读】

《灵枢·海论》曾述“人有四海”“胃者水谷之海”，《灵枢·玉版》谓：“胃者，水谷、气血之海”，生动地描述了胃在人体的重要性。外界各种营养物质如谷、肉、果、菜、水等均须经口而入于胃，经消化、吸收，化生精微，成为气血津液，维持人体生命活动，故将脾胃喻为“后天之本”。

自巢元方《诸病源候论》提出“胃受谷而脾磨之”的论述后，对胃的生理功能主要着眼于“纳谷”，实际上，胃既能纳谷，亦能磨谷，才能使食物成为食糜而下入小肠，经进一步消化，成为精微而由脾行之，诚如《素问·太阴阳明论》所说“脾主为胃行其津液”。胃的蠕动和消化过程，生生不息，以维健康。

《难经·四十二难》谓“胃重二斤二两，纡曲屈伸，长二尺六寸，大一尺五寸，径五寸，盛谷二斗，水一斗五升”，较确切地描述了胃的形态结构。现代解剖学中胃有底、体、弯、窦等分部名称，并概述各部位生理病理的一些特点。中医论著中也有简要的记载，如喻嘉言认为胃分三部，即“人虽一胃，而有三脘之分，上脘象天，清阳居多，下脘象地，浊阴居多，而其能升清降浊者，全赖中脘为之运用”，并又进一步指出“上脘多气，下脘多血，中脘气血俱多”。徐老认为，上脘包括胃底部位，气体自多，从上腹部叩诊及X线检查影像可得以证实。下脘似指胃角以下，胃窦与幽门管等处，胃酸、食糜、液质常存，犹如“浊阴”，胃的血管分布，亦以该处较为丰富。喻氏的大致分部论述，对胃的生理病理、临床诊疗均有一定参考意义。喻氏在所著《寓意草》中几处关于胃分三部的论述，值得吾人进一步加以研究。

【原文】

飞户吸门加幽贲，胃下肉䐃不称身；

体阳用阴通为贵，宜降则和是本性。

【解读】

人受水谷，经口、咽而入食管、胃、肠（十二指肠、小肠、大肠），这一消化通道，在《难经·四十四难》记述有“唇为飞门，齿为户门，会厌为吸门，胃为贲门，太仓下口为幽门，大肠小肠会为阑门，下极为魄门”等七冲门。据杨玄操注谓“冲者，通也、出也”，即这长长的消化通道，有七道门户，任何一道门发生障碍，均将导致不同程度的疾患。胃的上口为贲门，下口为幽门，两门一腑功能健全与否，至关重要。这些解剖名称，沿用至今。“魄门”取其肺与大肠相表里，肺藏魄，故将下极肛门名为“魄门”。

《灵枢·本藏》载“肉䐃不称身者，胃下”，指腹部和全身的肌群脂肪瘦小，远低于标准体重之人，胃组织结构位置低下则胃下（垂）。并有“肉䐃么者，胃薄”，“肉䐃小而么者胃不坚”，“胃下者，下管约不利”等生动而又确切的描述。临床所见，胃下垂的患者，消化功能差，若有溃疡形成，穿孔的概率较大。因胃形似鱼钩之状，胃内容物排空较慢，“下管”（幽门管）松弛度较差。古代对胃的重视，于此可见一斑。

脏体属阴，腑体属阳，脏用阳，腑用阴。胃之体阳，是指胃具有温热、运动的特性。水谷之所以能腐熟，需要胃体充足的阳气。胃用为阴，似指所需腐熟磨化水谷的胃津。故凡胃体不足或过亢，胃用有余或亏乏，均会导致疾病产生。

胃属腑，腑宜通，六腑以通为贵，诚如叶天士《临证指南医案》所述“脾宜升则健，胃以降则和”。正常的排空至关重要，治胃病不忘和降，亦属常法。临床上大多数胃病患者，均有痞胀、疼痛、如堵、不饥等不同程度的胃气失于和降的症状，有的还伴有嗳气多、恶心甚至呕吐等胃气不和而上逆的症状，故和降胃气也常兼用降逆之品。即使是胃气胃阴不足之虚证，也必须在益胃气、养胃阴的同时，配用理气和胃之剂，亦即“补中寓通”或“通补”之法。

【原文】

起居失常加劳倦，饮食不当乃其因；

情怀不畅肝失疏，传病之所岂安宁。

【解读】

引起胃病的诸多病因中，既有先天禀赋之不足，也有后天失调的因素。饮食不节，包括饮食的质、量、温度，卫生状况和进食时间不当等。情志因素如抑郁、愤怒、焦虑、忧思等。饮食因素，病损于胃，精神情志因素，易致肝气失疏。徐老曾统计700例胃病患者，属饮食因素的总计达约59%，由于情志因素而发病和加重者约有40%。李杲《脾胃论·脾胃胜衰论》早有“饮食不节则胃病”之说，叶天士《临证指南医案》也谓“肝为起病之源，胃为传病之所”。此外，如劳倦和起居失常等因素，也常兼夹致病。可见导致胃疾的病因不一，稍有不慎，即会波及，故未病重防，既病当慎，庶得维护康健之体。

【原文】

痞胀疼痛人各异，嗳气吞酸或嘈心；

肺心肝胆俱相邻，中老年人多兼病。

【解读】

徐老认为各人体质有不同，机体神经反应有差异，痛阈有高低，故患者主诉胃脘或痛或胀，痞胀之轻重程度亦不等。必须四诊合参，做出较客观的诊断。一般轻、中度的痛与胀，或相兼，或交作，其病机共同之处为气滞。如经腹诊，按之痛者为实，不痛（或喜按）者属虚，可作为重要参考。

嗳气多，也是胃中有气滞之症，有的主诉嗳气频而出声响，或诉嗳气有异味，嗳气时胃内容物反流至口腔，至咽部，或诉得嗳则舒，嗳气不遂则胃脘胀甚。胃中气滞,不降而上逆,这是共同的病机。有异味者,常因中有湿热或食滞。食物反流者,贲门与食管下端约束不利,一般属胃、食管同病之征。若反流胃酸至咽则为咽酸,反流至咽而复咽下,称为“吞酸”,反流而经口吐出为吐酸。胃酸欲出而未至咽,留连于食管中下段则常诉嘈杂(或嘈心、烧心)。关于反酸一症,自丹溪谓由湿热所致,故左金丸为常用之方。方中黄连苦以清降、燥湿,配少量吴茱萸温胃行气,二药苦降辛通,据证酌加他药,已属常法。若多酸而舌白,胃中辘辘有声者,属中阳不振,饮停于中,当“温药和之”。勿拘泥于“酸即是热”之说。

食管自咽至胃,《难经集注》称为“胃之系”。《医贯》所载“咽系柔空,下接胃本,为饮食之路”。胃食管反流性疾患的常见证候有气郁、肝胃郁热、胃阳不足、痰气瘀交阻等,当据证治之并配以宣通降逆之品,注意润燥相伍,升降相须。胃居心下,部位相近,历来有“胃心痛”“心腹痛”等病名。咽喉为肺胃之门户,感受外邪,经口鼻而及于肺胃,肺主一身之气,故临床上肺胃同病者不少。胃亦与肝胆相邻,胆附于肝,肝胆有病,易犯及胃,胃先有病,亦常易受肝木乘侮。故诊治胃病宜四诊用详,认真审辨,切勿草率,防止漏诊或误诊。

【原文】

脾胃气虚宜通补,肝胃气滞疏和珍;

胃用不足养其阴,湿热积滞须辨清。

【解读】

胃脘痛和胃痞是常见的胃疾,经检验如X线钡餐及/或内镜检查诊断为慢性胃炎和胃、十二指肠溃疡者占多数。徐老认为据病史、四诊确定证候分类,主证为脾胃气虚、肝胃不和及胃阴不足三证均可兼气滞、食滞、血瘀、湿浊。脾胃气虚和肝胃不和证均可兼胃寒。肝胃不和与胃阴不足证均可兼胃热。故迄今为止,各地名家证候分类并未一致。据徐老经验,为执简驭繁,可以三证为主,拟主法、主方、常用药,若有上列兼证,列入加减之治。脾胃气虚证或痛或胀,兼有气滞,可称“中虚气滞”,治宜调中理气,亦即“通补”之意。肝胃不和证宜疏肝和胃,胃阴不足证治宜养胃理气。兼有湿、热、寒、食滞、血瘀者,相应加减治之。

【原文】

戊己患疾血所生,久痛入络瘀血停;

食管反流胆邪逆，下管不利胃下因。

【解读】

李杲《脾胃论》谓："脾胃虚弱，乃血所生病"，"脾胃不足，皆为血病"。观全书62方中不少有用当归、三棱、莪术、桃仁、红花、苏木等活血化瘀药。叶天士尝提出"初病在经，久病在络"及"久痛入络"之说，提示医者治胃疾重视血病，在病机方面注意血瘀这一因素。临床所见，不少胃病患者具有刺痛、久痛、舌质或舌下之络色紫，出血后胃脘胀痛、低热以及胃部术后疾患等血瘀病证，据证配用活血化瘀之品而获改善之例。亦有气血两虚、血虚血瘀或瘀血不去、出血不止等情况，充分说明治血之重要。

"阳明常多气多血"（《素问·血气形志》），胃病气易滞，血易瘀。若久病脾胃气虚之际，其血亦常不足，故李杲立三棱消积丸，消积以三棱为方名，为君药，补中益气汤中用当归，这些宝贵的临床经验，均已获得临床疗效的证实。

胃食管反流性疾病，近十余年来日益受到国内外医学界的关注。徐老常谓病机关键还是与胃气上逆有关，应按四诊资料加以辨证，可用和胃降逆这一基本治则，配以清热、祛痰化饮、行瘀等方药。若有咽苦、口苦、呕苦之症，属于"邪在胆，逆在胃"（《灵枢·四时气》），据证酌加清利肝胆、降胆和胃方药，标本相顾，提高疗效。

关于"胃下"之疾，自20世纪50年代诸多学者提出用补中益气汤主治以后，效法者甚广，但效果不佳。按《灵枢·本藏》所言"胃下者，下管约不利"，"下管"意即胃之下部，幽门管处约束而排空不利，以致胃内容物潴留，引起痞胀、不饥、食少、胃中辘辘有声等症。徐老认为法当理气降气、化湿祛饮，绝非补中益气、升阳举陷一法可以专治。此理甚明，应以辨证为主，不应将补中益气汤作为唯一良方。

【原文】

醒消解醒特色明，多药伤胃叶氏论；

螺杆细菌当抑杀，过用苦寒中阳损。

【解读】

此句中"醒消解醒"是指醒胃、消食和解醒三法。

食欲不振，胃纳呆滞，是临床常见之症，有虚有实。虚者胃气虚、胃阳虚或胃阴虚，实者有气滞、食积、血瘀、湿阻、热郁等诸多因素，当据证而投以相应之治法。历来诸多本草方书或医案中常提到有“醒胃”“助食”等药物如石菖蒲、省头草、冬瓜子、石斛、益智仁等，在辨证方药中配用此类药物，常可取得意外疗效。

胃主纳，腐熟磨化水谷，一旦所进之食超过胃腑负荷，或胃气胃津不足，无以消化之际，即可导致食滞。消食积有针对性，例如神曲、谷芽消谷物之积；山楂、麦芽消肉积；丁香、桂心消瓜果积；苏叶、生姜、陈皮治蟹虾水产食品所伤；蛋伤用蒜泥、生姜、好醋；食伤夹痰用莱菔子等。近读清代钱勤民《临证要旨》“食滞”门所述食积竟有20余项方药，亦可见中医特色之一斑。

“解醒”之法，专治饮酒所伤，东垣曾创葛花解酲汤，后人在实践中又有阐发。饮酒过量所伤，历来有之，当今患此者亦常见之。据徐老多年经验认为解酲专用之药如葛花、枳椇子等，不仅可用治胃、食管疾患，还可用治饮酒所伤之肝炎，似有清肝、“洗肝”作用。还有如农药中毒之肝功能损害，胆红素常高者，在辨证方中也可参用解酲方药。农药及某些药物致病，属于化学有害因素，虽非伤于酒，却类似酲毒，若有损于肝，解酲之品亦能祛其毒，也有活法巧用之例。

“多药伤胃”是叶天士医案中的名言。药物的品种多、药量重、剂型多等，一日多次，入于胃中，既增加脾胃的负荷，又难免因某些药物相互矛盾或作用重叠或多种副反应而不利于病，或反遭其害。用药须顾胃气，多药必损胃气，此理甚明。中医强调整体调治，如遇有患者认识上有误解，要求医生多用药，用“重药”，也应耐心说明，善于劝导，不可迁就。

幽门螺杆菌（helicobacter pylori，Hp）存在于胃、十二指肠黏膜层。慢性胃炎患者Hp阳性率较高（30%~60%），人群中未病之人阳性率亦高。慢性萎缩性胃炎伴肠化或异常增生发展为胃癌者以及溃疡病患者中Hp阳性者均高于阴性者，故晚近普遍重视有关Hp的诊断与治疗。

Hp的发现，尿素酶法和胃黏膜组织染色镜检法诊断，可视为四诊的补充或参考，有助于辨病与辨证相结合的诊断与治疗。据徐老经验，内有湿浊，舌苔白腻，口黏，脘痞纳差者，经芳香、苦温化湿，胃热者投以芩、连、蒲公英等，胃寒者用干姜、吴茱萸、苏梗等，胃阴不足者方用石斛、麦冬、玉竹诸品，胃气虚者用参、芪、白术诸药，均有症状改善及Hp转阴者。总以辨证为要，不宜因抑杀Hp而过用苦寒之物，以免有损胃气。况多用久用抗菌药物，可能随之而产生耐药等问题，也应加以考虑。Hp即使阴转或根治后，远期再发率仍不低，病理损害是否随阴转而逆转，如此种种，当待进一步研究。

【原文】

针灸外治综合法，汤药濯足亦效珍；

炎症溃疡或恶变，癌前之称宜审慎。

【解读】

中医综合治法，包括药物内服、外洗、针灸、按摩、饮食疗法、护理等措施，这是中医特色和优势之一。足阳明胃经、足厥阴肝经、足太阴脾经及任脉诸部，随证选取穴位，或针或灸，或补或泻。背部腧穴捏脊、腹部按摩以及胃脘脐部药物外敷，再加药物内服，汤、丸、膏、冲剂等，大肠疾病还可用药液保留灌肠。总之，开展中医综合治疗，尤其是对住院患者，用多种措施，利于提高疗效。徐老说有些人认为中医治病就是一碗苦水，这是一种误解。

胃、肝、脾诸经均至足部，中药煎汤，加适量温水，浸泡双足，每日午后及晚上睡前各一次，每次约 30 分钟，通过温热的水液和药物透皮吸收，流通经络气血，对胃疾的治疗大有裨益。

慢性胃炎、溃疡病等常见疾病，中老年患者应注意复查，警惕恶变。慢性萎缩性胃炎伴肠（尤其是大肠）上皮细胞化生，或兼异型细胞增生，均属中重度者，约有 10% 左右逐渐导致胃癌，故有人称之为“癌前病变”，务需加强治疗观察。但徐老认为有些属于轻度病例，患者不必惊慌，医生也更应审慎，不能随意冠以“癌前”之称，防止这些不良因素影响，促使患者恐惧不安，加重病情。

【原文】

十人九胃发病多，潜心研究济众生。

重视摄生节酒食，未病早防保康宁。

【解读】

由于胃病常见、多发，南京地区民间即有“十人九胃”之说。晚近医疗卫生事业不断发展，纤维内镜逐渐普及，诊断水平提高，中西药物相应增加，但是患者仍然众多，有些疑难病患的疗效尚不甚满意，故还须认真努力加以研究，更好地服务人民。

防重于治，加强卫生宣教，真正做到“饮食有节，起居有常，不妄作劳”，调情志，适当锻炼，增强体质，预防胃疾，预防他病，这些都是我们医务工作人员应尽的职责。

第二章 食管病证治歌括

咽系柔空接胃本，上为吸门下属贲；久坐少动腹胭厚，情志失调食不慎。

忧患嗜欲烧酒饮，营泣卫除代谢混；胃气上逆常反流，功能失调兼炎症。

胸脘痞闷或灼痛，甚则吞咽不和顺；痰气交阻咽不利，郁气内生增其病。

久而成瘀致噎膈，查得巴管[①]痼疾近。理气化痰和降法，橘茹刀赭四七[②]珍；

清热芩蒲贝连杷[③]，胆邪逆犯蒿三金[④]；实者疏瀹痰气瘀，虚则润养据其情；

沙麦石斛杏玉蜜，归地首杞[⑤]或桑椹；润燥互配选君臣，升降伍用有分寸。

配入宣通效可增，娑通凤仙鹅留行[⑥]；三七白及藕粉糊，卧位服药黏膜宁。

朴花甘桔冬蝴蝶[⑦]，泡服代茶气逆平；煎剂日三夜一服，制成蜜丸口中噙。

灼灼沧沧勿入口，细嚼慢咽习惯成；调节代谢舒心怀，动静得宜善养生。

【注】

①巴管：即巴雷特食管（Barrett esophagus），食管连接胃 3cm 内为柱状上皮覆盖，于 1950 年发现。

②橘茹刀赭四七：指橘皮、竹茹、刀豆壳、赭石及四七汤（紫苏、半夏、厚朴、茯苓、生姜）。

③芩蒲贝连杷：黄芩、蒲公英、浙贝母、黄连、枇杷叶。

④蒿三金：青蒿、海金沙、郁金、鸡内金。

⑤杏玉蜜、归地首杞：杏仁、玉竹、白蜜；当归、生地、何首乌、枸杞子。

⑥娑通凤仙鹅留行：娑罗子、通草、凤仙花子、鹅管石、王不留行。

⑦朴花甘桔冬蝴蝶：厚朴花、甘草、桔梗、玉蝴蝶。

食管病证治歌括解读

【原文】

咽系柔空接胃本，上为吸门下属贲；

久坐少动腹腼厚，情志失调食不慎。

【解读】

食管自咽至胃，《难经集注》称为“胃之系”，赵献可《医贯》曾谓“咽系柔空，下接胃本”，“柔空”二字，能较简要地概括食管的解剖生理特点。

《难经·四十四难》所载消化道的七冲门，“会厌为吸门，胃为贲门”，丁德用注谓：“会厌为吸门者，咽喉为水谷下时厌按呼吸也。”杨玄操谓：“贲者膈也，胃气之所出也。”食管长25~30cm，壁厚2~4mm，上下二门，为饮食之路，一旦发生功能障碍或组织结构的病理损害，即易引起种种病症，影响健康。最常见的疾患是胃食管反流性疾病。其病因多端，如久坐少动，腹脂厚，超重，情志失调如抑郁、过度紧张、躁怒等，可以导致胃中气滞，和降失司，胃气上逆，胃内容物随嗳嗳而逆至食管，特别是饮食过饱，酒食不节，饮食过热过冷等诸多病因，均可致病。

【原文】

忧患嗜欲烧酒饮，营泣卫除代谢混；

胃气上逆常反流，功能失调兼炎症。

【解读】

《素问·汤液醪醴论》谓：“嗜欲无穷而忧患不止，精气弛坏，营泣卫除，故神去之而病不愈也。”所述精神情志因素较重而持续，导致精气进一步损伤，血液黏稠度增加，血中浊留，血糖、血脂升高，代谢失调，卫外功能减弱，抗病之力不足，可使原有之疾不易治愈，这些因素在当今社会同样也常见于胃、食管病患者。

过多过量饮酒，尤其是浓度较高的白酒和经加热的黄酒，均是导致食管病的常见因素。“酒膈”一词，即是因酒所伤酿成噎膈的病名，酒害之烈，可不慎哉。

此外，常有某些药物因服用不当，尤以卧位吞药，黏附滞留于食管狭窄部位，也可损伤食管，这是“药源性”因素。又如胃切除术后常并发胆汁反流至胃，又因食管下段贲门部位压力增大而反流至食管，妇女妊娠期腹压增高等因素，均可导致食管功能障碍或炎症。

由于食管上段以横纹肌为主，下段以平滑肌为主，中段两种肌纤维相混杂，神经支配亦较特殊，所以容易导致功能障碍，尤以妇女或敏感体质之人，临床上如“癔球”“咽中不适”等症亦甚常见。《金匮要略·妇人杂病脉证并治》篇即有“妇人咽中如有炙脔”的记载，后世称为“梅核气”。若伴有食物反流至咽，胃中之酸，胆汁之碱，在功能障碍的基础上，极易引起炎症，或甚而发生溃疡等病损，所以，对功能障碍也应引起重视而及时治疗。

【原文】

胸脘痞闷或灼痛，甚则吞咽不和顺；

痰气交阻咽不利，郁气内生增其病。

【解读】

食管病常见的轻症，主要是胸骨后自咽到剑突部痞闷，或隐隐作痛，或伴有烧灼感。进一步发展则会影响食物吞咽，状如“噎症”。咽中不适，如有物阻，吞之不下，吐之不出。求治于耳鼻咽喉科，常诊为慢性咽炎。成人咽炎，患之众多，为何多数人并无明显症状？关键所在，是由于痰气交阻。肺胃之门户，气机出入升降贵在通顺，气机郁滞，郁而生痰，痰气交阻，一旦情志不畅，郁而不宣，则易诱发或加重。

【原文】

久而成瘀致噎膈，查得巴管痼疾近。

【解读】

由气郁痰阻而致病，久则导致血瘀内停，痰气瘀交阻，使疾病加重，引起噎证甚至膈证。吞咽欠利，尚能正常通过，进食不减，是为噎。吞咽困难，食物不易通过，进食减少，甚至仅能进半流质、流质类食物，或久而复出，即是膈。“噎乃膈之始”，食管反流性疾病，一般的食管炎症，大多均属噎证范畴。

1950 年 Barrett 发现并报道，食管连接胃的贲门上方，由于鳞状上皮被胃酸、胆酸所损伤，化生成柱状上皮，覆盖呈“岛”状，这种征象，被称为巴雷特食管（Barrett esophagus），容易形成溃疡，甚至导致癌变。

【原文】

理气化痰和降法，橘茹刀赭四七珍；

清热芩蒲贝连杷，胆邪逆犯蒿三金。

【解读】

食管疾病初期或妇女“咽中如有炙脔”之症，表现为咽中不适或胸骨后窒闷不畅、胸闷，常嗳气或太息，有痰不易咯出，发作或加重与情志因素关系较密切，形体不衰，饮食尚可，舌苔薄白，脉象弦或细弦。证属痰气交阻，治当化痰理气。例方如半夏厚朴汤(《金匮要略》)，后世亦名四七汤(《太平惠民和剂局方》，四味主药治疗七情所致之痰气交滞证)。方中紫苏叶理气祛寒，配茯苓、半夏调气化痰祛湿。厚朴苦温，下气燥湿，与半夏相伍，理气化痰之功尤著，故以之为方名。尚有生姜温中化饮。全方开郁化痰理气，治咽中不适，状如梅核气之痰气交阻证，包括食管功能障碍，伴有炎症等。据徐老经验，可加橘皮、竹茹、刀豆壳与赭石。橘皮理气和胃，竹茹清宣除烦而降气，刀豆壳与赭石降逆。如痰气交阻而致郁热内生，酌加黄芩、黄连、蒲公英、浙贝母、枇杷叶。如有胆汁反流至胃，又复反流至食管，表现为食物反流、口苦者，降胃即是降胆。在上述方药以外，再据证酌配青蒿、海金沙、炙鸡内金、广郁金以清利肝胆。

【原文】

实者疏瀹痰气瘀，虚则润养据其情；

沙麦石斛杏玉蜜，归地首杞或桑椹；

润燥互配选君臣，升降伍用有分寸。

【解读】

徐老常言尤怡《金匮翼》曾在噎膈篇提出“虚者润养，实则疏瀹”的治疗原则。凡阴液不充，食管失于濡润者，当用润燥滋养，营血亏虚者，宜养血润燥。如有气滞、热郁、痰阻或血瘀者，治宜理气、清热、化痰、行瘀，均属疏瀹的范畴。若食管疾病经久不愈者，每多虚实兼夹，所以用润用燥必须妥为兼顾。如自觉食管部位有灼热感，嘈杂而咽物不利，口干舌红者，需用润剂如麦冬、玉竹、生地、沙参、杏仁、白蜜等。兼血虚者配用当归、白芍、枸杞子、何首乌、桑椹子等。润剂之中，还当酌加枳壳、厚朴花、橘皮等微辛理气之品，俾气机调畅，胃得和降，有利于润剂更好地发挥作用，相辅相成，相得益彰。凡属阴虚郁热者，养阴润燥之品为君，量宜适当加大；若为气郁、痰留、血瘀之证，润剂药味宜少，用量宜小，仅为佐药。

对食物反流患者，在辨证基础上宜取辛、苦以降之，如丁香、蔻仁、半夏、陈皮、生姜之辛，黄连、黄芩、大黄之苦。久病未愈或反复发作者，考虑在升降相须方面兼而用之，如枳壳配桔梗、沉香配升麻、杏仁配瓜蒌、竹茹配刀豆壳、桔梗配牛膝、木蝴蝶配柿蒂等，均属升降相须之法，俾升中有降，降中有升，枢机动滑，配伍得当，常可提高疗效。

【原文】

配入宣通效可增，娑通凤仙鹅留行；

三七白及藕粉糊，卧位服药黏膜宁。

【解读】

前述理气化痰以及升降相配之品，均有宣通作用，此外，根据食管“柔空”的特点，一旦有欠通，咽噎者，尤当注重宣通。徐老的经验，常选加鹅管石、母丁香、娑罗子、橘络、通草、急性子、威灵仙、王不留行等药。鹅管石治胸膈痞满，古方焚香透膈散(《黄帝素问宣明论方》)早有记载。徐老早年跟师朱春庐，其治噎膈常用鹅管石配母丁香，每见良效，谓有“扩张食管”的作用。丁香分公母，花蕾为公，果实为母，状如鸡舌，故亦名鸡舌香(《抱朴子》)。《肘后备急方》用鸡舌香末，酒调服“治暴心气痛”，《圣济总录》用鸡舌香、橘皮治“胃冷呕逆，气厥不通”。娑罗子行气而宽胸膈，且能宣通心脉，宣通食管，对胸骨后隐痛、刺痛，用之甚验。橘络宣通气血，善治膈上疾患，虽非主药，但轻清善行能通，久用亦无弊。通草亦入肺胃，甘淡而凉，凉而不寒，亦是治食管病具有宣通作用之辅助药。急性子在《本草纲目》载“治噎膈，下骨鲠”，散结化瘀软坚，对吞咽不利或困难者，短期用之有效。威灵仙走而不守，宣通经络，历来也用治骨鲠在喉。王不留行化瘀行水，对食管疾患痰瘀交阻者可用之，宣通之效甚佳。

诸凡食管有炎症甚或溃疡者，治疗性药物力求能在食管稍有停留，缓缓下行，对食管黏膜直接起作用。徐老创用藕粉糊剂卧位服药法，历年来屡用不爽，效果良好。方法是将浓煎的汤剂药液中加入藕粉适量，文火调煮成糊状，卧床侧身服药，服后躺下，半小时内不饮水，不进食，若是晚间则服后即睡，作用尤佳。

若胸骨后刺痛者，粉糊中调入三七粉；有炎症、溃疡者加白及粉。三七化瘀宁络，白及凉血护膜。

【原文】

朴花甘桔冬蝴蝶，泡服代茶气逆平；

煎剂日三夜一服，制成蜜丸口中噙。

【解读】

食管疾患除汤剂处方外，尚可配用代茶方，徐老常用者如厚朴花5~10g，桔梗3~5g，甘草3~5g，木蝴蝶3~5g，开水泡焖，代茶饮服，行气化痰利咽，使咽管通降，助汤剂之不足。有些痰、气、瘀交阻而阴津亏虚者，也可用养阴、化痰、理气、行瘀之品制成大的蜜丸，噙化含服。

《金匮要略》半夏厚朴汤方中明言，煎成药液须“日三夜一服”，提示这类病证应增加服药次数，提高疗效。

【原文】

灼灼沧沧勿入口，细嚼慢咽习惯成；

调节代谢舒心怀，动静得宜善养生。

【解读】

《灵枢·师传》谓“食饮者，热无灼灼，寒无沧沧”，要言不烦，指出饮食不可灼热，不可沧冷，以免损伤咽管黏膜，这对防治食管疾病尤为重要。且须细嚼慢咽，切勿快食，大口吞咽。应养成习惯，这对防治咽管、脾胃诸疾，也很必要。

此外，还应慎饮食，节酒食，少饮高浓度白酒或烫的黄酒，减少吃腥膻海鲜等发物，保持适当体重，低脂少糖，劳逸适度，动静结合，增强体质，以维护健康。若有食物反流，可将头部床脚垫高10cm左右。

第三章 脾病证治歌括

微着左胁似马蹄，散膏半斤当属胰；俾助胃气化水谷，游溢布散成精气。

藏营裹血兼统摄，化为涎液藏意智；脾小则安主为卫，圆面多肉土形体。

食饮劳倦可致病，外内之湿困于脾；腹胀身重便溏泄，头痛耳鸣窍不利。

阳虚血亏及阴虚，此脏亏虚先伤气；统血失职血下溢，肝横木郁损戊己；

脾病及肾不制水，或肿或胀泻鸡啼。补虚泻实乃常法，甘缓苦泻甜补之；

六君子汤[①]补脾气，东垣补中又益气；养真[②]归脾与春泽，理中平胃明其意。

上下交损治其中，培土生金妙无比；未病先防葆生机，饮食有节少倦体。

【注】

①六君子汤：人参、白术、茯苓、甘草、黄芪、山药（《医方集解》）。

②养真：养真汤。黄芪、党参、白术、茯苓、甘草、白芍、麦冬、五味子、莲子、山药（《慎柔五书》）；春泽：春泽汤。五苓散加人参（《证治要诀》）。

脾病证治歌括解读

【原文】

微着左胁似马蹄，散膏半斤当属胰；

俾助胃气化水谷，游溢布散成精气。

【解读】

《难经·四十二难》言："脾重二斤三两，扁广三寸，长五寸，有散膏半斤。"明代李梴《医学入门》云："脾扁似马蹄，微着左胁。"从以上所载可见，古今对脾大体解剖学的认识相似。"散膏"系指胰腺，古代所说的脾，既包括实质脏器脾，也包括胰。功能上又包含小肠进一步消化并吸收精微，充养全身内脏百骸。《素问·经脉别论》关于"饮入于胃，游溢精气，上输于脾，脾气散精……”的论述，对脾的功能似已概括。《素问·刺禁论》“脾为之使，胃为之市”和《灵枢·营气》“谷入于胃，乃传之肺，流溢于中，布散于外”等对脾的运化功能也做了说明。

“运化”的内容，当以水谷为主，水湿为相应之辅。精微输布，维持生命活动，若有功能失衡，出现病理产物（水湿），亦需运化而自行调节。脾合胃，居中焦，消运水谷，合为“后天之本”，斡旋气机升降，其重要性自不待言。

【原文】

藏营裹血兼统摄，化为涎液藏意智；

脾小则安主为卫，圆面多肉土形体。

【解读】

《灵枢·本神》谓：“脾藏营。”《灵枢·决气》谓：“中焦受气取汁，变化而赤，是谓血。”《难经·四十二难》载：“脾裹血。”脾为裹藏营血之脏器，又有统调、统摄之职能，其动力源于气。如气虚统摄失职，可以引起出血。如裹藏过多，脾之功能亢进，周身之血不足，既可出血，又现贫血。裹血留滞，可能成为“老血”，“脾脆”则易破裂。《灵枢·本藏》提出“脾小则藏安”“唇大而不坚者脾脆”，这些都是可贵的论述。

《素问·宣明五气》曾载“五脏化液……脾为涎”，“五脏所藏，脾藏意”。《难经·四十二难》亦谓“脾藏意与智”。

脾虚患者对涎液的质量有一定的影响，脾气亏虚者气虚不摄，可见多涎，脾阴虚可见少涎。前者通过健脾方药调治，在症状改善的同时，测定唾液淀粉酶活性可由负值升为正值，由于自主神经系统功能逐渐得到恢复，从而促进消化腺的分泌趋向正常。

意与智均属于人体高级神经系统的功能活动，反映人的意志、意识、智能、智力等。脾胃为气血化生之源，若脾胃功能不足达到一定程度时，也可影响到意与智等神经精神活动，徐老在临床上为治疗这类患者提供了宝贵的思路。

《灵枢·五癃津液别》早有“脾为之卫”之记载，《灵枢·师传》又谓“脾者主为卫”。“卫”指人体抗御外界致病因素的功能，亦即免疫力。征诸临床，脾虚者易感外邪，易罹免疫系统诸多疾患，这在预防医学及相关疾病的治疗中也具有重要的理论与实践意义。调理脾胃，增强体质，可以防治诸多病症。

《灵枢·阴阳二十五人》载:“土形之人,黄色,圆面,多肉,上下相称……”似指脾胃功能强壮之体质。“瘦而无泽者,气血俱不足”,此“气”也包括脾胃之气。这些论述,说明体质差异对疾病学亦有参考意义。

【原文】

食饮劳倦可致病,外内之湿困于脾;

腹胀身重便溏泄,头痛耳鸣窍不利。

【解读】

饮食不节,劳倦过度,是导致脾病的主要因素。“脾恶湿”,外湿入侵可致脾疾,脾胃运化功能障碍,水谷不归正化,则“水反为湿,谷反为滞”。《素问·至真要大论》谓:“土湿受邪,脾病生焉。”《温病条辨·寒湿》谓:“湿之入中焦,伤脾胃之阳者,十之八九。”外湿入侵,且常引动内湿,外内合邪,湿郁亦可生热。寒湿、湿热不仅损及内脏,也常及于营卫气血,故可导致外感或内伤诸病。

劳累过度,能量消耗过多,使物质基础——气血津液不足,脾的功能负荷增加,渐致脾虚。反之,长时间伏案久坐,思虑多,可使脾气失运,气血不畅。加之体力少动,饮食量一般减少,气血精微不足,对本脏的濡养亦相应亏乏,互为因果,诸病随之而生。

关于脾的病证历来记述甚多,如《素问·脏气法时论》谓“脾病者,身重,善肌肉痿,足不收,行善瘈,脚下痛;虚则腹满肠鸣,飧泻食不化”等。《灵枢·经脉》谓:“是动则病舌本强,食则呕,胃脘痛,腹胀,善噫,得后与气则快然如衰,身体皆重……是主脾所生病者,舌本痛,体不能动摇,食不下,烦心,心下急痛,溏瘕泄、水闭、黄疸,不能卧……”又按《难经·五十六难》谓:“脾之积名曰痞气,在胃脘,覆大如盘。久不愈,令人四肢不收,发黄疸,饮食不为肌肤。”此外,《素问》还载有脾疸、脾热病等与脾相关的病症。

如上所述,可知脾病甚多。徐老据临床认为常见的脾病主要如泄泻(尤其是久泻)、胀、胃痞、胃痛、主诉神倦身重等。由于脾居中焦,为升降之枢纽,故脾与其他脏腑互有联系,如脾病及肝,肝病及脾,脾虚及肾,脾弱影响肺、心等。脾病也可反映为头面窍络与小溲异常的病症,正如《素问·通评虚实论》所述“头痛耳鸣,九窍不利,肠胃之所生也”。此处所说“肠胃”主要指脾胃。又如“中气不足,溲便为之变”,亦概括提出大小便多种异常病症与脾胃之气健旺与否有关。可见脾在病理状态下,其病症可涉及整体。

【原文】

阳虚血亏及阴虚，此脏亏虚先伤气；

统血失职血下溢，肝横木郁损戊己；

脾病及肾不制水，或肿或胀泻鸡啼。

【解读】

脾病多属里证，其病机有虚有实。实证病理因素有湿阻、气滞、食滞、血瘀等，与湿相似而清浊不同者为水与饮。

脾之虚，每以气虚为主。气虚不已，可致阴虚，或由气虚而致阳虚，阳虚及阴，亦可导致阴虚。若气虚不能摄血，出血以后，则为血虚。总之，脾阳、脾阴及脾血亏虚之证，其脾气亦必虚衰。

脾土与肝木密切相关，肝病木郁或肝木横逆，易犯脾土，故临床有木乘土的疾患。叶天士《临证指南医案》中即有“木乘土”专篇，很多肝脾俱病的疑难案证，如脘腹痞、胀、痛，便泄，呕吐不食等兼具，情怀不畅，又似郁证之类，在该篇中有论治之则，别具匠心。如所用培土和胃、泄肝制木等通补相兼、刚柔配伍等可贵经验，读之使人深受启迪。

若脾土衰败，肝横莫制，发展成臌胀，为肝脾同病的重证。土败木贼，脾虚及肾，土不制水，水液泛溢，为肿与胀。徐老善于从培土制木并加利水方法，调治得当，常获改善。

脾气虚，运化失职，湿从内生，食而不化，常导致泄泻。尤以久泻不已者，脾气必虚。有的重证则呈完谷不化，或黎明即泻，俗称“鸡鸣泻”，一般责之于脾虚及肾，肾阳不振。夜半至平旦为阴中之阳，脾肾阳气已虚，黎明阳气不振，动而为泄。然而，也有既痛而泄，黎明寅卯木气始旺，斯时之泻，与肝有关，抑木扶土，可疗此疾。

【原文】

补虚泻实乃常法，甘缓苦泻甜补之；

六君子汤补脾气，东垣补中又益气；

养真归脾与春泽，理中平胃明其意。

【解读】

虚则补之，实则泻之。《素问·脏气法时论》曰：“脾欲缓，急食甘以缓之，用苦泻之，甘补之。”脾病常有气滞、水湿或血瘀等病理因素，故理气、化湿、行瘀等法，常与补脾之法相机配用。治脾之虚，当以健脾益气为主，或以之为基本治法。主要方药如《医方集解》六君子汤,药如党参、白术、黄芪、山药、茯苓、甘草,适用于饮食减少,脘腹痞胀,得食稍减,大便溏泄,神倦乏力,面色少华,脉细或濡,舌质偏淡、边有齿印、舌苔薄白之脾虚证。如兼脾虚气陷,脘腹坠胀,小溲清而频数,脱肛者,佐用升阳举陷如柴胡、升麻、荷叶等,即东垣补中益气汤加减。

脾阳虚证,兼见畏寒、肢冷、肿胀、舌质淡白、脉沉细者,配加干姜(或炮姜)、附子、草豆蔻、益智仁等,寓有理中汤、附子理中汤意。兼有头昏、心悸、不寐、不耐劳累、面色萎黄或苍白、唇舌淡白而无华之脾血虚证,配加当归、白芍、酸枣仁、龙眼肉等,寓归脾汤意。

脾阴虚证,常继发于脾气久虚之人,或由脾阳虚而及于阴虚,也有继发于其他脏腑之虚证如肺、肝、肾之阴虚证。脾合胃,脾阴虚者,胃阴亦必有不同程度之亏虚。

脾阴虚证的主要症状如食欲不振,食后脘腹不适或痞胀,大便易溏泄,或干溏不一,神倦乏力,口干,舌质红而少苔或无苔,脉细或濡而小数,久则形体渐消瘦,若兼他脏亏虚,则兼见多脏腑相应的症状。

古今方剂中单补脾阴虚者极少,一般以《太平惠民和剂局方》参苓白术散列为治脾阴虚泄泻之常用方,然而此方仍以补脾气为主。《慎柔五书》养真汤实为较有代表性的补脾阴处方,方中山药、莲肉、白芍、五味子、麦冬敛阴、养阴、健脾,另有参、术、苓、草、黄芪补益脾气,全方健脾气,养真阴,徐老用以调治诸多中土虚衰病症,随证加减,其效甚良。

徐老认为脾阴胃阴俱虚者,当养阴与益胃兼顾,药宜甘平、甘凉,如太子参、山药、麦冬、石斛、甘草、白芍,或加乌梅味酸敛阴,酸与甘药相合,化生阴液。由于消运不力,常可兼有气滞,当配用理气而不耗阴之品如橘白(或橘皮)、佛手花(或片)、绿萼梅、代代花、白残花、谷麦芽等,亦可加白及以护胃肠之膜。

肺脾之阴俱虚,一般配用百合、沙参、玉竹、阿胶珠。肝脾阴虚者,酌配枸杞子、白芍、当归、炒生地、墨旱莲、制首乌、平地木等。脾肾阴虚者,选用景岳左归饮加减。脾血虚者,方如归脾汤,养血归脾。脾胃疾病中如大便色黑,甚则如柏油状,由于脾虚不能统摄血液,阴络内损,出现"远血",出血后血虚神倦,面色不华,舌淡脉细,归脾汤为常用之方。

春泽汤见于《证治要诀》,为五苓散加人参,功能温阳益气,健脾利水,治疗气虚伤湿，腹胀小便不利，如肝病腹水或老年气虚浮肿等病症。

湿浊困脾证，症见舌苔白腻，口黏不欲饮水，脘腹痞胀，大便易溏，当以运脾化湿，平胃散、理中汤为常用之方。平胃散苦温化湿，兼祛胃肠之浊，加藿香、半夏名不换金正气散（《太平惠民和剂局方》），又名藿香正气散，夏季胃肠道湿困之证，用之甚广甚效。

【原文】

上下交损治其中，培土生金妙无比；

未病先防葆生机，饮食有节少倦体。

【解读】

脾胃中气健旺，对人体健康甚为重要。叶天士《临证指南医案》曾提出具有战略意义的治则，谓“上下俱损，当治其中”。此语见于虚劳篇，“上”指肺，“下”指肾或肝肾。久虚不复谓之损，久损不复谓之劳，劳亦即痨，此等严重虚劳疾患，病入膏肓，药治为难，能善于“治其中”，调理脾胃，俾土气得以冲和，升降斡旋功能逐渐恢复，气血得以充旺，肺肾亏虚有望转好。

“培土生金”，意为肺有严重虚损病证而通过健脾胃之气而得以改善。“崇土制水”乃是通过健脾益气以制止水湿的泛溢，对肿胀一类疾患为常用治法。借五行用作比喻，生动而又概括。

预防为主，平时注意饮食有节，形体不宜过劳，起居有常，适当锻炼身体，增强体质，防患于未然，应列为座右之铭，身体力行，以维康泰而人登寿域。

第四章 残胃炎证治歌括

胃部次全切除后，残胃疾病仍然多；存留胃体二三成，预后善恶各殊途。

手术创伤刀见红，气血损耗超半数；切割缝合组织戕，络脉瘀阻在腹肚；

毕氏Ⅱ式空肠接，胆汁反流成熟路；吻合口炎残胃炎，十之七八患此苦。

纳谷减少磨化难，精微不足阴不富；体重下降神力倦，脘膈胀痛口不和；

气滞血瘀普遍有，和降失司木乘土；浊阴易留湿化热，亦有癌毒似恶魔。

病机复杂虚实兼，治法归纳四句歌；益气养胃顾其本，胆胃宜降肝宜疏；

行其血瘀泄其热，化湿祛滞消化助；基本之方残胃汤，临证参酌自审度。

白术石斛太子参，芍药柿蒂豆壳多；枳薏甘草石见穿，神曲灵脂与香附。

湿胜苔白加苍朴[1]，郁热芩蒲[2]浙贝母；舌红少苔沙麦[3]添，瘀显丹七归[4]延胡；

鸡金焦楂谷麦芽，陈夏藿佩运中土；若系癌毒尚未尽，蛇舌白英红麦禾[5]。

如有他病需兼治，咽物不利通其路；食饵调护心境宽，头位略高勿太过；

日久胃体稍扩大，食不过饱参粉糊；注重复查细观察，瘖寐之前腹轻摩。

【注】

①苍朴：苍术、厚朴。

②芩蒲：黄芩、蒲公英。

③沙麦：沙参、麦冬。

④丹七归：丹参、三七、当归。

⑤蛇舌白英红麦禾：白花蛇舌草、白英。白英全草名白毛藤，即蜀羊泉，异名红麦禾（《闽东本草》）。

残胃炎证治歌括解读

【原文】

胃部次全切除后，残胃疾病仍然多；

存留胃体二三成，预后善恶各殊途。

【解读】

由于诊治技术的不断发展，很多胃癌得以早期确诊，还有一些难治性、复合性溃疡伴出血或炎症有恶变趋势等病例，均经手术治疗，所以胃次全切除手术日渐增多，术后残留的胃体炎症、吻合口炎症、溃疡、狭窄等疾患仍然很多，求治于中医者不少。有的患者已行全胃切除，胃底贲门与空肠上段吻合，术后症状亦仍显著。按传统观点“有胃则生，无胃则亡”，然而时至今日，全胃虽已切除，经恰当的治疗护理，仍然可使生命延续，甚至生活起居宛若常人，还可参加一些轻工作。次全切除者，预后还能更好。当然，也有部分患者，由于吻合口溃疡恶变、转移，或因狭窄梗阻，无法进食，营养不良，体力日衰，继生他病，预后甚差。

【原文】

手术创伤刀见红，气血损耗超半数；

切割缝合组织戕，络脉瘀阻在腹肚；

毕氏Ⅱ式空肠接，胆汁反流成熟路；

吻合口炎残胃炎，十之七八患此苦。

【解读】

患者在手术治疗过程中，切开、分离、割除、结扎、缝合，必然有不同程度的出血，加以麻醉过程对机体有不同程度的创伤，所以在手术以后，出现气血损耗，这是病机之本。手术损伤组织，离经之血留而成瘀，残胃之气郁滞，这些都是术后疾患的病理因素，可视之为“标”。

胃部手术后，常有胆汁反流至胃，尤以毕氏Ⅱ式术后，合并胆汁反流者几乎很少幸免。由于空肠上端与残留胃体吻合，胆汁逆流入于残胃腔内，甚则还反流至食管，碱性胆液极易破坏胃、食管黏膜屏障，促成残胃、吻合口及食管炎症。

【原文】

纳谷减少磨化难，精微不足阴不富；

体重下降神力倦，脘膈胀痛口不和；
气滞血瘀普遍有，和降失司木乘土；
浊阴易留湿化热，亦有癌毒似恶魔。

【解读】

胃主纳，“为水谷之海”，切除后，存留部分残腑，纳谷必然减少。加之手术前原有疾病的折磨，以及术中的创伤，禁食多日，致精微不足，气阴两亏，体重下降，神倦乏力，继而残胃炎症，胃气失降，气滞血瘀，常感上腹心下隐痛、痞胀。伴有口苦者约占三分之二，甚则咽苦，泛吐苦液。《灵枢·四时气》谓：“邪在胆，逆在胃，胆液泄则口苦，胃气逆则呕苦。”《素问·奇病论》载：“口苦者病名为何，何以得之？岐伯曰：病名曰胆瘅。”前人早已认识到口苦与胆液循行异常有关。

因气滞血瘀的病理因素存在，残胃之气郁滞，使胃气不和，胃降不及，肝木容易乘侮，肝气犯胃，尤损胃之和降功能。气滞久则化火，生热，热尤伤津。加以其本胃阴亏损，胃中失濡，纳谷少于常人，也更不易磨化。内有血瘀，营卫运行失常，胃络血涩，故常兼血瘀征象。因残胃失于和降，浊阴易于留滞，湿热内生，瘀与热结，病机复杂，互为因果，互相助长。若术前原发病为恶性肿瘤，则癌毒残存，可能滋长、复发。如术前并非癌症，吻合口因气血瘀滞，瘀热相结，也有可能由炎症导致恶变。

【原文】

病机复杂虚实兼，治法归纳四句歌；
益气养胃顾其本，胆胃宜降肝宜疏；
行其血瘀泄其热，化湿祛滞消化助；
基本之方残胃汤，临证参酌自审度。

【解读】

徐老在临床曾诊治约 300 余例残胃炎患者，从中体会分析其基本法则，选方择药，常用益气养胃，疏肝降胆，行瘀泄热，化湿消滞，标本兼顾，权衡轻重缓急标本主次而施治。

徐老自创方“残胃汤”，主要药物有太子参、炒白术、川石斛、炒白芍、柿蒂、刀豆壳、炒枳壳、薏苡仁、炙甘草、石见穿、制香附、五灵脂、焦神曲等。根据具体患者的情况，尚可随证加减，每日 1 剂，水煎 2 次，每次煎成 200ml 左右，服药时间以上午 9~10 时、下午 3~4 时为宜，服后端坐 30 分钟。

【原文】

白术石斛太子参，芍药柿蒂豆壳多；

枳薏甘草石见穿，神曲灵脂与香附。

【解读】

白术与太子参，配以炙甘草益胃气，石斛养胃阴。太子参清养胃气，益气而不滞气，兼养胃生津，气阴兼顾。白芍佐以甘草为芍药甘草汤，缓肝舒挛而调和气血。枳壳配白术为枳术汤，和中消痞，益气与降胃相兼。柿蒂历来用治呃逆，配刀豆壳和胃降逆，亦能降胆液之下行。《四圣心源》谓："土气冲和则肝随脾升、胆随胃降"，启示后人以降胃兼以降胆之法。刀豆壳首载于《医林纂要》，为豆科植物刀豆的果壳，江苏为主要产地之一，其性味甘平（刀豆性味甘温），功擅和中下气，散瘀活血，擅治反胃、呃逆，与柿蒂相配，治呃下气，降胃降胆。

石见穿为唇形科紫参的全草，异名石打穿、石大川、月下红，味苦辛，性平，擅治噎膈、痰喘、痈肿、瘰疬，此药清降而不苦寒，能降胃清胃，醒胃解毒，据证参用，其效甚佳。

五灵脂与香附为五香丸，擅治胸膈痞闷、两胁胀痛、脘腹疼痛，既能疏肝和胃，又兼散瘀通络。薏苡仁祛湿浊，散结消痈肿，对恶性肿瘤可防可治。焦神曲消滞助运，利于增强脾胃消化功能。

综上所述，徐老自拟之基本方残胃汤功用为益气养胃，理气疏肝降胆和胃，祛湿泄热解毒，适用于一般残胃炎症患者，临床运用多年，效良而未见毒副反应。

【原文】

湿胜苔白加苍朴，郁热芩蒲浙贝母；

舌红少苔沙麦添，瘀显丹七归延胡；

鸡金焦楂谷麦芽，陈夏藿佩运中土；

若系癌毒尚未尽，蛇舌白英红麦禾。

【解读】

徐老根据患者的体质、病程及轻重等差异，各人病机可能不全一致，故当以残胃汤为基础，随证加减运用。如脾湿内盛，或值长夏之际，湿蕴于中，胸脘痞闷，口黏少饮，舌苔白腻者，加苍术、厚朴，苦温燥湿，行气泄浊。若素属阴虚，易生郁热，或因气滞久而化热，湿郁成热，则宜加黄芩、蒲公英(芩蒲饮)、浙贝母以清肝胃之热,其状常见口干、常欲饮水、时有泛酸、舌红、脉细数等症。蒲公英清热解毒而苦寒不甚,黄芩清肝而除胃热,贝母清肺胃而制酸,三药伍用,其功尤著。

如舌质干红,胃阴亏乏者,宜增北沙参、麦冬。若舌有紫色,脘膈隐痛如针刺状,或曾伴大便隐血阳性,上消化道少量出血后瘀留于中,胃脘疼痛,宜酌加丹参、参三七、延胡索等,活血行气,消瘀定痛。

残胃腐熟水谷之功能减退,消运失司,故一般可据证酌加炙鸡内金、焦山楂、谷芽、麦芽等消滞药品,以助消化。尤在饮食稍有不当,引起食欲不振、不饥、脘痞之际,选加 1~3 味及时参用,甚为必要。

若原来属于胃癌而行手术者,术后可参用白花蛇舌草、白毛藤(蜀羊泉)等,这类药物均具清瘀解毒之功,其性属寒,可据证选用一二味,或间断用之。白毛藤,异名蜀羊泉,《闽东本草》名红麦禾,为茄科植物白英的全草,味甘、苦,性寒,功用为清热解毒,利湿祛风。白花蛇舌草性味功用与蜀羊泉相似,均为消化道防治癌毒之常用药物。

【原文】

如有他病需兼治,咽物不利通其路;
食饵调护心境宽,头位略高勿太过;
日久胃体稍扩大,食不过饱参粉糊;
注重复查细观察,瘤瘵之前腹轻摩。

【解读】

徐老据临床所见,中老年人患胃疾而兼有他病者不少,当据实际情况,兼顾治之。有的患者属胃心同病,当四诊合参,尤重舌脉及有关理化检查。如兼胸闷隐痛、心悸不舒,脉弦或细弦,证属胃失和降、心气郁滞者,兼用宽胸宁心,如娑罗子、广郁金、合欢皮、茯苓等;心阴不足者,佐以地黄、玉竹、黄精;心阳不振者,酌加制附子、白檀香;脾不布津、痰浊内停者,酌配薤白、瓜蒌、半夏等。残胃炎症,因大多有胆汁反流,甚则反流至食管而致胸骨后不适,或灼痛,咽物不利,可酌加宣通之品,如鹅管石、通草、王不留行等。兼病不一,举此二则,故不赘及,应从实际出发,随证分清轻重缓急而辨证治之。

饮食调护,非常重要,胃已大部切除,食管下端与空肠吻合而管腔更细,向下拉引,故进食必须少量,每次入口之食物宜在 10g 左右为妥,宜热而勿过烫，宜软而不干硬。还当防止情志因素的影响，应达观、开怀，以防气郁。

据徐老体会，每日参以米粉1次，如水磨米粉2匙（约30g），加以搅匀呈糊状，文火煮熟，食入于胃，既有营养，又易消化，对吻合口及残胃有护膜之功。藕粉甘凉，清养胃气，肃肺化痰，生津而护胃膜，且能凉血止血，吻合口炎症患者颇适合啖服。中药汤剂浓煎，取100ml左右，晚间睡前调以藕粉2匙，文火搅煮呈糊状，卧位服下，使药糊缓缓流经吻合口入于残胃，如服三七粉，亦可调入藕粉呈糊状，均可提高疗效。

夜卧于床，为减少、防止胆汁反流，头位适当抬高，可于床头的床脚下两边各垫以木板，约10cm左右，使头及上半身均略抬高，“水往低处流”，利于胆液下行。在睡前、醒后按摩腹部，顺时针、逆时针以手掌摩腹3~5分钟，促进气血流通，增强腹部肌力，改善胃肠动力，大有裨益。

胃腑阳明多气多血，虽经部分或大部切除，若体质尚健，调护得宜，残胃之腔逐渐扩大，进食渐增，通过适当服药治疗，炎症改善，同样可以参加正常工作，但还当定期复查，适当治疗，以维康健，可登寿域。

第五章　肝病证治歌括

黄疸脾湿瘀热行，湿从寒热两化分；邪毒入侵正气虚，肝胆失疏精汁升；

目肤爪甲溲色变，舌下络膜早察清；充斥三焦达营卫，肺金肾水亦遭损。

治湿必须利小便，鲜明阳证汤茵陈；山栀秦艽白鲜皮，苦参黄柏配将军；

鸡骨垂盆夏风英[①]，调理脾胃早回春；在表麻翘柴蒿[②]饮，若由酒伤添解醒。

肝有瘀热当凉血，牛角丹地[③]茜草根；胆府常道欠通顺，疏利甲乙配四金[④]；

黄久不祛阳转阴，退阴复阳早辨明；运用温药掌分寸，健运中宫是准绳。

慢性肝损病程长，戊己证候更显呈；培土泄木是常法，参用柔养涵其阴；

气滞历久水瘀留，腹部膜胀鼓疾成；中满分消与春泽[⑤]，如兼黄色佐二金[⑥]。

更有舌红阴虚证，真水不足邪水盛；兰豆枫楮[⑦]一贯煎，清金制木古法行；

敷腹外治可为佐，龈鼻出血栀子粉；中西互补随症施，加强预防是根本。

【注】

①夏风英：夏枯草、凤尾草、蒲公英。

②麻翘柴蒿：麻黄、连翘、小柴胡汤、青蒿。

③牛角丹地：水牛角、丹皮、鲜生地。

④甲乙、四金：甲木——胆，乙木——肝。四金：海金沙、金钱草、郁金、鸡内金。

⑤春泽：春泽汤，由五苓散加人参（党参）组成。

⑥二金：二金汤，由鸡内金、海金沙、厚朴、大腹皮、通草、猪苓组成（出自《温病条辨》）。

⑦兰豆枫楮：泽兰、黑料豆、路路通、楮实。

肝病证治歌括解读

【原文】

黄疸脾湿瘀热行，湿从寒热两化分；

邪毒入侵正气虚，肝胆失疏精汁升；

目肤爪甲溲色变，舌下络膜早察清；

充斥三焦达营卫，肺金肾水亦遭损。

【解读】

临床上常见的肝病，如病毒性肝炎，淤胆性肝炎，药物、酒精性肝损害等，黄疸是病程中可能出现的特征之一。

黄疸也是甲型病毒性肝炎常见病症。仲景《伤寒论》载："瘀热在里，身必发黄。"《丹溪心法》喻之为"同是湿热，如盦曲相似"。明代吴球释义云："譬如造曲，用水拌面盦之，不令气泄，黯成黄色，故人黄疸，亦是因湿热而成者也。"

湿乃主要成因，湿从热化，而成湿热。但由于体质、病邪、病程等因素，湿亦可从寒化。前者黄色鲜明如橘，称为阳黄；后者深黄而灰暗，或如烟熏、蒙尘，枯槁不润，称为阴黄，多属重症难治之疾。

诸凡病毒外邪、药毒酒害所伤，其发病规律也与"邪之所凑，其气必虚"有关。

《难经集注》曰："肝者，干也。"病邪入侵肝体，肝胆湿蕴瘀滞，胆液失于疏泄，不循常道，入于营络，达于体肤腠理，以致目、肤、爪甲色黄，小溲黄。而以舌下络膜色泽改变较早可现，故诊病察舌时，令人翘舌一望，若其色微黄，可以早期发现黄疸。

湿热病邪较重，充斥三焦，可现全身诸证，若干于气血，营卫不和，可有发热。黄疸之色，与脾相应，故有"脾色必黄"之说。病机之湿，亦与脾有关。凡脾胃不健者，易受邪毒而致病，黄疸形成前后，常伴食欲不振，甚则脘胁痞胀隐痛，恶心呕吐，神倦乏力，均属脾胃症状。黄疸重症者，肝胆气横，肺金不克制木，肺阴受损，肺津常亏，严重者可致通调失职，水湿无以下泄，使腹胀逐渐加重，由气胀而发展成为水胀。

肝肾乙癸同源，肝病湿热久羁，土败木贼，水道不利，肾失开合，有可能继发肿胀。故黄疸乃全身性疾病，当及时诊查治疗，精心护理，尽量避免迁延增重。

【原文】

治湿必须利小便，鲜明阳证汤茵陈；
山栀秦艽白鲜皮，苦参黄柏配将军；
鸡骨垂盆夏风英，调理脾胃早回春；
在表麻翘柴蒿饮，若由酒伤添解酲。

【解读】

黄疸之病既必有湿，则必须利湿，故有“治湿必利小便”之说。湿热内盛，导致身黄如橘而色鲜明者，称为阳黄。仲景茵陈蒿汤，传承应用至今。该方药用茵陈、栀子、大黄，清热化湿，通瘀退黄，使邪从下泄。服药后“小便当利，尿如皂角汁状，色正赤，一宿腹减，黄从小便去也”（《金匮要略·黄疸病》）。

《圣济总录》载有茵陈汤，方用茵陈蒿与白鲜皮二药等分，治“病人身如金色，不多言语，四肢无力”之重症黄疸。白鲜皮苦咸、寒，《本草经疏》谓其“性寒而燥，能除湿热，故主五疸”。《本草述》认为本药“咸入血，苦寒之性，有咸而合之入血，故能清散血中之滞热”。

秦艽苦辛、平，祛风除湿，和血舒筋，清热利小便，擅治风湿痹痛、筋骨拘挛、黄疸、骨蒸潮热，现代药理研究表明，通过神经系统以激动垂体，促使肾上腺皮质激素分泌增加而具有抗炎作用。

其他治阳黄的药物尚有苦参、黄柏。苦参苦寒，清热燥湿杀虫，《补缺肘后方》记载用苦参、龙胆草为末，牛胆和丸，用治黄疸。20世纪50年代起，有用苦参粉剂、汤剂口服，制成注射剂经静脉滴注等剂型，治疗黄疸型肝炎有效的报道，近年来因其有心律失常的副反应而提出慎用或小剂量应用的意见。黄柏苦寒，清热除湿、泻火解毒，《伤寒论》栀子柏皮汤配用甘草治伤寒身热发黄。

最近常用治疗急性黄疸型肝炎的鸡骨草与垂盆草，临床运用中证实可缩短病程，使急性轻中度病例愈显率提高，实验研究认为对肝炎病毒有抑杀作用。夏枯草清肝散结，蒲公英清热解毒，凤尾草清热利湿。20世纪60年代，我省已故著名中医邹良材教授经验方“清肝膏”中相辅配用，清肝降酶疗效显著，此膏迄今尚在运用，改为煎剂疗效亦佳。

徐老根据患者初起若兼有表证、黄疸、身热、表邪未净者用麻黄连翘赤小豆汤(《伤寒论》方);寒热不清、少阳不和者,小柴胡汤配青蒿清利肝胆;若病因与饮酒所伤有关者,添用葛花、枳椇子等解醒之品。

徐老认为肝胆与脾胃密切相关,肝炎无论有无黄疸,急、慢性阶段均常见脾胃症状,如神倦乏力、食欲不振、多食易胀等。仲景有"知肝传脾,当先实脾"之论,亦告诫医者应重视治脾,故调理脾胃之治法,当贯穿始终,根据病情,各有侧重,相机运用。

【原文】

肝有瘀热当凉血,牛角丹地茜草根;

胆府常道欠通顺,疏利甲乙配四金;

黄久不祛阳转阴,退阴复阳早辨明;

运用温药掌分寸,健运中宫是准绳。

【解读】

据徐老经验,肝为藏血之脏,肝有瘀热,发为黄疸,当清瘀热。欲清瘀热,不忘凉血,犀角地黄汤应列为常用之方。当前已无犀角,可用水牛角代之,与生地(最好用鲜品)、丹皮、赤芍相配,尚可据证酌加茜草根。

胆液色黄,正常之人,循其常道,下入小肠,疏土助运。病邪入侵,肝胆瘀热,胆液不循常道,逆入营血,充溢肌肤,发为黄疸,故治疗黄疸肝炎亦应考虑通利肝胆,导其下行。如海金沙、金钱草、广郁金、炙鸡内金等四金亦可配用。

《金匮要略·黄疸病》云:"黄疸之病,当以十八日为期,治之十日以上瘥,反剧多难治。"一般急性黄疸肝炎,经妥善治疗护理二旬左右,可望控制发展,趋向好转。初时黄色鲜明,称为阳黄,若迁延日久,黄疸不退或反逐渐加重,黄色渐晦,甚则灰暗,称为阴黄。

徐老认为从病机整体而言,湿从热化,发为阳黄,湿从寒化,乃为阴黄,《金匮要略》所载"黑疸""女劳疸"等,大致均属阴黄范畴。喻嘉言曾提出,医者应随时观察病情,若有转阴趋势,及时"退阴复黄",虽未列治法方药,但其意即参用温化。一般常用方为茵陈术附汤,关键药物是制附子配白术或苍术,适应证为黄疸之色渐暗,舌质偏淡,舌有不同程度的白苔,口不渴,脉不弦。制附子用量为3~10g,逐渐增加,煎时需较长。湿浊既从寒化,必须运脾化湿,苍术厚朴、平胃散之类方可以配用。附子辛温以逐寒通经,苍术、厚朴苦温芳香以化湿浊,及时运用,确有意外之效。若因循顾虑,时日一长，阴黄顽证，预后堪虑。

【原文】

慢性肝损病程长，戊己证候更显呈；

培土泄木是常法，参用柔养涵其阴；

气滞历久水瘀留，腹部膜胀鼓疾成；

中满分消与春泽，如兼黄色佐二金。

【解读】

急性肝炎黄疸型，因目、肤、小便色黄，一般易被察觉，经治疗后亦有部分患者迁延未愈，即使黄疸消退，但症状未除，肝功能尚有损害，转成慢性。无黄疸型患者，若初起症状不重，易被忽略，往往未获早期诊断，迁延日久方才被发现，不少病例在确诊时已是慢性肝炎。

在慢性期间，脾胃症状最为常见，如食欲不振，食后脘腹不适，或脘胁隐痛，或大便易溏，神倦下肢乏力等。血检肝功能异常，如血胆红素增高者，属肝胆湿热内留，酶谱增高，可视为瘀热在肝，尚未廓清。病毒抗原、抗体阳性程度，反映正邪消长，邪毒为害未除。血清白蛋白减少，似属精微气血不足。肝脾肿大者，考虑气滞血瘀，统藏失职。从自觉症状、病程、舌象脉象等四诊信息，参合化学物理检验等资料，综合分析，确定病证诊断，提出治法方药。

肝为刚脏，需肾水以涵之，血液以濡之，土气以培之。据证而用涵肝、养血、健脾和胃等法，均为治本之则。化湿、行气、祛瘀清热等均属治标之法。祛其邪毒，亦标亦本。总之，应从标本合参，分别轻重缓急，拟定治法方药。其中行气一法，包括行胃气，尤其是疏行肝气，肝主疏泄，所以始终以疏泄肝气为要务。若气滞久而致血瘀者，当行气化瘀；气郁化热，肝有湿热者，疏气而清化湿热。

慢性肝病之重者，土木相仇，土败木贼，升降失常，浊气在上，则生胀，其胀日益加重，食后尤甚，形渐消瘦，独腹胀大，气滞久则水留、血瘀，三者互相助长。胀甚则下肢肿，小溲少，肝脾两伤，及于水脏，合多开少，气化不利，若病致于此，当按臌胀论治。一般如中满分消丸（汤）、春泽汤、胃苓汤等均为脾虚气滞水湿内留常用之方。

中满分消丸（《兰室秘藏》）方用厚朴、枳实、陈皮、砂仁、半夏、白术、茯苓、猪苓、泽泻、黄芩、黄连等药，功能健脾理气，除湿利水，以消胀满。方中芩连量少，苦以降逆燥湿。春泽汤为五苓散加人参。脾虚水湿盛者，平胃合五苓化湿利水消胀；脾虚肝郁之臌胀轻症，当用逍遥合柴胡疏肝饮加减。脾阳不振者，实脾饮、五皮饮参用。气滞血瘀者，鳖甲、䗪虫、桃红四物，酌加三七、丹参、二丑、香附、槟榔等。腹胀兼黄疸，《温病条辨》二金汤为常用之方（鸡内金、海金沙、厚朴、茯苓、猪苓、大腹皮、通草）亦可参用茵陈平胃之类。

【原文】

更有舌红阴虚证，真水不足邪水盛；
兰豆枫楮一贯煎，清金制木古法行；
敷腹外治可为佐，衄鼻出血栀子粉；
中西互补随症施，加强预防是根本。

【解读】

肝硬化证型中，最棘手者为阴虚证，患者舌质红而少津，口干欲饮，饮入则胀。腹水形成后，腹胀日甚，其阴尤虚。若过于滋阴则胀满，行气药辛则阴愈不足。《诸证辨疑》论其机理为"真水虚而邪水盛"。"真水"似指真阴，包括血浆、白蛋白低，"邪水"乃体腔（包括腹腔、胸腔中的积液）。对这类患者，寻求有效治法实为医生之责，邹良材曾用兰豆枫楮汤（泽兰叶、黑料豆、路路通、楮实）配一贯煎加减，辅以静脉滴注血浆或白蛋白，补真水，祛邪水，可供参考。

阴虚证不仅肝肾之阴亏虚，肺胃之阴亦必不足，肺津受损，气道不利，影响通调水道之功能，金气无以制木，木气尤易横逆，故喻嘉言、朱丹溪等前贤均提出"清金以制木"之治法。一贯煎中沙参、麦冬养阴清肺，若加入黄芩、桑皮、金银花等药，即属清肺制肝之法，可用于阴虚证肝病、臌胀，若伴短气咳逆、胸腔积液者，酌加葶苈、二丑、白芥子、浙贝母、冬瓜子（皮）等药。

至于峻剂逐水之方，如十枣汤、控涎丹（《证治准绳》）、浚川丸等，方中均有甘遂、芫花、大戟等品，损胃伤正，务必慎之又慎。《儒门事亲》禹功散，药用黑丑为主，加炒茴香研细末服之，利小便，逐水气，可以据证选用。

腹胀满，可参用外敷药，如芒硝打碎，加肉桂粉少量布包敷腹。鼻腔牙龈出血者，可用黑栀子研成粉末状，蘸于棉球，局部填塞，另以凉血止血方药内服，颇有良效。

肝病肝功能障碍、衰竭，尤如阴虚臌胀，预后不良，调治不易。另有部分患者因内积瘀热，继患恶变，瞬息致危。臌胀必须利水，利水易耗伤阴津，水电解质失衡。尚有出血，昏迷，继发感邪，有的肝衰、肾衰俱至，凡此种种，均需中西医及时抢救。未病早防，已病早治，妥善护理，防止反复增重，防治结合，不断减少发病，提高疗效。任重道远，医者责无旁贷。

第六章　胆囊切除术后证治歌括

胆囊手术日益多，微创剖腹各有数；中精之府一刀摘，仍然有人诉疾苦；

胆汁直下达肠管，亦可逆返入胃中；脘胁痞胀有气滞，切割出血留瘀阻。

术后鹜溏便次增，频欲临圊受折磨；疏泄太过宜敛摄，不必单纯扶脾土；

芍药山萸梅五味[①]，良姜升术益智诃[②]；寒加附子热加连[③]，藿防楂曲[④]共配合。

道中依旧可聚砂，总管扩张堵其路；肝内也有成小石，胁背胀痛言疾疴；

四金四逆[⑤]当归须，丝通梗通加皂戈[⑥]；亮菌留行[⑦]风仙子，随症选用有尺度。

甲木胆府合乙木，余气下泄精汁窝；浓缩贮存是宝库，流入肠中能疏土；

越君尝胆珍其苦，此液历来用途多；开怀慎食善摄生，维护康健免风波。

【注】

①梅五味：乌梅、五味子。

②升术益智诃：升麻、白术、益智仁、诃子。

③连：黄连。

④藿防楂曲：藿香、防风、焦山楂、焦神曲。

⑤四金四逆：四金汤，由金钱草、海金沙、鸡内金、广郁金组成；四逆散，由柴胡、枳实、白芍、甘草组成。

⑥丝通、梗通、皂戈：丝通，方通草切成丝状；梗通草；皂角刺。

⑦留行：王不留行。

胆囊切除术后证治歌括解读

【原文】

胆囊手术日益多，微创剖腹各有数；

中精之府一刀摘，仍然有人诉疾苦；

胆汁直下达肠管，亦可逆返入胃中；

脘胁痞胀有气滞，切割出血留瘀阻。

【解读】

随着体检的逐渐普及，大量胆石症的病例被早期发现，加之已有的胆病患者，所以各医院的胆囊手术人数日益增多。具有普外腹部手术条件的各级医院近年来经剖腹、微创进行胆囊摘除的病例数逐年递增。以我院为例，2010年已近千例，比5年前增加1倍。术后最常见的合并症是胆汁反流，导致胃黏膜屏障受损而致慢性胃炎，或使原有胃炎复发、加重，并显著增加胃食管反流性疾病的发生。胃中气滞，失于和降，并由于手术创伤，容易导致瘀血内留。在辨证治疗时，较之非手术者更为复杂，增加了治愈的难度。至于胃、食管疾病的证治，另有专论，兹不赘述。

【原文】

术后鹜溏便次增，频欲临圊受折磨；

疏泄太过宜敛摄，不必单纯扶脾土；

芍药山萸梅五味，良姜升术益智诃；

寒加附子热加连，藿防楂曲共配合。

【解读】

《难经·四十二难》谓："胆在肝之短叶间……盛精汁三合。""精汁"为"肝之余气"下泄而成，是一种精气所生之液汁，可以疏土，进一步消化水谷而成为精微。成人一日约达1 000ml，主要含有脱氧鹅胆酸及石胆酸。这些胆盐液汁在胆囊浓缩和储存，胆囊容量为20~60ml，重吸收水和电解质。进餐后胆囊有序收缩，胆液陆续流入肠内，95%以上的胆盐在小肠吸收（尤其是回肠末端）。如重吸收障碍，胆盐过多流入结肠，则大便稀而次多。胆囊一经摘除，肝脏分泌的胆汁直接下流，丧失了浓缩、贮存的脏器，所以一般在术后大便次数增加，时欲如厕临圊，给生活、工作带来影响。况且运化精微的功能不足，也会影响到全身的营养供给。

胆囊摘除术后的泄泻，与一般脾虚证有所差异，故单用健脾助运之治法往往效果欠佳。可以参考胆液生理的影响，似与疏泄太过有关。丧失了浓缩5~20倍的功能，胆酸浓度虽然降低，但在结肠的流量增加，持续时间延长。肝胆疏泄不及者，当用疏肝利胆。疏泄太过者，理宜敛肝摄液。只要疼痛不著，舌苔不腻，非食滞、湿困之泄利，用白芍、山茱萸、炙乌梅、五味子、高良姜、炙升麻、益智仁、煨诃子、炙甘草等浓煎内服，一般服 5~10 剂即可使大便次数减少，质渐成形。山茱萸酸平，《名医别录》谓其“微温”，功擅补肝肾，涩精气。《本草求原》谓“治久泻”，《本草新编》也有“治五更泻”的记述，与白芍、乌梅、五味子相配，酸收敛液。加入升麻解毒升阳，高良姜温中止泻，益智仁、诃子辛苦温涩肠，甘草调和诸药。此方姑名为“胆泄汤”。至于个体的差异，如兼寒可酌加制附子少许，中有郁热者酌加黄连，夹湿热宜藿香、防风。为助消运，以防食积，可加入焦山楂、焦神曲。

【原文】

道中依旧可聚砂，总管扩张堵其路；
肝内也有成小石，胁背胀痛言疾疴；
四金四逆当归须，丝通梗通加皂戈；
亮菌留行凤仙子，随症选用有尺度。

【解读】

胆囊切除术后，如形成胆石的病因持续存在，胆总管仍可有结石形成。积聚较多之时，胆总管出口不畅，管腔下端可相应扩张。也有在肝内毛细胆管、肝管中形成小如泥沙样结石者。患者常诉上腹偏右，胁背胀、痛，轻重不等，一旦检查发现肝内或胆总管结石，患者常可产生心理压力，诸症丛生。如若再行手术，不仅难度大，而且会更损脏器，还有可能增加术后多种合并症。

徐老认为这类患者，当从肝胆湿热、气滞血瘀等病机考虑，一般仍适用四金（金钱草、海金沙、鸡内金、广郁金）合四逆散（柴胡、枳实、白芍、甘草）加当归须、通草、皂角刺、王不留行、凤仙花子（急性子）等活血通利消结之品。

通草系五加科植物通脱木的茎髓，味甘、淡，性凉，加工成片状者为方通草，切成丝者名丝通草。梗通草为豆科植物田皂角茎的木质部，性味亦为甘苦而凉。二药同具通乳、利小便、催生等通利之功用。肝管、胆总管有结石，通草常可用为辅助药，肝管结石用丝通草，胆总管结石可用梗通草。

皂角刺为豆科植物皂荚的棘刺，功擅搜风、拔毒、消肿、消毒、排脓，与急性子、王不留行等药同用，能通利管道中结石，使之通达下泄，唯三药用量应适当，不可过量伤正，孕妇忌服。

亮菌为白蘑科假密环菌的菌丝体。20世纪60年代，从民间的单验方中发掘，经临床与实验研究证实，亮菌具有利胆、和胃、抗炎等良好的功用，50多年来临床广泛运用，未发现不良反应。目前常用剂型为片剂，服用方便，对胆囊、肝内、胆总管结石等疾患，与汤剂配用，可协同起效。

【原文】

甲木胆府合乙木，余气下泄精汁窝；

浓缩贮存是宝库，流入肠中能疏土；

越君尝胆珍其苦，此液历来用途多；

开怀慎食善摄生，维护康健免风波。

【解读】

胆附于肝，互为表里，肝随脾升，胆随胃降，同为人体重要器官，胆液经胆囊浓缩、贮存流入小肠，疏土以助运化。胆液之味甚苦，性寒。古代越王勾践“卧薪尝胆”籍忆其苦。临床运用猪胆、鸡胆，药源丰富，取其汁，焙研装入胶囊内服，可治肝胆病、百日咳、眼病等疾患，其效甚佳。人的胆液，除疏土助运以外，也可能尚有清热解毒的功用，对体内自稳、调节也是一种重要的物质。胆囊一经切除，对健康也会有不同程度的影响，故重在预防，节饮食，调情志，防止胆病，免于切摘，以维康泰。

第七章　胰病证治歌括

脾居中焦主运化，散膏半斤当属胰；与胃相合邻肝胆，胆胰管出壶腹溪；
腺中之液能化食，糖原代谢内分泌。胰腺炎症常见疾，病从口入发于里；
脾胃薄弱易患此，禀赋体质有关系；胆病波及需重视，湿热氤蒸损血气。
急发重症瞬息变，充斥营卫犯心肺；心存警惕确诊早，抢救及时中合西。
大柴胡汤清胰方，泻心保和随证提；若兼蛔虫当驱出，调整血糖防高低。
慢性炎症病程长，慢中防急勿麻痹；脾胃不和六君子，肝脾失调逍遥依；
肝胆湿热常清化，四金四逆随机施；积滞当消慎饮食，三棱莪术祛瘀滞；
快膈消食直指方，砂仁香附楂陈皮[①]；如因酒伤参解醒，腹痛经久效方奇[②]；
草果灵脂延没药，酌加姜黄白芍薏。上腹包块按之痛，即查B超或CT；
局部坏死胰液渗，假性囊肿影像起；理气行瘀又清化，败酱瓜子多苡米；
打碎芒硝掺桂末，腹壁外敷效不欺。囊破膜损即开腹，术后调护心要细；
日久不消防恶变，注重复查莫忘记；饮食有节慎起居，健其中宫护脾胰。

【注】

①快膈消食直指方，砂仁香附楂陈皮：《仁斋直指方》快膈消食丸，由三棱、莪术、陈皮、香附、木香、砂仁、麦芽、神曲组成。

②效方奇：明代董宿《奇效良方》手拈散，由延胡索、五灵脂、没药、草果仁组成。

胰病证治歌括解读

【原文】

脾居中焦主运化，散膏半斤当属胰；
与胃相合邻肝胆，胆胰管出壶腹溪；

腺中之液能化食，糖原代谢内分泌。

【解读】

古医籍中未见有胰腺之名，但从《难经·四十二难》“脾重二斤三两，扁广三寸，长五寸，有散膏半斤”的记载，“散膏”很可能就是胰。从内脏的部位和胰参与进一步消化食物以资运化来看，胰属脾当可理解。据《难经》注者杨玄操谓“脾，俾也，在胃之下，俾助胃气，主化水谷”，也说明胰与脾胃的密切相关。

胆附于肝，内藏精汁，在解剖方面古今比较一致。脾胃与肝胆相邻，《四圣心源》：“木生于水而长于土，土气冲和，则肝随脾升，胆随胃降。”所言生理功能，四者（肝、胆、脾、胃）密切相关，互为依存，喻为“土荣木”和“木疏土”，共同完成人体的消化功能，协调平衡，维持自稳状态。一旦有病，也将互相影响，尤以胰管与胆总管均开口于十二指肠下端壶腹部位，胆病及胰，故有“胆源性胰腺炎”之称，似属“土木相仇”。

胰腺分泌胰液，常人日量约1.5L，含有淀粉、脂肪、蛋白及糜蛋白等酶，是消化液中最重要的一部分。胰腺又是人体重要的内分泌器官，分泌胰岛素参与糖代谢。因此，胰腺一旦发生病变，对机体影响甚巨，预后亦较严重。

【原文】

胰腺炎症常见疾，病从口入发于里；

脾胃薄弱易患此，禀赋体质有关系；

胆病波及需重视，湿热氤蒸损血气。

【解读】

胰腺炎症当前已是消化系统常见而多发的疾病，与胆道结石炎症的发病增加也有一定关联。其病因之一是禀赋不足，脾胃薄弱，运化功能失健。二是饮食不当，暴饮暴食，酒食不节，肥甘助湿，炙煿生热，酒醴酲毒，损伤脾胰及胃。三是肝胆湿热久蕴，氤氲犯及胰脾。它如起居失常、劳倦过度、饱餐后舟车劳顿、烦劳忧思抑郁等因素，以致中焦气滞，湿热交阻，升降失常，胃气壅塞。若邪盛则可充斥三焦，营卫失调，如正虚邪盛，正不胜邪，气耗阴损，甚则厥脱致危。

【原文】

急发重症瞬息变，充斥营卫犯心肺；

心存警惕确诊早，抢救及时中合西。

【解读】

胆道炎症结石，当壶腹部发生阻塞时，胆液逆流入胰管，渗入胰腺组织，暴饮暴食，酒醴过度，促使胰液分泌旺盛，胰腺小管或腺泡破裂，胰酶逸出，以致胰腺充血、水肿、增大，称为“水肿型”。若炎症导致坏死、出血，波及周围组织，称为“出血型”。有些老年或体虚之人，急性突发，发展迅速，病死率甚高。故临床医生必须高度警惕，及时明确诊断，及时救治，合参中西之法，合理使用抑制胰腺分泌、镇痛解痉、纠正水与电解质失衡、抗休克、抗感染、控制高血糖等措施。

【原文】

大柴胡汤清胰方，泻心保和随证提；

若兼蛔虫当驱出，调整血糖防高低。

【解读】

由于病理变化的性质与程度不同，急性发病时临床表现亦轻重不一。一般常见症状为上腹部疼痛，持续而较重，按之痛著。初时常有恶心呕吐。大多有身热，少数出现黄疸。急性坏死型胰腺炎常发生四肢冷、汗出、脉细数、血压下降等休克危象。

病理因素大致可概括为食滞中焦，胃气失降，湿与热合。病机以邪实为主，治宜消食导滞、和降胃气、清化湿热。常用方如大柴胡汤、泻心汤、保和丸、藿朴夏苓汤、香苏散、四逆散等，根据病情，立方遣药。并宗“通则不痛”之旨，重在通下。

中华人民共和国成立以来，天津市南开医院、遵义医科大学附属医院外科诊疗本病取得一定经验，创制的“清胰汤”一号方适用于腑实的急性水肿型胰腺炎，药用柴胡、黄芩、黄连、白芍、广木香、延胡索、大黄（后下）、芒硝（冲服）。二号方用于蛔虫诱发的急性水肿型胰腺炎，药用柴胡、黄芩、广木香、白芍、槟榔、使君子、苦楝根皮、芒硝（冲服）。并施以针刺治疗，取穴上脘、脾俞、足三里为一组，中脘、胃俞、下巨虚为一组，胆俞、阳陵泉、内关为一组。轮流交替，均用泻法。

如胰腺炎症破坏胰岛而出现高血糖症时，用胰岛素加入葡萄糖盐水中静脉滴注。

若遇坏死型胰腺炎出现休克者，当及时据证用独参汤、四逆汤等方，配合针灸和抗休克治疗，全力抢救。待转入坦途后，随证用药治疗。

【原文】

慢性炎症病程长，慢中防急勿麻痹；

脾胃不和六君子，肝脾失调逍遥依；

肝胆湿热常清化，四金四逆随机施；

积滞当消慎饮食，三棱莪术祛瘀滞；

快膈消食直指方，砂仁香附楂陈皮；

如因酒伤参解酲，腹痛经久效方奇；

草果灵脂延没药，酌加姜黄白芍薏。

【解读】

急性胰腺炎若反复发作，或迁延日久，可能转成慢性。一般表现为上腹疼痛、痞胀、大便易溏、乏力神倦等症。病位常以脾胃为主，及于肝胆。脾胃运化不力，脾虚气滞，水谷不归正化，湿自内生，升降失其常度，肝胆失于疏泄，木侮中土，气滞血瘀。在慢性过程中，若复因饮食不当，饮酒、劳倦或情志等因素，可能促发急性病变，故千万不可麻痹大意，应善为调治，慎饮食起居，防止发作，努力促使逐步好转，趋于向愈。

徐老认为慢性炎症大致以下列证候为常见：

脾胃不和证：治宜健脾和胃，常用方如香砂六君子汤加减。脾阳虚者，参用理中汤、附子理中汤。

脾气、脾阴俱虚证：治以参苓白术散、慎柔养真汤（黄芪、党参、白术、山药、茯苓、甘草、白芍、莲肉、五味子、麦冬）。脾虚湿胜者，宜用平胃散、不换金正气散、养胃汤（《证治准绳》：厚朴、苍术、藿香、草果仁、半夏、橘红、党参、茯苓、生姜、甘草）等。脾虚而气滞较著者，可用木香顺气汤（《医学发明》：木香、草豆蔻、益智仁、苍术、柴胡、茯苓、泽泻、陈皮、厚朴、干姜、吴茱萸）等。

肝脾不和证：宜用逍遥散、鸡胵汤（《医学衷中参西录》：生鸡内金、柴胡、白芍、白术、陈皮、生姜）加减。若有瘀滞者，参用快膈消食丸（《仁斋直指方》：三棱、莪术、陈皮、麦芽、香附、砂仁、神曲）。上腹痛甚者，参用手拈散（《奇效良方》：延胡索、五灵脂、没药、草果仁）等方加减。因酒所致者，配加葛花、枳椇子等。

肝胆湿热证：一般酌用四逆散、茵陈蒿汤、验方四金汤（金钱草、海金沙、广郁金、鸡内金）。若湿热瘀结，上腹胁腰疼痛不解者，可参用薏苡仁、冬瓜子、败酱草、白芍,并加入路路通、通草、丝瓜络、姜黄等通络之品。尿糖阳性者,可加地锦草、鸟不宿、白僵蚕等。

针灸、外治疗法的配合,可以提高疗效。

【原文】

上腹包块按之痛,即查B超或CT;

局部坏死胰液渗,假性囊肿影像起;

理气行瘀又清化,败酱瓜子多苡米;

打碎芒硝掺桂末,腹壁外敷效不欺。

【解读】

胰腺假性囊肿,是常见的胰囊性损害,约占胰腺疾病总数的40%,多继发于急、慢性胰腺炎和胰腺损伤的患者,由于血液、胰液外渗,以及胰液自身消化,导致局部组织坏死崩解物的积聚,不能较快吸收而形成。其囊壁为非上皮成分,而是由炎性结缔组织构成,故称为“假性囊肿”。当患者上腹疼痛不适持续,按之有包块,或伴有发热,应即查B超或CT,一般即可发现囊肿病变。

假性囊肿的病机,不外乎湿热郁积和气滞血瘀。故清化湿热、理气行瘀仍为基本治法,并宜参用散结祛毒之品。据徐老经验,药用炙柴胡、黄芩、制军、薏苡仁、冬瓜子、败酱草、炙鸡内金、海金沙、莪术、通草、浙贝母、王不留行、当归、生甘草等,必要时尚可酌配皂角刺、白芥子。薏苡仁、冬瓜子、败酱草均需重用。此外,薏苡仁与冬瓜子尚可煮水代茶饮服。外治法可用芒硝(打碎)50g、肉桂粉2~3g,布包外敷腹部包块处,每日1次,连续7~14天。

【原文】

囊破膜损即开腹,术后调护心要细;

日久不消防恶变,注重复查莫忘记;

饮食有节慎起居,健其中宫护脾胰。

【解读】

假性囊肿若中间渗液较多,炎性纤维膜一旦破损,则突然腹痛剧烈拒按,必须及时诊查,开腹手术。术后护理必须周到细心。胰腺假性囊肿、慢性胰腺炎也有部分患者可以恶变,临床必须密切观察,随时检查,采取针对性防治措施。

徐老指出防重于治，故平时千万注意做到饮食有节，切勿酗酒、暴饮暴食，少进肥甘炙煿。胆道有病者，及早妥为治疗。平时保持饮食结构合理，劳逸适度，心情平和，使脾胃健旺，亦利于防止胰病。

第八章　肠病证治歌括

下利概含泄与痢，治泻相传有九法；肚痛而泄见赤白，里急后重称滞下。

初病治疗宜审慎，积滞必须消与排；木香槟榔芍药汤[①]，将军都是常用药；

痢无补法乃古训，早用兜涩疾苦加；若有寒热宜表达，逆流挽舟葛蒿柴[②]。

木侮中土增痛泻，抑肝扶脾遵古法；防风陈皮与术芍，蚕梅[③]蝉衣人中白。

脓多秦苍[④]马齿苋，血多榆槐添紫柏[⑤]；更有痰泄宜祛化，陈夏薏桔菖远瓜[⑥]；

气利名方诃黎勒，健脾摄涎益智佳；久痢不忘参血药，猬冠棱莪[⑦]木槿花。

如厕已少脓血尽，黄昏[⑧]白及与胶药；菖榆藿连[⑨]锡类散，细心灌肠效不差。

缓解期间健脾胃，随证理气与清化；气阴俱虚当养真[⑩]，参苓白术互斟酌；

善于调治肝脾肾，行瘀祛浊由医家。溃结易致克罗恩，肉芽增生病理查；

饮食起居当须慎，劳逸适度舒情怀；参进粉糊远腥羶，增强体质暖腹脉。

【注】

①木香槟榔芍药汤：木香槟榔丸、洁古芍药汤。

②葛蒿柴：葛根、青蒿、柴胡。

③蚕梅：僵蚕、乌梅。

④秦苍：秦皮、苍术。

⑤榆槐添紫柏：地榆、槐花、紫草、侧柏叶。

⑥陈夏薏桔菖远瓜：陈皮、半夏、薏苡仁、桔梗、菖蒲、远志、冬瓜子。

⑦猬冠棱莪:刺猬皮、鸡冠花、三棱、莪术。

⑧黄昏:黄昏汤,由合欢皮、阿胶、山药组成。

⑨菖榆藿连:石菖蒲、地榆、藿香、黄连。

⑩养真:养真汤,由黄芪、山药、党参、白术、茯苓、白芍、莲肉、麦冬、五味子、甘草组成。

肠病证治歌括解读

【原文】

下利概含泄与痢,治泻相传有九法;

肚痛而泄见赤白,里急后重称滞下。

【解读】

《素问·灵兰秘典论》谓“大肠者,传道之官,变化出焉”,“小肠者,受盛之官,化物出焉”(传不洁之道,变化物之形),指出了肠腑的主要生理功能。故凡大便质、量与次数的异常,均属肠病。本篇重点讨论关于慢性泄泻和痢疾的诊治内容,是临床最常见的肠疾。

《金匮要略·呕吐哕下利病脉证治》将大便异常的泄泻与痢疾统称为“下利”。凡排便次数增多,粪质稀薄,甚则如水样者为泄泻,若腹痛、下利赤白里急后重者为痢疾(若属时行传染者名疫痢)。临床所见慢性非特异性溃疡性结肠炎等炎症性肠病,在病程中可能似泻而又似痢,徐老指出对这样的病例,姑名之为“下利”,亦无不可。重在辨证,诊断为下利,不会影响治疗施方择药。

《黄帝内经》有濡泄、洞泻、飧泻、注泄等名,《难经·五十七难》谓:“泄凡有五,其名不同,有胃泄,有脾泄,有大肠泄,有小肠泄,有大瘕泄,名曰后重。”迄宋以后,基本上统称为泄泻。由于病因多端,病程不一,证候不同,故李士材《医宗必读》列举治泻九法,即淡渗、升提、清凉、疏利、甘缓、酸收、燥脾、温肾、固涩,亦可知治泻已积累了丰富的经验。

典型的痢疾,诊断不难,以腹痛、里急后重、下利赤白为主症,以夏秋居多,《诸病源候论》即有赤白痢、血痢、脓血痢、热痢等名称,《备急千金要方》有“赤白滞下”之称。中有积滞,而致下利,故名滞下。

【原文】

初病治疗宜审慎，积滞必须消与排；
木香槟榔芍药汤，将军都是常用药；
痢无补法乃古训，早用兜涩疾苦加；
若有寒热宜表达，逆流挽舟葛蒿柴。

【解读】

痢疾病位在肠，因湿热（或寒湿）食滞、滞积肠腑，气血与之相搏，传导失司，脂膜损伤，气血瘀滞，故见腹痛里急后重，下利赤白。初起必须参用消积通滞，排出浊毒，正因为如此，古有“痢无补法”之诫。“补”可能包括补气健脾、补肾固涩等方药，这一原则，同样适用于溃疡性结肠炎等似痢似泻初起之时。若审证不详，治法不当，早用健脾益气、温肾兜涩方药，导致病程迁延，反复发作。

洁古芍药汤，为治疗湿热内留之痢证常用方，湿偏重者配以木香槟榔丸，热偏重者佐用枳实导滞丸、白头翁汤等，重在消积导滞，调气行血，化湿清热解毒。其中大黄亦属常用之药，有的宜加入芒硝、黑丑，消积导滞务宜尽早，祛之务尽，免留后患。若初起伴有恶寒发热，头痛身重，有表证，可用发散表邪，领其外出，喻嘉言称之为“逆流挽舟”（败毒散加减）。柴胡、羌活、防风、葛根等表散解热之剂，随证选用，不失祛邪外达的时机。

【原文】

木侮中土增痛泻，抑肝扶脾遵古法；
防风陈皮与术芍，蚕梅蝉衣人中白。

【解读】

有的肠病腹痛下利，并无明显赤白黏冻、里急后重等症，属于肝脾不调痛泻之证。由于肝失条达，脾失健运，宜用《景岳全书》引刘草窗痛泻要方，抑肝健脾。方中白术健脾，白芍柔肝，陈皮理气醒脾，防风祛风升清。征诸临床，这类病证颇为常见，常有结肠过敏易激的特点。然单用此方四药，力弱不够，据徐老经验，可酌配僵蚕、乌梅、蝉衣、人中白等药。

白僵蚕辛平无毒，入肝经，功擅祛风解痉，化痰散结；蝉衣（蜕）甘咸凉，亦入肝经，散风热，定惊，宣肺透邪。二药均能抑肝，可助白芍、防风抑制肝木，抗过敏。人中白咸寒，入肝、肺经，清热降火消瘀；乌梅酸收。临床运用经验提示，此四药均可增强抗过敏作用，补痛泻要方抑肝药物之不足，可以据证酌用。

【原文】

脓多秦苍马齿苋，血多榆槐添紫柏；
更有痰泄宜祛化，陈夏薏桔菖远瓜；
气利名方诃黎勒，健脾摄涎益智佳；
久痢不忘参血药，猬冠棱莪木槿花。

【解读】

大便次多而见脓血者，属湿热毒邪损及肠腑脂膜所致，白多偏湿，血多偏热。患者及医者目视可以望知，经化验更可证实。白多者往往白细胞、脓细胞多，秦皮、炒苍术与马齿苋之药相配，加入辨证处方中，效良而捷。秦皮苦寒无毒，苦以燥湿，寒以清热，仲景白头翁汤中秦皮用量超过白头翁，此药尚擅治眼眦多脓性分泌物之眼疾，消炎镇痛之效较著。苍术苦温燥湿辟秽，善行而开郁。马齿苋辛寒，清热解毒，消肿治痢，亦善治痈疽恶疮、妇女带下。

下利赤白而血多者，治宜清热凉血，徐老常用地榆、槐花(或角)、侧柏叶，配加紫草，这些药均入血分。槐角与槐花性均苦寒，清热凉血止血，功用相同。槐角系果实，功兼润燥。紫草苦寒入血，清热解毒，凉血止血，且具通下之用，亦治便秘。地榆、侧柏叶均是经典治血药物，炒炭者统为止血之用，“红见黑即止”，不炒炭同具止血(促进凝血)作用，又兼清热解毒抗炎抑菌。

如大便中黏液量多，此系湿胜所致，因湿盛而津凝，与痰浊相似，故昔有“痰泻”之称。有湿宜祛，有痰当化，故曰“祛化”，用药如陈皮、半夏、薏苡仁、桔梗、石菖蒲，必要时酌配远志与冬瓜子等。

《金匮要略·呕吐哕下利病脉证治》篇末条谓：“气利，诃黎勒散主之。”意即大便随矢气而出，粪质稀薄，属于肠滑之症，导致患者频频如厕，不敢排气。诃子系使君子科植物诃子的果实，苦涩温，敛肺，止利，富含鞣质，涩肠止泻，若气利而无腹痛便下赤白者，下利稀薄而臭不甚，中无积滞者，可用诃子，用量 10~20g。

益智仁健脾温肾摄涎止利。脾主涎，脾不固摄，涎多成患，益智用之颇效。肠中液多，而无明显积滞，下利次多，粪稀水多，腹痛不著者，加用益智仁，可使肠液分泌减少，吸收增加，粪质渐干，便次减少。

久痢时发，虚虚实实，治疗不易。尤以腹痛下利赤白，经久不已。徐老从辨证方中参用活血化瘀之品。歌诀中所列刺猬皮，苦平，降气定痛，凉血治痢，亦善行瘀活血，一般用治血瘀胃痛，反胃吐食，殊不知对下利血便、里急后重、腹痛、甚则肛痛脱肛者用之甚佳，可明显改善症状。其他如鸡冠花治血痢，止血活血，三棱、莪术消积而活血，木槿花治赤白痢，凉血活血，治久痢屡发。炎症性肠病，慢性复发病例，从“久病入络”之理，重视参用血药，可以提高疗效。

【原文】

如厕已少脓血尽，黄昏白及与胶药；

菖榆藿连锡类散，细心灌肠效不差。

【解读】

经过治疗和饮食起居调护，腹痛下利赤白等症逐渐向愈，便次已少，脓血已尽，徐老据证参用合欢皮、白及、阿胶珠和山药等药。

合欢皮为豆科植物合欢皮的树皮，甘平，功擅解郁、和血、宁心、消痈肿。《备急千金要方》黄昏汤用此一味治疗肺痈脓已尽者。《景岳全书》载有合欢饮，用合欢皮、白蔹治肺痈久不敛。肺与大肠相表里，故徐老用于下利结肠溃疡性炎症脓血已尽之际，冀其敛疡护膜，征诸临床，确甚有效。用量为30g，加入辨治方中。白及富有黏性，止血敛痈，山药健脾益气养阴，二药亦可在此时期配用，利于巩固疗效，减少复发，缩短病程。

除内服药物外，为求直达病所，凡左半结肠炎症溃疡显著者，宜采用保留灌肠法，可以提高疗效。30多年来，国内类似报道甚多，各地专家用药有同有异。据徐老经验，常用石菖蒲、地榆为主，浓煎成150ml，亦可调入锡类散。于晚间便后，令患者左侧卧，肛管插入约15cm，药液保持40℃左右，以每分钟60~80滴速度灌入肠中，灌肠毕，拔去肛管，合腿左侧卧5~10分钟，再平卧5~10分钟，再右侧卧10~15分钟，以后仰卧。按此法一般保留时间较长。每晚1次，连续5日，停2日再按上法灌肠，约3~4周。

【原文】

缓解期间健脾胃，随证理气与清化；

气阴俱虚当养真，参苓白术互斟酌；

善于调治肝脾肾，行瘀祛浊由医家。

【解读】

溃疡性结肠炎常具有反复发作的特点，当病情处于好转缓解之期，除注意饮食起居调护外，适当的药物治疗十分重要，旨在巩固提高，以防复发。此时徐老常用健脾和胃之剂，随证参用理气、清热、化湿、护膜等方药，每周服药2~4剂，酌情而定。亦可配用米粉调入散剂，如炒白术、山药、茯苓、甘草等药研成细粉。米粉与药粉之比约为3∶1，文火煮成糊状服下，既利于消化吸收，又有营养与治疗的双重作用，药食相兼，健脾和胃。

久痢或久泻，经认真诊疗护理，取得向愈效果。患者本虚之征常见，脾气必虚，气虚及阴，脾阳脾阴都有不同程度亏损，患者舌质红而少苔，口干欲饮，神倦气怯，脉象细濡。按一般常规，治以参苓白术散，健脾养阴，气阴兼顾。然此方养阴之品唯莲子与山药，故徐老常选参《慎柔五书》养真汤，此方除参、术、芪、草、茯苓、山药以外，尚有白芍、五味子、莲肉、麦冬，前者补益脾气为主，后者敛液养阴为辅。两者相辅相成，其效尤著，能善于治本，避免再度发作。

慢性结肠炎向愈恢复时期，有的呈现肝、脾、肾俱虚者，徐老则审证而调治。肝血不足者用炒当归、芍药、阿胶珠、女贞子等，少用枸杞子、何首乌以免肠润便溏；肝阴不足、疏泄太过者，酌加炙乌梅、木瓜、五味子、白芍；兼肾阴亏虚者，酌配山茱萸、莲须、潼沙苑、菟丝子等，尽量避免生熟地滋腻之品；据证参用行瘀祛浊之剂，因病久及血，当行其瘀，选加莪术、紫草、泽兰与归芍相配；有湿浊内留者，配用薏苡仁、茯苓与陈夏为伍，当须始终顾护胃气，参以养胃理气之品。总之，应详为辨证，图本调治，妥为善后，俾脾胃健旺，正气存内则邪不可干。

【原文】

溃结易致克罗恩，肉芽增生病理查；
饮食起居当须慎，劳逸适度舒情怀；
参进粉糊远腥羶，增强体质暖腹脉。

【解读】

临床上有些慢性溃疡性结肠炎患者，在病程中经再度内镜检查，诊断为克罗恩病。两者统属炎症性肠病，病因均未明确，但均与免疫反应、遗传、感染等因素有关。临床表现初期大致相似，结肠炎的病变部位以结肠为主，左半结肠多见，也可及于全结肠，病变一般限于黏膜层为主。克罗恩病病变以右半结肠为多见，同时常及于回肠，局限于结肠者仅少数（约 10%）。病变达结肠黏膜下层与浆膜层，肠系膜淋巴结大，淋巴管内层细胞增生，随着病变的发展，炎症性肉芽肿深达肠管肌层，使肠管增厚、变硬。也有从口腔至肛门各段消化道均受其累，常呈节段性分布。肠梗阻是最常见的并发症，并常伴有贫血、出血、低蛋白血症等，迁延不愈，预后不佳。此病目前尚无特殊治疗方法，主要从支持与缓解症状的有关措施，中医中药亦以随证辨治为主，常以清化、行瘀、散结、理气、顾本（养血、健脾等）等法。药物内服、外治，配合针灸。

防重于治，平时注意饮食起居，调情志，防过劳，腹部保暖，以维护脾胃功能。既病下利，更当重视调护，参以米粉调服，食药相兼，忌食腥羶发物，以防反复加重。

第九章 肝气郁滞与疏肝法歌括

肝气郁滞疏肝法，中医特色历来明；木能疏土土荣木，曲直条达肝之性。

受气于心脉贵通，木火刑金肺遭损；乙癸联系利阴窍，六腑宜通肝相应；

开窍于目罢极本，情怀不畅乃其因。疏肝达郁必理气，甘缓辛散早载文；

柴胡疏肝景岳方，四逆芎劳莎草根。木香乌药郁金欢[①]，青陈延胡砂蔻仁；

橘叶与络蒺橼蝶[②]，丁檀沉降加金铃。佛手茱萸瓜络枸[③]，八月[④]麦芽百合灵；

宽胸利膈有苏梗，纯良主中药性平。配用通络枫香果[⑤]，乳没归须娑罗[⑥]分；

伍以化痰蛤壳贝[⑦]，半夏厚朴薏藻昆[⑧]。气郁生火法宜清，化肝清肝夏左金[⑨]；

行气利水增四苓，泽兰益母天仙藤；配加化瘀桃红花，血府逐瘀紫丹参。

寒滞厥阴宜温经，天台乌药橘核[⑩]灵；疏泄太过宜酸敛，刚柔相济慎辨证。

【注】

①欢：合欢花、合欢皮。

②橘叶与络蒺橼蝶：橘叶、橘络、刺蒺藜、陈香橼、木蝴蝶。

③瓜络枸：丝瓜络、枸橘李。

④八月：八月札。

⑤枫香果：即路路通。

⑥乳、没、娑罗：乳香、没药、娑罗子。

⑦贝：浙贝母。

⑧薏藻昆：薏苡仁、海藻、昆布。

⑨化肝清肝夏左金：化肝煎、清肝汤（《杂病源流犀烛》方，由当归、白

芍、川芎、柴胡、栀子、丹皮组成）、夏枯草、左金丸。

⑩天台乌药橘核：天台乌药散、橘核丸。

肝气郁滞与疏肝法歌括解读

【原文】

肝气郁滞疏肝法，中医特色历来明；

木能疏土土荣木，曲直条达肝之性。

【解读】

肝藏血而主疏泄，和整体气血运行、调节与精神神经系统功能密切相关。“疏泄”即是疏通畅泄之意。《难经·四十二难》杨玄操注云：“肝者干也，于五行为木，故其于体状有枝干也。”木性曲直条达，一旦发生肝气郁滞，疏泄失常，不仅肝（胆）产生病变，还可能影响别的脏腑而导致多种病证，涉及消化、呼吸、心血管、精神神经和内分泌等系统的疾患。疏肝的治疗法则适用甚广，每常获得良好的效果。历代对此经验续有阐发，这是中医临床治疗学特色之一。

脾胃受纳腐熟、运化水谷，与肝的疏泄功能有关，前人以“木能疏土”概言之。反之，脾胃健旺，气血充养，气主煦之，肝得血藏而遂其条达畅茂之性，喻之为“土能荣木”。

肝气郁滞则脾胃常先受到影响，犯胃则胃脘痞胀疼痛、呕恶、嗳逆、吞酸，克脾则腹痛而泄，胀满不适。《素问·玉机真藏论》早载有肝病可以“传之于脾”。仲景《金匮要略》所云“知肝传脾，当先实脾”，指明肝脾的密切关系，并提出治肝实脾以治未病的治疗原则。叶天士《临证指南医案》所述“肝为起病之源，胃为传病之所”，也说明肝气郁结容易导致胃病，治疗胃病，不忘疏肝，确是至理名言。这些论述，迄今仍有临床实践的指导意义。

【原文】

受气于心脉贵通，木火刑金肺遭损；

乙癸联系利阴窍，六腑宜通肝相应；

开窍于目罢极本，情怀不畅乃其因。

【解读】

《素问》早有“肝受气于心”之说，意即肝的正常功能，有赖于心脏气血的流输濡涵。反之,肝气郁滞,疏泄失常,也可导致心主血脉的异常,甚则心脉不通,心血瘀阻。《素问·气厥论》“肝移热于心则死”和《灵枢·厥病》中“肝心痛……与背相控”等论述,都是对肝与心在病理方面相互影响的简要描述。临床上因肝气郁滞而导致心绞痛,即是实例。配用疏肝理气方药治疗这类病证的病例,也为临床所常见。

肺主气,通调水道。肝失疏泄,气郁化火,木火刑金,肺金清肃失司,可致咳呛少痰。甚则伤络,胁痛咯血。此外,肺阴亏虚,气失肃降,不能制木,可使肝病加重,配用养阴清肺之剂,清金制木,利于肝病的改善。《灵枢·经脉》所述“其支者,复从肝,别贯膈,上注肺”也说明肺与肝的经脉联系。临床上肝病腹水形成,贯膈而形成胸腔积液,此时应治肝治肺相机配用。

肾藏精气,司开阖,为调节、排泄水液,维持水液平衡的主要脏器。开阖的功能,有赖于肾的气化,肾的气化也与肝的疏泄功能有关。朱丹溪《格致余论·阳有余阴不足论》中归纳肝肾的生理病理联系为“主闭藏者肾也,司疏泄者肝也”,此论甚为概括。肝疏泄失常,可以出现小溲少、浮肿,以及阳痿遗泄、妇女月经异常、不孕等疾患。

胆、胃、小肠、大肠、膀胱等腑均以疏通下泄为顺,前人概括之为“六腑宜通”,其生理活动亦无不与肝的疏泄有关。肝气郁滞可以导致诸腑的多种病证。《灵枢·经脉》所述“是主肝所生病者,胸满,呕逆,飧泄,狐疝,遗溺,闭癃”,其中有不少腑病。《太平圣惠方》谓:“肝气有余则胆热”,肝气郁滞,肝郁化火,肝胆湿热蕴结,疏泄失常,可引起胁痛、黄疸等症,湿热久积可以结成砂石(肝胆结石)。

肝血不足,血不养筋,可致筋急挛搐或甚则出现痿证。肝病筋脉失常,下肢甚感疲惫无力,古谓“肝为罢极之本”,即含此状。

《灵枢·脉度》有“肝气通于目,肝和则目能辨五色矣”的记载,肝气郁滞,亦可导致视力、辨色力异常等目疾。心肝之气郁结,肝气上逆,可致气厥、目珠浮动之症。有的肝郁患者,自诉巅顶胀痛、不任按或喜按、项脉不利、脊强掣痛等,从经络联系来看,“肝足厥阴之脉……挟胃属肝络胆,上贯膈,布胁肋,循喉咙之后,上入颃颡,连目系,上出额,与督脉会于巅”。

综上所述,肝气郁滞可以病及整体。其病因主要由于情志失调,抑郁躁怒,情怀不畅等心理因素,经久不解,必然会导致肝气郁滞。故必须重视预防,心情开朗,自行疏解,徐老常告诫我们遇到这类患者,药治以外尤须善于引导劝慰，耐心关怀。

【原文】

疏肝达郁必理气，甘缓辛散早载文；

柴胡疏肝景岳方，四逆芎䓖莎草根。

【解读】

疏肝是疏泄肝气的简称，是治疗肝郁气滞的主要方法。《黄帝内经》早有“肝欲散，急食辛以散之”，“肝苦急，急食甘以缓之”等治则的论述，清代叶天士认为“过郁者，宜辛宜凉”，并提出不损胃、不破气、不滋腻的原则。

疏肝理气乃治疗肝郁气滞的基本法则，代表方如《景岳全书》柴胡疏肝散，此方以仲景四逆散为基础，加川芎、香附。疏肝理气而兼和胃，辛散甘缓，擅长行气解郁去滞，兼可理血。临床应用时，还需如法炮制，如柴胡用醋炒，川芎、枳壳亦需炒，甘草炙用等。

张山雷在《脏腑药式补正》肝部中曾谓：“肝气乃病理之一大门，善调其肝，以治百病，胥有事半功倍之效。”他在张洁古《脏腑标本药式》行气药香附、川芎、青皮等“宣通畅达”的基础上，补充了川楝子、白芍、山茱萸、青木香、天仙花、广木香、乌药、郁金、延胡索、陈皮、橘叶、陈香橼、枸橘、竹茹、丝瓜络、砂仁、蔻仁等药物，并对各药分别作了按注。如认为白芍“能收敛耗散之阴气，能摄纳而藏之，实是肝胆气浮，恣肆横逆必需之品”。张氏还认为山茱萸“是为肝脏气旺，荡决莫制者无上妙药”。用天仙藤系取其“疏通络滞，宣导以利运行”，竹茹与丝瓜络亦属“入络以助气血之运行”。对木香、乌药也颇为推崇。

柴胡入肝胆经，主疏肝，在《神农本草经百种录》中谓其为“肠胃之药也，以其气味轻清，能于顽土中疏理滞气”。香附“气平，味辛微苦微甘”（《本草纲目》），擅治肝胃不和之证，理气解郁，消胀定痛。川芎行血中之气，枳壳行气和中。故柴胡疏肝散临床沿用迄今，其效甚佳，以此加减变通，治疗肝气郁滞不失为经典之方剂。

【原文】

木香乌药郁金欢，青陈延胡砂蔻仁；

橘叶与络蒺橼蝶，丁檀沉降加金铃。

【解读】

木香，辛、苦，温，入肝、脾、胃经，行气止痛，温中和胃。乌药辛温，入肝、脾、膀胱与肾经，功擅顺气开郁，祛寒止痛消胀。郁金系姜科植物姜黄、郁金或莪术的块根，其味辛、苦而性平，功用为行气解郁，凉血散瘀。广郁金又名黄郁金，擅长行气；川郁金又名黑郁金，主要行血，处方应予写明。合欢"解忿"，花擅行气开郁，皮可安宁心神，肝气郁滞之久病重症，两者常可同用以增其效。陈皮理气和胃，青皮理气而又破气，延胡索理气疏肝而行血，与金铃子（川楝子）相伍，方名金铃子散（《活法机要》），擅治心胃气痛。辛温与苦寒相配，似属"中性"之品，但脾胃虚寒者，还当慎用。砂仁善行肚腹胃肠之气，蔻仁主行胸脘之滞气，煎剂必须后下，久煎则气泄不香，效甚微。橘叶疏散肝气之郁结，善行胁胸乳部。橘络行气活络，虽非主药，但于疏肝药中参用之，有益而无副作用，适用于胸脘胁肋闷胀隐痛不适等症。白蒺藜疏肝而兼平肝祛风。陈香橼疏肝和胃止痛。木蝴蝶疏肝利咽开音，对胃食管反流性疾病常可配用，且引他药上行，具有佐使之功用。

丁香有公、母之分，丁香之花蕾为公丁香，温中、暖胃、降逆。果实为母丁香，状如鸡舌，故亦称鸡舌香，早年徐老常用母丁香参治噎膈，且降逆治呃之效亦优于公丁香，亦常用于治疗食管疾病，录此以供参考。檀香温胃宽胸利膈，适用于胸脘隐痛、胀痛、痞闷、噫气不遂、得嗳则舒、善太息之气机郁滞而无热证者。沉香辛温且苦，善于降逆疏肝和胃，适用于胃脘痞胀，有气上逆，短气而喘，恶心欲吐之症。降香理气而兼行瘀，适用于气滞血瘀之脘胁痛，痛位固定，或上消化道出血之后，胃脘刺痛，胃气上逆之症。川楝子异名金铃子，疏肝降气，消胀定痛，但川楝子不宜多用久用，免损胃气，中寒脾虚便溏者，不适用此药。

【原文】

佛手茱萸瓜络枸，八月麦芽百合灵；

宽胸利膈有苏梗，纯良主中药性平。

【解读】

佛手亦名佛手柑，苦、辛、甘，微温，入肝、胃二经，理气而兼化痰，且能醒胃、解酲。佛手花功同而善定肝胃气痛。吴茱萸辛、苦，温，温中止痛，理气燥湿，阴虚郁热者忌用，一般以泛酸吞酸为湿热郁蒸所致。常用方左金丸，丸剂中黄连与吴茱萸之比为6∶1，提示吴茱萸用量宜小，用汤剂则亦应注意及此，若无寒、痰，则不适用此。丝瓜络为疏肝和络之使药，善于宣通络道，枸橘疏肝行气，尤适于厥阴气滞之疝气疼痛，亦可治乳房胀痛、乳房小叶增生或结节。八月札系木通之果实，辛苦涩，疏肝理气，活血定痛，除烦利尿，但不宜多用久用。麦芽消食和中、行气，炒用回乳，此药善于疏肝。百合甘平，入心、肝、肺、胃经，功擅润肺和胃，清心安神。《金匮要略》百合病用为主药，本不属疏肝理气药，然凡肝郁气滞或久郁致虚之证，配用百合，缓肝之急，可增其效。

苏梗为唇形科植物紫苏、白苏的梗茎，《本草纲目》谓"辛温"，《本草崇源》谓其性"辛平"，功擅疏肝理气、止痛、安胎，《药品化义》认为"苏梗能使郁滞上下宣行，凡顺气诸品惟此纯良……宽胸利膈，疏气而不迅下"。"梗能主中"，故对肝胃气滞所致胸脘痞胀隐痛诸症均甚适用。江苏地区紫苏、白苏之梗兼用，未见辛燥耗阴等副反应。

上述诸多疏肝理气药物，徐老临床根据症状舌脉，选择应用，配伍恰当，其效甚良。此中医药特色之一，实深可贵。

【原文】

配用通络枫香果，乳没归须娑罗分；

伍以化痰蛤壳贝，半夏厚朴薏藻昆。

【解读】

若症见胁肋疼痛，胸闷不畅，或伴有闷咳低热，舌苔薄白，脉象细弦，如胸膜炎症后期，胸膜肥厚粘连，或肋间神经痛等疾患，可配用旋覆花汤加减。常用药如柴胡、香附、旋覆花、苏子梗、法半夏、炒当归、丝瓜络、乳香、白芍等，脉数者加黄芩、栀子、金银花等。如属胸神经痛部位较广者，加路路通、丹参、炒川芎。路路通异名枫香果，功擅疏气活血通络。乳香没药辛香窜络，活血疗伤，止痛消肿。当归养血活血，归须通经活络。

娑罗子，亦名苏罗子，系七叶树科植物七叶树或天师栗的果实或种子，甘温无毒，功擅宽中理气。《杨春涯经验方》以此治九种心痛，《本草纲目拾遗》谓其"治心胃寒痛、虫痛，宽中下气，治胃脘肝膈膨胀"。徐老经验，对肝气郁滞经久之胸胁胃脘胀痛，加此一味，其效尤著。对情志因素诱发心绞痛，具有疏通气血、宽胸定痛之功。

配用化痰法。如妇女咽中不适，痰气交阻者，配半夏、厚朴、厚朴花泡服代茶，以助药效。瘿气见于一侧或两侧，伴有小结节状，由于气郁兼痰者，柴胡、香附、青陈皮配用浙贝母、蛤壳、薏苡仁，必要时参用海藻或昆布。

【原文】

气郁生火法宜清，化肝清肝夏左金；

行气利水增四苓，泽兰益母天仙藤；

配加化瘀桃红花，血府逐瘀紫丹参。

【解读】

“气有余，便是火”。诸多肝气郁滞之证，气郁可以化热，此热属于郁热。郁热不去，易损阴液，甚则瘀热内留，变生他病。徐老临证常审证而配用清热之法。常见如肝胃气滞而兼热者，胃脘灼痛、嘈热，泛酸，口干而苦，得嗳则舒，脉弦兼数，可配用左金丸、化肝煎加减，常用药如柴胡、白芍、香附、黄连、吴茱萸、浙贝母、丹皮、蒲公英、石见穿等。如属肝胆气郁化热证，表现为胁痛如灼、心烦、口干而苦、苔黄脉弦数等症，可见于肝胆系统炎症结石等疾患，配用方如丹栀逍遥散、栀子清肝饮加减，常用药如柴胡、黄芩、丹皮、栀子、当归、白芍、生地、竹茹、木通等。热重者酌配茵陈、青蒿、碧玉散、金钱草、海金沙、夏枯草等，便秘者加大黄、芒硝。

配用化瘀法，适用于肝气郁滞久而致瘀，配用血府逐瘀汤加减。若因肝气郁久，导致气滞水留，如妇女更年期综合征或特发性水肿等，当配用利水之品，行气利水，常用药如柴胡、香附、广郁金、白术、泽泻、泽兰、天仙花、益母草、连皮苓等。

【原文】

寒滞厥阴宜温经，天台乌药橘核灵；

疏泄太过宜酸敛，刚柔相济慎辨证。

【解读】

寒滞厥阴，疏泄失常，治当以疏泄厥阴，配用温经治法。主症如少腹、睾丸或连阴囊疼痛，坠胀，怕冷，舌白，脉沉弦，多见于疝疾、睾丸精索炎症等。配用方如天台乌药散等，常用药如炙柴胡、延胡索、乌药、茴香、木香、吴茱萸、肉桂、橘核、荔枝核、青皮等。若兼有小溲黄赤不爽，下焦湿热之状，酌配黄柏、知母、车前子、茯苓等。

肝气郁滞，失于疏泄，治法已如上述，当以疏泄肝气，开解郁气。如体素阴虚之人，若用药辛燥稍多，药物反应灵敏，从疏泄不及转化为疏泄太过，出现舌红少津、心烦、易汗、神倦、筋脉拘急、目涩、脉细弱等症，当治以酸收敛阴，药如白芍、枸杞子、乌梅、北五味、木瓜等，并佐以甘药如穞豆衣、甘草、百合、淮小麦、大枣等酸与甘合，化生阴液。上列酸收敛阴之品，前人喻之为“柔”，疏肝解郁理气中香附、郁金、延胡索、川芎、乌药、吴茱萸、肉桂等称之为“刚”，对一些病程较久，体素不足之肝郁气滞证患者，根据病情，投药刚柔相济，刚中佐柔，既利于发挥疗效，又不至有耗肝阴。

徐老善于治疗肝气郁滞之证，不使发展成为肝火、肝风、血瘀等症，并应重视心理疏导，利于消除气郁的病因，也是重要的医疗内容。肝气失疏，最易影响脾胃功能，出现木乘土的征象。

近代大量研究表明，脑-肠轴上多种神经递质（如肾上腺素、多巴胺、5-羟色胺）、神经肽、激素（如胃动素、胃泌素、皮质醇）及免疫因子参与了功能性胃肠疾病（functional gastro-intestinal disorders，FGID）的病理生理变化。目前国际通用的罗马标准也强调了胃肠功能与动力、感知、中枢神经、脑-肠轴及肠神经网络的关系，明确脑-肠轴与FGID密切相关。

上述结果也初步说明肝失疏泄、肝气郁滞与疏肝理气、调畅情志的机理，为今后对疏肝法深入的研究，展示了良好的开端，也证实了中医学的科学性以及特色和优势。

第十章　脾胃升降润燥治法歌括

脾胃升降妙无伦，气血精微由此生；传动有序消运健，上下通畅黏膜润。

升法治虚补中气，升术参芪当归身；升阳益胃东垣方，风药羌防俱上行。

降法下行主在胃，降气行气是基本；青陈佛手檀降沉①，半夏枳茹刀柿丁②；

旋覆代赭八月梅，解郁香附与郁金；梗能主中紫白苏，薤白娑罗莱菔英。

胆府随胃降精汁，反流之际佐蒿茵③；消积导滞亦属降，腑气通畅保康宁。

滋涵濡养是为润，胃用得充益脾阴；屏障功能得修复，防生溃疡与炎症；

沙麦石斛玉④芦根，山药扁豆莲肉分；饷道脏腑清浊分，津液来复添元神。

状如噎证咽不利，梨藕蔗乳汁或粉；地黄乌杞⑤补阴血，若兼瘀滞归⑥桃仁；

阴虚于里生内热，知母花粉加玄参；脾约肠燥便不通，麻仁郁李瓜蒌军⑦。

水反为湿谷为滞，己土喜燥乃其性；燥剂祛湿消浊饮，益气温中运化增；

苔腻胃呆脘腹胀，湿阻中宫似氤氲；平胃草蔻不换金⑧，陈夏苓术砂薏仁⑨。

胃中辘辘苦冒眩，苓桂术甘泽泻饮；地上淖泽风吹干，羌防白芷或藁本；

消化之道病症多，润燥相参配伍明；调理通达七冲门，体健神旺少疾病。

【注】

①檀降沉：檀香、降香、沉香。

②枳茹刀柿丁：枳壳（实）、竹茹、刀豆、柿蒂、丁香。

③蒿茵：青蒿、茵陈。

④沙麦、玉：沙参、麦冬、玉竹。

⑤乌杞:何首乌、枸杞子。

⑥归:当归。

⑦郁李、军:郁李仁、大黄。

⑧平胃草蔻不换金:平胃散、草豆蔻、不换金正气散。

⑨陈夏苓术砂薏仁:陈皮、半夏、茯苓、苍术、白术、砂仁、薏苡仁。

脾胃升降润燥治法歌括解读

【原文】

脾胃升降妙无伦,气血精微由此生;

传动有序消运健,上下通畅黏膜润。

【解读】

关于脾胃升降,从广义而言,如黄坤载《四圣心源》所述,人体生命生理活动,有赖于脾升胃降的气化功能,“肝随脾升”于左,“胆随胃降”于右,五脏气化,升降不息,脾胃土脏,居肝、心、肺、肾四象之中,为升降之枢纽,在气而不在质。

狭义的升降,似指脾胃-脏-腑的生理功能。胃受水谷(外界各种营养物质如谷、肉、果、菜、水等),纳而磨化、腐熟,下入于十二指肠、小肠,经脾之运化,成为精微,充养全身。剩余之糟粕,经大肠的传导,排便于体外。这一过程,喻之为升降。叶天士归纳而谓:“脾宜升则健,胃宜降则和。”反之,升降一旦失常,即可导致各种病患。

消化道始自口腔,经食管、胃、小肠(包括十二指肠)、大肠(包括“胴肠”,即直肠),最终至肛门。整个消化道的生理要求是上下通畅,黏膜濡润,消运得宜,传动有序。

升降既是脾胃的生理功能,也是患病后升降失常的治病大法。

【原文】

升法治虚补中气,升术参芪当归身;

升阳益胃东垣方,风药羌防俱上行。

【解读】

升的生理功能,似指小肠的吸收,使水谷所化生的精微(包括津液)运行至全身,通过血脉的输送,供养脏腑躯体,以维持人体生命活动所需。因重要的脏器如心、脑等均在人体上部，唯有“升”才能到达。

升法的内涵，主要似指改善和增强小肠的吸收功能，控制或减少肠腺的分泌，使肠管的蠕动有序、减缓，传送正常，并能改善肛门括约肌的功能，使其兴奋性有所增强。

升法的具体运用，包括补气升阳和升阳举陷。脾虚易生内湿，适当配用“祛风胜湿”之法，基本上也可列入升法的范畴。徐老在临床上见有大便溏泄次多、腹痛不著、舌苔不腻、中无积滞而腹部坠胀、食少、体倦乏力等症，治以补气升阳，药如黄芪、党参、白术、升麻、茯苓、甘草等。若腹鸣而泻，佐以羌活、防风，祛风胜湿。李东垣补中益气汤、升阳益胃汤等方，均为升法的经典处方。近代有以补中益气汤加减，治疗中虚气陷证的内脏（如胃、肾、子宫等）下垂疾患，也属升阳举陷之法。

【原文】

降法下行主在胃，降气行气是基本；

青陈佛手檀降沉，半夏枳茹刀柿丁；

旋覆代赭八月梅，解郁香附与郁金；

梗能主中紫白苏，薤白娑罗莱菔英。

【解读】

降法是下行通降之意，降也是胃肠道正常运动传导的功能。如若降的功能有所异常，即可出现气机不畅，胃肠食滞，甚则湿浊、血瘀、虫积等病理因素。其中常以气滞为先，气滞为主，因而表现为脘腹痞胀、疼痛，食后尤甚，大便干结难解等症状。若胃中气滞而上逆，轻则嗳嗳频多、恶心、呃逆，重则引起呕吐。

降法主要有降气与通腑两类。降气亦即是和降胃气。由于肝主疏泄，胃中气机之调畅与否，常与肝之疏泄功能密切相关。因此，言降气者，常兼疏肝理气。若因气郁化火，气火上逆者，降气又须佐以降火；如夹湿浊、食滞等因素时，降气与化湿、祛饮、消导等法据证而配用。

降气、理气的药物，一般能增强食管、胃肠的蠕动，使消化道平滑肌兴奋性增强，并通过自主神经的调节作用，改善消化道的分泌和吸收功能。对于胆汁反流性胃炎、反流性食管炎等疾患，也能通过理气降逆的治法得到改善，控制食物反流、恶心呕吐等症，并能促进胃中气体的吸收或排出，使胃脘痞胀等症状得以缓解。因而理气和胃降逆已成为常用和主要的治法之一。

徐老治疗胃病的降气、理气药，常用者如枳壳或枳实、青皮或陈皮、佛手片或花、法半夏或姜半夏、刀豆壳等。痞胀较甚、嗳逆较著者，据证酌配檀香、降香或沉香；为加强降逆之力，酌加刀豆、竹茹、丁香、柿蒂或旋覆花、赭石。此外，脘痛而气逆有热者可加入八月札，胃阴不足者加绿梅花。病因与情志不畅有关，胸闷不畅，肝郁不达者，配加制香附、广郁金开郁理气。"梗能主中"，苏梗微辛性平（紫苏、白苏之梗掺和），对胃脘、剑突下中线部位痞胀疼痛者，用之甚效。伴有胸痹闷胀，兼有痰浊者，酌用薤白；气郁而痛者，配用娑罗子；脘腹胀满，食后尤甚者，用莱菔英，下气消滞而不伤胃气。

【原文】

胆府随胃降精汁，反流之际佐蒿茵；
消积导滞亦属降，腑气通畅保康宁。

【解读】

"胆随胃降"，如因胆液反流入胃，引起或加重胃脘胀痛、口苦等症者，降胆、降胃，相辅相成，徐老在上述和胃降逆方药中加入青蒿或茵陈，与陈夏、刀豆壳、柿蒂、赭石相配，清胆利胆，以增其效。

消积与导滞也属降法范畴。消积应有针对性，投以消谷食、肉食、瓜果、鱼蟹等药，随证而用。若无明确原因，而胃气不和，中有食滞者，常用药如炙鸡内金、焦谷麦芽、焦山楂、神曲等。久病及血，久痛入络，食滞而兼气血瘀滞者，当用血药如三棱、莪术。

导滞即含通导腑气之意，除上述枳壳（或枳实）外，徐老据证应用芒硝或/及大黄。剂量必须恰当，不可太过以防伤正。莱菔子下气，瓜蒌润通，也可据证考虑选加。

如属虚实兼夹之证，有时当升降相伍，升中有降，降中寓升，升降相须，以期提高疗效。

【原文】

滋涵濡养是为润，胃用得充益脾阴；
屏障功能得修复，防生溃疡与炎症；
沙麦石斛玉芦根，山药扁豆莲肉分；
饷道脏腑清浊分，津液来复添元神。

【解读】

润是湿润、滋润之意。润剂方药运用于脾胃阴虚之证，脾胃之阴液充润则胃纳脾运健旺。润剂也能改善由于脾胃阴液耗损而呈现燥热的病理因素。

润法的内涵，似能保护濡润食管、胃、肠黏膜，促进腺体分泌，有利于改善或提高黏膜屏障功能，修复炎症、溃疡等病理变化，并使排便畅通。胃腑体阳用阴，胃津充润则胃用得宜，故凡胃阴不足者，常见口干、舌红少津、不饥少纳、胃脘痞胀、灼痛、烧心、嘈热、口干、口疮等症，脾阴不足者，兼见便燥、便难，坚或溏而难解。

滋养胃阴的药物有麦冬、沙参、石斛、玉竹、百合、知母、白芍、芦根等，润养脾阴有山药、莲肉、扁豆、蜂蜜等。乌梅与白芍相伍，酸以敛阴，亦生胃津。

叶天士主张以甘凉濡润之法，俾胃中津液来复，使之通降。吴瑭《温病条辨·中焦篇》尝谓"胃阴复则气降得食，则十二经之阴皆可复也"，认为"欲复其阴，非甘凉不可"。这些论述，对消化道疾病的阴虚证候，均有重要的实践指导意义。

【原文】

状如噎证咽不利，梨藕蔗乳汁或粉；

地黄乌杞补阴血，若兼瘀滞归桃仁；

阴虚于里生内热，知母花粉加玄参；

脾约肠燥便不通，麻仁郁李瓜蒌军。

【解读】

食管古称"咽系""饷道"，食管尤需濡润。徐老常谓若有吞咽不利，胸骨后灼热、闷痛，舌红口干者，除药物润养以外，尚可服梨汁、蔗汁、乳汁、藕汁等甘润之品。藕粉加药汁调匀，文火煮成糊状，卧位吞服，藉其黏附之性，直达病所，可提高疗效，运用于食管炎症、溃疡、巴雷特食管、癌症等疾患。阴虚不足者，可配加地黄、何首乌、枸杞子等；夹瘀滞者当以当归、红花、桃仁、泽兰；阴虚郁热较著者，酌加知母、天花粉、玄参。

便秘属于肠腑燥热失濡者，治宜润肠通腑，常用如麻子仁、郁李仁、瓜蒌仁、柏子仁、杏仁等，《世医得效方》五仁丸（上方去瓜蒌仁，加松子仁、陈皮）即为常用之方。郁李仁润燥滑肠、下气、利水，古方中以此为方名而治便秘、脚气喘满、水肿者有十余方，有煎剂、散剂及煮粥剂，但均须研细，方书所述“研如膏”“研如杏酪”。《伤寒论》麻子仁丸（麻子仁、芍药、枳实、大黄、杏仁、厚朴）也需研成细末，炼蜜为丸，治肠腑燥热、津液不足之大便秘结，沿用至今。

【原文】

水反为湿谷为滞，己土喜燥乃其性；

燥剂祛湿消浊饮，益气温中运化增；

苔腻胃呆脘腹胀，湿阻中宫似氤氲；

平胃草蔻不换金，陈夏苓术砂薏仁。

【解读】

脾主运化水谷而成精微，如脾的功能减退，运化功能失职，则水反为湿，谷反为滞，故脾土之性，喜燥而恶湿。凡属温中焦之阳、化脾胃湿浊（包括痰饮）之方药，均属燥剂范畴。

燥法的内涵，可使过快的胃肠蠕动得以减缓而复正常，减少胃肠液的过度分泌，纠正有余的液体病理因素，促进胃肠道的水分及营养物质的吸收。

燥脾湿，脾运不力，则湿浊内生，湿胜易致泄泻，故泄泻不论久、暴，都有不同程度的湿浊。徐老治泻常配用燥药，如姜（生姜、干姜、炮姜）、藿香、木香、苍术、白术等。祛风以胜湿的防风、羌活，亦属燥剂；胃中有湿浊、痰饮，所用陈皮、半夏、厚朴、桂枝等药物亦属燥剂；尤以胃寒所致脘痛、畏寒、流涎、舌白之症，所用高良姜、香附、荜茇、甘松、山柰、檀香等品，均具温燥之性。胃主纳，需温暖方得腐熟水谷，一旦有外寒或内寒，寒凝气滞则脘痛不已。胃酸过多，所用吴茱萸、乌贼骨，亦具温性。总以辨证为主，不可泥于“脾喜刚燥，胃喜柔润”之说。

舌苔白腻，胃纳呆滞，脘腹痞胀，神倦乏力，湿困脾运之证，四季均有，但以长夏初秋为多见。湿为阴邪，氤氲难祛，平胃散、不换金正气散（平胃散加半夏、藿香）为常用有效之方。如湿重难以骤化，当可加入草豆蔻、砂仁、薏苡仁。燥剂以除脾胃湿证，为徐老临床所常用，确属中医药独到治法之一。

【原文】

胃中辘辘苦冒眩，苓桂术甘泽泻饮；

地上淖泽风吹干，羌防白芷或藁本；
消化之道病症多，润燥相参配伍明；
调理通达七冲门，体健神旺少疾病。

【解读】

《金匮要略》云：“心下有支饮，其人苦冒眩，泽泻汤主之。”胃有痰饮，辘辘有声，恶心欲吐，头目昏眩，“病痰饮者，当以温药和之”。泽泻汤合苓桂术甘汤，用之得当，常获良效。泽泻汤以泽泻为君药，用量较大，与白术之比为 5∶2，如白术用 10g，泽泻当用 25g。

祛风胜湿以治泻利，前已简述，前人喻之为“地上淖泽，风之即干”。水泻、洞泻等病，配用风药，一般如防风、羌活，重者尚可加白芷、藁本。白芷，《神农本草经》异名芳草，其气芳香，辛温，入肺、脾、胃经，功擅祛风、除湿、消肿、止痛，且能辟秽解毒。《百一选方》用治肠风，《备全古今十便良方》用治“大便风秘”。徐老临证，对脐腹冷痛或腹鸣下利而便下不爽，舌白，证属寒、湿者，配用白芷适量，效甚显著。藁本辛温，散风寒湿邪，治风寒头巅顶痛、寒湿腹痛、泄泻，《本草汇言》谓其“升阳而发散风湿，上通巅顶，下达肠胃之药也，其气辛香雄烈，能清上焦之邪，辟雾露之气，利下焦之湿，消阴瘴之气……兼治腹中急疾，及老人风客于胃，久利不止”。脾胃寒湿顽证，据证短时配用，常有意外之效。

上述用润用燥，各有相宜，然而有时对同一患者需要润燥兼顾，例如常见的脾胃阴虚夹湿证候，需用滋养润剂与化湿相配，润中有燥。升降、润燥为消化道疾病的主要治法，尚有清化、消补等法，各有适应，又相互关联。能善于运用各法，分清主次，注重配伍，使七冲门上下通达，黏膜濡润，传动正常，邪去正安，维持脾胃与有关脏腑的功能正常，则人体健康，精气神充旺，藉登寿域。

第十一章 元御之论歌括

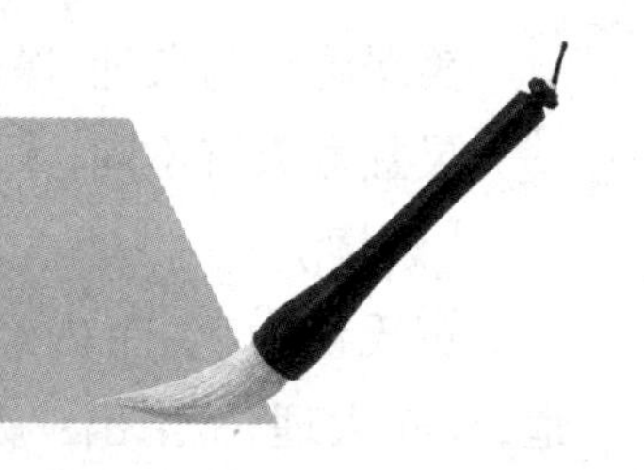

人与天地互可参，阴阳肇基祖气生；祖气之内阴阳合，二元之间中气成；
美恶清浊与杂纯，厚薄完缺非同伦；灵蠢寿夭有不同，人生有别称天命。
中气左旋是己土，中气右转胃戊明；阴升化阳升于左，阳升为肝再升心；
戊土下行降于右，肺金再降是癸肾；气源于胃血本脾，胃气亦为五脏本。
木刑升降俱失职，木生于水土长成；胆随胃降土气和，木荣不郁保康宁；
土虚不能达于木，木气壅塞胆逆行。周流非质均是气，四象之母土气定；
天人相应古有论，一气周流坤载文；形质与气当区分，录供参考细辨明。

元御之论歌括解读

黄玉路，字元御，一字坤载，别号玉楸子，山东昌邑人。清代著名医家，曾为乾隆御医，生于 1705 年，卒于 1758 年。

黄氏在行医生涯中，精研古圣经典，致力深而识悟彻，深得先圣遗旨，撰有《素问悬解》《灵枢悬解》《伤寒悬解》《四圣心源》《玉楸药解》等 11 种著作。其中《四圣心源》被誉为“诸书之会极”，是其巅峰之作，全面反映了黄氏“天人合一，一气周流”的学术思想特点。

《四圣心源》十卷，将《黄帝内经》《难经》《伤寒论》《金匮要略》等经典著作之精髓，融会贯通，尊崇黄帝、岐伯、越人、仲景古圣之作，阐述的一气周流体系，从天人合一的角度，将理论与临床相结合。张琦在序中盛赞黄氏：“长沙而后，一火薪传，非自尊也。”本文“元御之论”即简要介绍书中有关“一气周流、土枢四象”辨证治疗尤重中气的学术思想，供学者参考。

【原文】

人与天地互可参，阴阳肇基祖气生；
祖气之内阴阳合，二元之间中气成；

美恶清浊与杂纯，厚薄完缺非同伦；

灵蠢寿夭有不同，人生有别称天命。

【解读】

黄氏认为《黄帝内经》的精髓之一为“天人合一”，“天人一也，未识天道，焉知人理”。指出：“人与天地相参也，阴阳肇基，爰有祖气，祖气者，人身之太极也”；“祖气之内，合抱阴阳，阴阳之间是谓中气，中者土也”。

气是人体生理活动的物质和功能，黄氏认为，人在母腹中胚胎形成之始，即有一种物质，名之为“祖气”，是人身的太极，阴阳相合，在不断的运动中，使人逐渐成形、成长、发育成人，贯穿一生。人容貌体态的美或丑，体质的强或弱，甚至日后灵敏程度、寿命长短、贫穷或富贵，都和“祖气”有关。这一理论观点，似与人体结构的染色体、基因有一定联系。古人所称“天赋”，随着科学发展而逐渐有所认知，“生死在命，富贵在天”这种说法虽属唯心，忽略了社会因素和后天劳动生产生活等因素的影响，但黄氏在他的时代提出“祖气”的概念，这种精神也有一定的可贵之处。

《四圣心源·脏腑生成》曾谓：“祖气之内，合抱阴阳，阴阳之间，是谓中气，中者，土也。”进一步阐述了“土为万物之母”，脾胃为“后天之本”的基本概念。

【原文】

中气左旋是己土，中气右转胃戊明；

阴升化阳升于左，阳升为肝再升心；

戊土下行降于右，肺金再降是癸肾；

气源于胃血本脾，胃气亦为五脏本。

【解读】

黄氏认为气在人体中一直处于运动之中，而这运动是有序的，他从维象的观点，勾划了一个简明示意图（图1）。

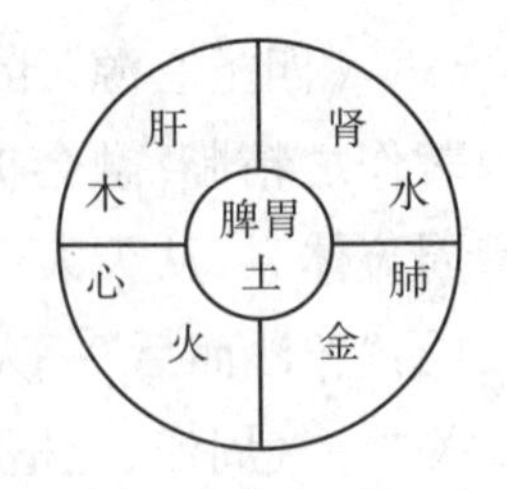

图1 人体气运示意

土居其中，中气为脾胃之气，中气右转，为戊土胃，左旋为己土脾。己土属阴，上升而化为阳，阳升于左则为肝，再升于上则为心。戊土下行，阳降而化阴，阴降于右则为肺，降于下则为肾。五脏配五行，即是人体的五行。黄氏认为五行之理“有生有克……其相生相克皆以气而不以质也，成质则不能生克矣”。这一论点十分重要，上述升降之序，左升在肝，右降在肺，一木一金，木又生火及心，金又生水及肾，这些都是无形之气的运动，而不是脏腑的实质。这是维象观念，用以解释人体生命生理活动状态，绝不是内脏左有肝而右有肺，以往不明理之人蔑视中医连肝肺位置都不懂，其实没有明白“气”与“质”的区分。同样之理，在病机的描述方面有“左升太过”和“右降不及”之语，亦是“气”的病理概念。

气的运动源于中气脾胃之升降，脾土左升，及肝及心，脾统血，肝藏血，心主血，脾主运化，故以“脾为生血之本”。胃从右降，及肺及肾，肺主降气，肾主纳气，故以“胃为化气之原”。胃为水谷之海，外界各种营养物质经口入胃，有胃气则生，无胃气则亡，故胃亦是脏腑气血之海，五脏之本。诚如《灵枢·五味》所述“胃者，五脏六腑之海也”。

【原文】

木刑升降俱失职，木生于水土长成；

胆随胃降土气和，木荣不郁保康宁；

土虚不能达于木，木气壅塞胆逆行。

【解读】

黄氏认为：“水火金木，是曰四象，四象即阴阳之升降，阴阳即中气之浮沉。分而名之，则曰四象，合而言之，不过阴阳；分而言之，则曰阴阳，合而言之，不过中气所变化耳。”认为枢轴运动起着决定性作用的是中土。而“土之所以升降失职者，木刑之也”，指出“木刑”是枢轴运动发生障碍的主要因素，是产生病态的始作俑者。

正常状态下，“木生于水而长于土，土气冲和则肝随脾升，胆随胃降，木荣而不郁”。若在异常情况下，“木邪横侵，土被其贼，脾不能升而胃不能降”，“胃主降浊，胃逆则浊气上填，仓廪不纳，恶心呕吐之病生焉。脾主升清，脾陷则清气下瘀，水谷不消，胀满泄利之病生焉”。以上论述，说明肝木肆横对于脾胃致病的密切关联。土能荣木，木能疏土，胆随胃降，肝随脾升，土木相关，正常枢轴运动则维持人体的健康，一旦反常则土木相仇，出现病证。这些论述，颇为精要，给后人以启迪，阐发《内》《难》古意，对临床实践也有一定的参考或指导意义。徐老临证若见胆邪上逆者，清利肝胆结合和胃降逆，降胃亦可降胆。土不荣木者，力主培土实脾以治肝病；土不制水者，培土兼以利水；木郁土壅者，疏肝解郁，化湿理脾。如此等病机证治的概括，正是中医学富有维象意识而博大精深的文化内涵。

【原文】

周流非质均是气，四象之母土气定；

天人相应古有论，一气周流坤载文；

形质与气当区分，录供参考细辨明。

【解读】

徐老拟本文题为“元御之论”，意在介绍黄坤载关于天人合一、一气周流的学术思想，供学者思考、参考。着重强调黄氏的观点在于：五行五脏，升降枢轴，运动不息，以土气为中心，在气而不在质。进一步了解中医基本理论中有关五行的动态，相互联系，产生异常等的思维源流，了解中医文化的内涵，有利于中医基础理论的研究、继承和创新，而不是刻舟求剑、泥古不化。

第十二章　养生与脾胃歌括

人生三宝精气神，中焦脾胃乃其根；水谷之海在胃腑，体阳用阴磨化勤。
咽系柔空接胃本，上下通达七冲门；饮食有节起居常，不妄作劳是古训。
谷肉果菜食养尽，饱中有饥胃气存；五味油脂勿太过，明知酒害莫伤身。
沧沧灼灼不入口，多药伤胃须谨慎；动静结合五体摇，开怀戒怒善摄生。
睡前泡足通气血，大腹保暖寤寐宁；中气健旺添精神，岁岁健康享人伦。

养生与脾胃歌括解读

【原文】

人生三宝精气神，中焦脾胃乃其根；
水谷之海在胃腑，体阳用阴磨化勤。

【解读】

精气神是人体生命活动的物质基础和功能体现，也是人们称谓健康程度的通俗的标志。

精是构成人体的基本物质。先天之精，禀受于父母，后天之精，源于水谷——外界各种营养物质，经消化吸收，充养全身。后天之精充养先天之精，人类方能得以成长发育，维持生命活动。

气既是构成人体最基本的物质，又是各脏腑器官的活动功能。先天之气，源于母腹胎孕，称为元气（原气）。后天之气源于自然之气与水谷精微。气的主要功能是推动、温煦、防御、固摄和气化等。气是生命物质的活力。

神藏于心，与脑相联。人的意、志、思、虑、智等都源于神，涉及精神、能力、意识、思维、情绪的喜怒哀乐、个性的刚柔和静躁等。

精、气、神三者互相联系，互相依存。从物质与功能两者而言，精是气与神之源，但精的获取和形成过程，又不离于气。神的功能活动也有赖于气，如果没有气，也就谈不上精与神，正如李东垣《脾胃论》所说“气乃神之祖，精乃气之子，气者精神之根蒂也”。中焦脾胃之气，消化吸收水谷而成为精微，所以，脾胃健旺与否，关系到人体的生命活动，前人喻之为“后天之本”。

外界各种营养物质，简称为“水谷”。饮食入胃，消运成为精微，充养全身，源源不绝，《黄帝内经》称胃为“水谷之海”。胃之体需要胃液，才能濡润，磨化，生生不息，每日需常饮水，食物忌干硬，故概言之为“用阴”。胃腑需适当而略高于体表的温度，才能使食物在胃液中腐熟，而且有规律地蠕动，自上而下，令食糜不断排入肠中，此即“体阳”之意。人们在日常生活中，注意胃部的保暖，勿使受寒，饮食不宜过冷，保持足够的水分，适当的体力活动等，都是维持胃腑正常生理活动所必需的措施。

【原文】

咽系柔空接胃本，上下通达七冲门；

饮食有节起居常，不妄作劳是古训。

【解读】

古无食管之名，《难经集注》谓：“咽门重十两，广二寸半，至胃长一尺六寸。”杨玄操注谓：“咽为胃之系也。”《医贯》描述其生理解剖为“咽系柔空，下接胃本”。其他有些医籍中所载“粮道”“饷道”即指食管。“柔空”的特点，描述的非常确切，柔薄之管道，务必注意食物的温度、硬度、质与量，勿使损伤管道。

《难经·四十四难》载：“七冲门何在？然唇为飞门，齿为户门，会厌为吸门，胃为贲门，太仓下口为幽门，大肠小肠会为阑门，下极为魄门，故曰七冲门。”“太仓”即胃，“魄门”即肛门。食物从口而入，经消化吸收，取其精微，充养全身，排出糟粕。七冲门均需通顺，任何一门有损伤、梗阻，均会不同程度影响健康，甚至生命活动。

《素问·上古天真论》谓：“食饮有节，起居有常，不妄作劳，故能形与神俱，而尽终其天年，度百岁乃去。”这十二字金针度人，养生保健，要言不烦，含意深广。

“节”言竹之有节，亦含止、制、检之意。饮食有节，包括量、时间、温度、质等内容。日常生活起居有常，即指规律。“不妄作劳”，《黄帝内经太素》杨上善注谓“循理而动，不为分外之事”。

【原文】

谷肉果菜食养尽，饱中有饥胃气存；

五味油脂勿太过，明知酒害莫伤身。

【解读】

《素问·脏气法时论》谓：“五谷为养，五果为助，五畜为益，五菜为充，气味合而服之，以补精益气。”王冰注谓五谷为粳米、小豆、麦、大豆、黄黍；五果为桃、李、杏、栗、枣；五畜为牛、羊、猪、犬、鸡；五菜为藜、藿、薤、葱、韭。此论基本上将人们的食品进行分类并指出其主要功用，提示人们对食品的需求范围要广些，搭配要均匀合理些，都是十分重要的论述，迄今仍有指导实践的意义。

关于饮食有节中量的节制，十分重要，古人常告诫不可“暴饮暴食”，不可过饱，致伤脾胃。唐代孙思邈《千金要方·道林养性》中提出“欲如饱中饥，饥中饱”，以生动语言指出饮食量的要领，不可过饥过饱，使胃气充旺，维护康健。

五味为甘、酸、苦、辛、咸。医籍中论述五味太过之害甚多，亦指出任何一味太过可有损相应之脏（甘——脾、酸——肝、苦——心、辛——肺、咸——肾）。朱丹溪《格致余论·饮食箴》曾概括地说：“五味太过，疾病蜂起。”

油脂过多之“肥腻炙煿”食品，历来主张切勿食之过多，否则，助湿生热，既损脏腑，又使气血不畅，为害无穷。《黄帝内经》早有“膏粱之变，足生大疔，受如持虚”之警示。

清酒为“醴”，浊酒为“醪”，我国酿酒历史久远，《素问》有《汤液醪醴论》篇，为以汤液及酒防治疾病的记载。《黄帝内经》在多篇中述及过多饮酒之毒害。后世如称嗜酒而导致的食管癌——噎膈为“酒膈”，因酒所伤导致肝硬化腹水形成为“酒胀”“酒癥”“酒臌”等。明代李时珍亦告诫：“久饮烧酒，烂人肠胃。”清代顾松园谓：“烟为辛热之魁，酒为湿浊之最。”饮酒过多之害，几乎尽人皆知。然而，不少人却明知故犯，贪杯常饮，宴席上举杯逞豪，有的人一日数醉，忙于应酬，来者不拒，结果祸害身体，病入膏肓，悔之已晚。“不饮过量之酒”，一般成人按肝脏解毒负荷，大约每日为纯酒精20g（约20ml），如为50度白酒，折合为40ml，超此即是“过量”。切勿超界超量，以策安全。

【原文】

沧沧灼灼不入口，多药伤胃须谨慎；

动静结合五体摇，开怀戒怒善摄生。

【解读】

《灵枢·师传》指出："食饮者，热无灼灼，寒无沧沧，寒温中适，故气将持，乃不致邪僻也。"告诫人们进饮食应掌握适当的温度，切勿进灼灼过烫和冰冷沧沧之饮食，以免损伤食管和胃。因饮过烫之液而致食管黏膜损伤之病例，屡见不鲜。过冷之饮食，寒凝气滞，脾胃受戕，导致脘腹痛、吐泻之例，亦属于常见。善养生者，当遵此戒。

"多药伤胃"之语见于清代叶天士《临证指南医案》。"多药"包括药味多、药量大、剂型多等。当今，人患多种疾病，就医多科，药品多，用量大，不仅损伤胃气，也增加肝肾排解负荷。更有因吞药不当，引起药物性食管炎症，甚至形成溃疡，有的还恶变致癌。徐老从整体辨证，多病可谋同治，法活机圆，一方可治数病，不致杂药兼投，多药伤胃。丸片之品，从容吞服，务求不留于食管。

"肝为起病之源，胃为传病之所"，情志因素，郁怒伤肝，肝病及胃。故当调情志，善摄生，维护脾胃功能，保障身体健康。

"久坐伤肉，久立伤骨，久行伤筋"(《素问·脏气法时论》)，警示人体必须动静结合，以免劳伤。躯干动摇，四肢屈伸，锻炼身体，气血舒畅流行，有利于脾胃功能健旺，有益健康。

【原文】

睡前泡足通气血，大腹保暖痞痛宁；

中气健旺添精神，岁岁健康享人伦。

【解读】

足部有三阳、三阴六条经络，涉及膀胱、胆、胃、肾、心包络、肝等脏腑。温热之水浸泡双脚，温经通络，流动气血，大有裨益。一般可在夜卧之前，泡足半小时，有助睡眠。若患脾胃心肝肾之疾，用药物煎汤泡足，一日2次(午餐后及睡前)，每次20~30分钟，频加热水，保持适当温度，利于祛病强身，可列为综合治疗的一项措施。

胃肠肝胆胰肾均在肚腹之内，尤以胃肠需温热，利于消食运化排浊。中老年人可备暖腹之棉花布袋，约25cm×50cm。春、秋、冬季睡时覆在腹部，翻身时还能紧贴肚皮，不使受凉。持之以恒，大有好处。若有脾胃虚寒，脘腹畏寒，大便易溏者，可用生姜汁滴在丝绵上，晒干后外包棉布，制成腹袋，卧时覆盖。

胃为气血之海，脾胃中气健则精充神旺，身体康健，老人长寿，享其天伦之乐。

附：舌诊简歌

望舌是中医诊断疾病的重要方法。昔年学医时，曾读过一些舌诊歌诀，或句多意繁，不易记诵，或论舌议方述药，忽略了“四诊合参”的诊法原则。为此，在诊务之余，结合个人临床体验，以舌质与舌苔为主，写成简歌，供读者参考。

望色察舌，诊病之则；邪气观苔，正气在质。

苔质合参，病位可测；邪正消长，藉知津液[①]。

平人之舌，淡红润泽；气血亏虚，舌质淡白。

淡胖而润，边多齿印；脾肾不足，阳虚水湿。

舌色鲜红，脏腑有热；久病多虚，卒病多实。

尖红心火，刺红毒疫[②]；形瘦舌红，阴虚郁热。

深红为绛，热入营血；温病逆传，水电丢失[③]。

内有瘀血，舌见紫色；脏腑经络，细心辨识。

正常之人，苔薄而润；风寒痰湿，亦见薄白。

白苔而糙，气不布津；白而干燥，恐将化热。

苔色白腻，非痰即湿；由厚转薄，病邪渐出。

黄而厚腻，病邪多实；中焦湿热，肺经痰热。

白底罩黄，有热有湿；黄多偏热，白多偏湿。

灰甚则黑，观其苔液；黏腻属湿，干燥热极。

舌苔松浮，邪浅病轻；舌苔揹紧，邪深之质[④]。

别有浊苔，厚而不洁；脾胃气虚，内恋湿热[⑤]。

察舌之际，须别染苔；乳浆果汁，药食有色。

素嗜烟茶，可见黄色；张口呼吸，苔燥不泽。

舌苔厚腻，偏于一测；腻苔之上，恐有齿缺[⑥]。

光苔阴伤，体弱之质；镜面之舌，虚羸津劫。

局部舌光,斯名为剥;若称光剥,大部剥脱。

舌红苔剥,阴伤津夺;二重感染,望舌可测⑦。

注:

①此二节概言舌诊之意义。一般而言,舌苔反映病邪(如寒、湿、痰、热等),舌质反映正气之盛衰。舌苔与舌质互参,可以测知病位深浅、邪正消长和津液的存耗。

②舌尖红常为心火亢盛之征。舌红起刺,在热病常示其邪热较重,往往见于疫毒之证,例如疫喉痧之舌红有刺,状如草莓。

③温热病见绛舌,常系病邪深入至营血的重证阶段,并常伴水与电解质的失衡。

④苔色腻而不松,拭之难去,药治亦不易化,可称为揹紧。常为湿热、痰浊等病邪较深之征。

⑤浊苔在色泽上的特点是既黄又白,又似灰黑。杂病见此苔,常为湿热深羁而脾胃功能不足之征。

⑥一边有苔,一边无苔,常由于腻苔上面相应的牙齿脱落,失去洗刷作用所致。不要牵强地从舌上脏腑分部去解释。

⑦温热病或重证虚劳兼感外邪,如已用抗生素多日,舌质红而见剥脱之苔者,常须注意二重感染(菌群失调)。

(陆为民　徐丹华　罗斐和)

第四篇　医案精华

1. 芳香宣通温化法治黑霉苔气机不畅，湿泛于舌案

丁某，男，77岁。初诊日期：1989年4月17日。

主诉：舌苔黑3个月余。

病史：患者自诉舌苔黑，食欲不振，少饮少食，形渐以瘦，胃中痞胀。经检查为慢性浅表性胃炎，但服中、西药历3个月余，症状未见减轻，舌上黑苔未化。阅前医曾用平胃香砂之类多剂，论理尚无不合。寻思再三，取芳香宣通温化之法。

处方：藿香15g，佩兰10g，炒陈皮6g，法半夏10g，石菖蒲6g，通草3g，云茯苓20g，益智仁10g，白杏仁10g，炙鸡内金8g，石见穿30g。

嘱服7剂，每日1剂，水煎服。

复诊甚喜，谓饮与食均有增加，胃中渐觉舒服。视其舌苔，黑色约化1/3。仍守原方嘱再服7剂，药后尚合。藿香改为10g，续服7剂，舌黑基本消退，诸症均获改善。高年之人，浅表性胃炎难期治愈，然症已显著改善，苔黑已化，应属有效之例。

按语：慢性胃病见黑霉舌苔者，临床并不少见。徐老强调首先应询问是否服用过何种药物，如具有胃黏膜保护功能的铋剂，服用后会出现黑苔，此乃药物因素，停药旬日后常可自行消退。其次要排除食物染苔，因食物染黑者，苔色浮，漱洗即可清洁。若非上述两种情况而见黑苔，应按病机分析，舌黑而润者，常由于胃中湿浊所致，舌黑而干者，良由里热熏蒸，此其大概。联系患者表现的其他症状，四诊合参，随证而治之。舌为胃之镜。舌上黑苔渐化薄而渐消退者则病情好转，舌黑不化或加深加厚则病变发展。故黑苔之消长对诊断和判测预后具有一定意义。

舌黑而润，内有湿积。湿之形成，由于胃津不归正化，并由脾失运化之权，升降失常，气机不畅，湿泛于舌，出现舌黑。治法当以化湿为主。药用芳香，性应属温，再应考虑宣通气机，使湿随气化，湿从温化。

分析本案处方，藿香、佩兰芳香化湿。陈皮、半夏、茯苓亦属常用而已服过多剂，鸡内金亦非主药。杏仁是上焦药，与前几味化湿药相伍，旨在宣通气机。石菖蒲辛而微温，具有开窍、豁痰、理气、祛湿之功，《名医别录》谓其“温肠胃”。据徐老经验，通草亦有宣通作用，石菖蒲与通草同用，意在宣窍通络，《灵枢》早就提出胃也有窍。二药与他药相配，化胃湿，通胃窍，气

化得利，升降得运而湿浊得以逐渐祛除。用益智仁入脾、胃与肾，温脾胃而暖肾火，摄涎祛饮，醒脾益胃，在本例方中虽非主药，却能化湿除饮之本，杜绝生湿之源。全方药性平和，善为相互协调，因而奏效满意。

（徐丹华　罗斐和）

2. 清肝泄胃化湿法治黑苔肝胃郁热，津凝聚湿案

艾某，男性，42岁。初诊日期：1989年3月27日

主诉：舌苔干黑数月余。

病史：患者舌黑而干，历数月未退。自述脘胁灼热，痞胀、食欲不振、神倦乏力，夜寐多梦，小溲微黄。数月来一直服中药调治而未愈，乃求治于徐老。

诊查：两目不黄，眼结膜充血，舌苔灰黑少泽，诊脉颇有弦象。胃镜检查谓“慢性浅表性胃炎”。

临床分析：患者平素工作紧张，办事性急。析其病情，良由肝经郁热，木火内炽，疏泄失常，乘侮胃腑，胃气不和，影响纳谷磨化功能，肝胃郁热上干，胃津凝聚为湿，是以舌苔灰黑而干。数月来虽经服药调治，方药以治胃为主，其热源于肝经，木火不靖，病根难除。治法：清泄肝胃化湿。

处方：冬桑叶15g，牡丹皮10g，水牛角片15g，麦冬15g，黄芩10g，白蒺藜15g，法半夏6g，佩兰10g，炙鸡内金6g，石见穿20g，生甘草5g，茵陈10g，茅根30g，每日1剂，水煎服。共服药14剂，症状改善，舌苔灰黑渐退，舌上渐润。乃去水牛角片，改桑叶为10g，加谷麦芽各15g。

三诊：续服14剂，诸症均安，舌苔薄白，随访2年，症状不著，舌色如常人。

按语：此例所用桑叶、丹皮凉而不寒，清肝经之郁热，加水牛角取其凉血清热，肝为藏血之脏，凉肝之血，与桑丹同用而增清肝功用。黄芩、白蒺藜泄肝。麦冬生津养胃，茵陈、茅根清利而使湿热下泄，佐以半夏，佩兰和胃化湿，因其郁热生于肝，犯于胃，热中又夹有湿。以热为主，以湿为次，且既已食欲不振，胃脘痞胀，故不用苦寒损胃之品，因不同于一般单纯胃热为患，是以录备参考，示其治病必求其本，用药贵在变通。

（徐丹华　罗斐和）

3. 平肝疏肝养心法治顽固性口腔溃疡心肝气郁，心神不宁案

李某，女，56岁。初诊日期：1983年5月12日。

主诉：口腔溃疡反复半年。

病史：患者口腔内唇，颊黏膜及舌尖、边等部位溃疡经常发生，已历半载。屡经中西多种药物内服，并用外敷，注意口腔卫生，调整膳食菜谱，效均不著。饮食热则灼痛难忍，以致影响食欲及食量。询知患者近1年操持烦劳，又兼情志抑郁，时觉头目昏晕，夜寐不佳，心烦，有时心悸，心前区隐痛，继而渐生口腔溃疡，屡发不愈。

诊查：视舌上有薄白之苔，边尖微红而有小溃疡，诊脉细弦，偶有歇止。曾查心电图偶见房性期前收缩，余无异常发现。

临床分析：本案前医予养阴清胃之品甚多。然详询病史，此例病因，良由烦劳而兼情志不畅，以致肝阳上亢，肝气失疏，心肝气郁，心神不宁。病位以心、肝两经为主。治当平肝疏肝，养心宁神为主。

处方：冬桑叶12g，白滁菊6g，枸杞子15g，杭白芍10g，娑罗子10g，炒枳壳10g，炒竹茹10g，炙甘草5g，炒当归10g，紫丹参10g，猪茯苓各12g，石菖蒲5g。

每日1剂，午憩及夜睡前煎服。

此方服10剂后，诸症均见改善，口内溃疡明显好转。续服15剂，口腔溃疡向愈，诸症亦平。随访1年，眠食俱安，口中溃疡未发。

按语：顽固性口腔溃疡的病因病机不一，治法亦有差异。据徐老个人经验，大多宜据证而从调理脾胃为主。尤以溃疡以颊黏膜为主而不时发作者，每与胃热或脾虚有关。若兼有舌尖、舌边时生溃疡者，有与心、肝气郁或郁热伤阴，营阴不足有联系。不能简单地一见口腔溃疡概以“胃热”论治。本例即从肝心论治而愈。方中娑罗子早在《本草纲目》即记载此药，谓其甘温无毒，宽中理气，徐老常用之以舒心肝之气郁，且能定胸脘之疼痛、闷胀。

此外，治疗口腔溃疡的外用药较多，常用者如冰硼散、绿袍散、锡类散、养阴生肌散等成药，均可根据病情选择运用。对顽固性口腔溃疡徐老另有一简易单方：取鸡肫皮晾干，用镊子或竹筷夹1~2个，在酒精灯上烧成炭状，待冷后研成极细粉末，置于瓶中，加盖防潮。用时以少许粉末敷于口中

溃疡部位。如系舌边、尖部溃疡,可将鸡内金炭粉少许置于掌中,以舌溃疡处直接舐药即可。每日3次,先漱口,后敷药,半小时内勿进食饮水,颇有良效。对顽固性口腔溃疡,由于脏腑病变所致的局部征象者,还需辨证施方,内服药或内服与外治相辅治之,庶可提高疗效。

(徐丹华　罗斐和)

4. 养肝清瘀,内服含漱法治牙龈出血肝经瘀热伤阴案

王某,女,51岁。初诊日期:1992年11月18日。

主诉:牙龈出血3个月,加重旬日。

病史:患者于10年前体检谓“小三阳”,肝功能正常,症状不著,仍从事较轻体力工作。1年来乏力,食欲欠佳。1992年3月,检查谓肝炎后肝硬化(代偿期),经服药治疗,病休在家。近3个月牙龈出血,白昼稍进食咀嚼即见出血,晚间入睡醒来,唾液有血。旬日来出血量渐多,服多种药物(包括维生素C、K等)未效,又经口腔科诊治,出血仍不止。自觉口干,时欲饮水,胃中嘈热,右上腹不适,甚则隐痛,饮食不多,大便干结,2日一行,性情善郁易躁。月经已绝2年。

诊查:面色萎黄,面颊潮红,有毛细血管扩张。舌质微红,舌苔薄净,脉弦而细。肝肋下触及,质中,触痛不著,脾侧位触及。肝功能基本正常,蛋白电泳γ球蛋白28%。B超示肝损害。

临床分析:患者以牙龈出血为主症,结合病史体征,病在肝、胃二经。乙型肝炎(简称乙肝)急性期已不得确知,迁延已致慢性阶段,良由毒邪所侵,气滞血热,兼有血瘀,瘀热内留,热扰于胃,故齿龈出血,肝区不适或隐痛,口干欲饮,胃中嘈热,大便干结。“龈为胃之络”,故不仅应治肝,亦需清胃。肝经瘀热耗阴,治法应养肝阴、清瘀热,方以一贯煎加减,配以清胃散意。鉴于药物“直达病所”,除内服以外,加用含漱药液。

处方:北沙参15g,麦冬15g,大生地15g,炒当归10g,枸杞子10g,川楝子10g,升麻5g,炒黄连3g,牡丹皮10g,赤芍10g,茅根30g,生甘草3g,谷芽30g。

每日1剂,水煎服。

含漱方:地骨皮30g,仙鹤草15g。

每日1剂,煎成300ml,置茶杯中,频频含漱,漱后吐去,亦可咽下少许。

以上两方，内服、外治，3剂后牙龈出血减少。7剂后出血渐止，口干欲饮、肝区不适、胃中嘈热等症亦见改善。乃于原方中去黄连、川楝子、升麻，加楮实子10g、制军5g，枸杞子改15g，含漱方仍用原药。5剂后，龈血止，大便通畅，日行1次。以后隔日服1剂，停含漱剂。半月后因饮食不当(过硬)，又有少量龈血，1日即止。将汤剂略事加减，倍量煎成浓液，用驴皮胶、冰糖收膏，每日2次，每次1匙，开水冲匀服。共服45天，症状均消失，舌红渐淡，脉弦不著，血查蛋白电泳21%。患者因故停药，随访8个月，龈血未发，生活起居均安，仍从事轻工作。

按语：此例主诉为牙龈出血，诊断似属血证——龈血范畴，按出血之量尚不足以诊为“牙宣”。至于肝脾轻度增大，严格讲亦不能认为即是癥积。结合病史检验，仍为慢性乙肝，未曾肝穿，门静脉高压诊断依据不足，肝硬化早期(代偿期)之诊断可以保留。

本例辨证为肝阴亏虚、肝胃郁热、瘀热内留，治法宜养肝阴、清胃兼清瘀热。方取一贯煎、清胃散加减，配合煎剂含漱外治，效果较好。一贯煎为《续名医类案》魏之琇方，颇有特色，成为传统名方，人所熟知。清胃散为《脾胃论》方，功擅清胃凉血，“龈为胃之络”，故齿龈肿痛、出血者，胃热口疮、口臭，消谷善饥者，均可审证用之。《外科正宗》亦有清胃散，治胃经有热，牙龈肿痛，出血不止，药用黄芩、黄连、生地、丹皮、升麻、生石膏，乃东垣清胃散基础上略事加减而成。

关于含漱之方，主药地骨皮，功擅清热凉血，擅治吐、衄、血淋、虚热潮热盗汗，其性甘寒清润，善入血分。《肘后备急方》即用此药煎汁漱口治“风虫牙痛”。古为今用，治疗牙龈出血，既含(使出血之龈部为药液所浸润)且漱，效果甚佳，徐老用此法诊治该病已不下百例，大多取效。加仙鹤草以促进血液凝固，止血作用更佳。此法简便，直达病所，实为口齿疾病良方，附此赘语。

(徐丹华　罗斐和)

5. 理气化痰，行瘀降逆法治梅核气痰气交阻，血行不畅案

韩某，女，54岁。初诊日期：1993年7月1日。

主诉：咽中不适，如有物阻4个月，胸骨后隐痛1个月。

病史：患者于4个月前起病，咽中不适，如有物阻，有痰不易咯出。曾去耳鼻咽喉科诊查，谓“慢性咽炎”，经服药及含片等治疗，效果不著。每于情志不畅时症状加重。近1个月来胸骨后隐隐作痛，吞咽并无困难，饮食尚可，口干而饮水不多。大便正常，夜寐欠佳。近经某院内科诊治，胃镜检查谓慢性浅表性胃炎，有少量胆汁反流。前后数月内已服西药不少，症状仍然，且有加重之感，乃来我院诊治。

诊查：面色无明显病容，舌苔薄白，舌质淡红，脉象细弦。咽弓轻度充血，两侧扁桃体不大，心肺检查无异常，上腹无压痛，肝脾不肿大。心电图示窦性心律不齐，X线食管钡餐检查未见异常。

临床分析：本例据症似属“梅核气”。病位在咽管上段，病机系痰气交阻，治当理气化痰，可以半夏厚朴汤为主方。经百日未得改善，兼有胸骨后隐痛，痛位较固定，可能由于气郁日久而血行不畅。吞咽无困难，饮食无噎塞感，故尚无噎膈的诊断依据。从胃镜检查而论，患者有慢性浅表性胃炎。胃与食管相连，报告中有“少量胆汁反流”，胆汁既可反流至胃，也有可能从胃部再反流至食管。胆汁属碱性液，对胃与食管黏膜均可引起损害。“胆随胃降”，胃以降则和。目前虽未见食管炎症征象，但不排除反流性胃食管病变。治法拟在理气化痰之中，佐以行瘀，再加降逆之品，亦属妥善之举。

处方：苏梗10g，厚朴10g，法半夏10g，炒枳壳10g，云茯苓15g，赤芍10g，白芍10g，木蝴蝶6g，刀豆壳20g，柿蒂10g，威灵仙10g，川通草3g，生姜3g，生甘草3g。

每日1剂，水煎2次，分4次服。

此方服7剂，咽中不适减轻，每日咯出痰液3~4口，胸骨后隐痛亦见缓，一昼夜中仅痛1~2小时，程度减轻。续服7剂，症状进一步改善。乃于原方中去厚朴，改用厚朴花，法半夏改为6g，去威灵仙、生姜，加麦冬15g。再服10剂，诸症渐消失。以后处方用厚朴花6g，麦冬15g，生甘草2g，木蝴蝶3g，每日1剂，开水泡闷后代茶饮服，历月余颇安，症状未见反复。随访8个月，笑谢平安。

按语：食管古称“咽系”，为“胃之系”。《医贯》所载“咽系柔空，下接胃本，为饮食之路”，不仅说明食管的解剖特征，还指出其具有“柔空”的生理特点。据有些解剖生理书籍所述，食管的肌纤维和神经分布在人群中各有微细结构的差异。《金匮要略》早有“妇人咽中如有炙脔，半夏厚朴汤主之”的记载。以“妇人”为多，病因以饮食不当，特别与情志不畅及体质有关。《圣济总录》描述其症状谓“咽喉噎闷，状如梅核”，后世遂有“梅核气”之名。此症一般有属食管功能障碍，有属食管上段炎症，因常伴有慢性咽炎，故食管疾患之诊断易被忽略。慢性咽炎在成人中患病率十之八九，男多于女，而食管功能障碍引起“咽中如有炙脔”，却以妇人为多，此中机理，值得进一步研究。

本例患者继而出现胸骨后隐痛，经检查排除心脏、纵隔疾患。结合胃镜所见，推测可能是食管功能障碍又加轻度炎症，胃、食管反流性病变引起的症状。按中医学理论分析，痰气交阻，血行不畅，病久入络，然以痰气郁结为主。痰气能得消散，气行血行，其疾自瘳。加“降逆”之法，降胃气，降胆，防气逆，符合“胃宜降则和”之原则。

立方选药，半夏厚朴汤全方诸药俱用。唯用苏梗而不用苏叶（偏于发散），徐老认为“梗能主中”，行气而宽胸利膈，疏调肝气而和胃气，对食管病、胃病，苏梗优于苏叶。

方中木蝴蝶利咽疏肝，枳壳和胃理气。通草宣通，威灵仙走而不守，宣通十二经络，与赤芍相配，行瘀通络。历来常用威灵仙治骨鲠在咽，实际上也是治疗食管疾病的常用良药。

胃气上逆而致呃逆者，有用柿蒂、刀豆之方，此例虽非呃逆，在临床分析中已言及防其胆汁反流，故降逆之法甚为必要。除半夏、枳壳以外，据徐老个人经验常加柿蒂与刀豆壳，以壳代子，更兼理气之功，二味虽非主药，却是本方之特点之一。

药既取效，减厚朴、半夏之辛燥，加麦冬以“润燥相合”，以后改用厚朴花等泡服代茶，巩固其效，方便服用。至于初诊所嘱每日1剂，水煎2次，分4次服，乃宗《金匮要略》半夏厚朴汤“日三夜一服”的方法。此方此症，必须增加服药次数，以增药效，1日4服之效确实高于1日2服，已历试不爽。

（周晓波）

6. 养阴泄热，通降咽管法治疗食管溃疡噎证阴虚郁热，气滞血瘀案

华某，男，62岁。初诊日期：1997年1月5日。

主诉：胸骨后不适1个月余。

病史：患者近1个月来食甘甜之品后常感胸骨后不适，时有咽酸，无吞咽困难，饮食不减，甚则微咳，无痰，舌质微红，苔薄，脉细。1997年1月3日查胃镜示食管炎症，内见线型溃疡，情绪紧张，求诊于徐老。

临床分析：据证而论，病属“噎证”，病久阴不足，气滞血瘀，气滞久则郁热。拟法养阴理气泄热，通降咽管。

处方：麦冬20g，石斛15g，木蝴蝶6g，白残花15g，厚朴花6g，法半夏6g，威灵仙10g，蒲公英15g，煅瓦楞子30g，茯苓15g，丹参10g，枳壳10g。每日1剂，水煎服。

二诊：患者服药2周，症状基本消失，仅有1次胸骨后不适，片刻即缓，不咳嗽，大便正常，治从原法。原方加太子参10g。

三诊：患者食管炎症经疏润结合调治，目前症状不著，二旬之内子夜有两次反流症状，每次约15分钟，稍咳嗽，舌苔薄白而干，脉小弦，治从原法。

处方：麦冬15g，石斛10g，厚朴花10g，法半夏10g，橘皮络各6g，威灵仙10g，鹅管石15g，炒枳壳10g，木蝴蝶6g，石见穿15g。

以此方加减，配以藕粉调服，坚持治疗，至1997年10月19日复查食管黏膜正常，浅表性胃炎，症状不著。

分析：此例是一较为难治的病例，食管溃疡，长期不愈，易引起“食管癌”，然用西医治疗，主要是针对反流，制酸，对溃疡本身的治疗针对性不强，徐老充分估计了该病的复杂性，潜心研究，运用自己丰富的临床经验，认为该病当以疏润结合为大法，为了让药汁直达病所，故而采用藕粉调服，卧位服药并适当辗侧，主要起到两方面的作用，一是吸附于病所，二是药性直接发挥。

（邵　铭）

7. 疏肝行瘀护膜法治食管憩室炎噎证气滞血瘀案

吴某,女,42岁。初诊日期:1983年10月16日。

主诉:胸骨后隐痛3个月。

病史:患者于1983年7月中旬以来,胸骨后隐痛,进食后疼痛尤甚,痛及左胸及后背脊部,伴有胸闷、胃脘痞胀、嗳气频多。经X线钡餐食管摄片,提示食管憩室,憩室位于上中段,突向左侧。临床诊为食管憩室炎。经服中、西多种药物治疗,效果不著,患者因食后痛甚,以致饮食减少,神倦乏力,又疑有恶性病变,故焦虑不安,时常哭泣,大小便尚正常。

诊查:情绪低落,面色欠华。舌苔薄白,舌质正常,脉象细。以手指重叩膻中附近,有疼痛感。查血常规、血沉、心电图等均无异常,大便隐血多次阴性。

临床分析:病起3个月,胸骨后疼痛,痛及左胸与后背,患者情志不畅,良由气滞所致,系肝胃之气郁滞,横窜经络;久痛入络,络中兼有血瘀。

治法:疏肝和胃,理气行瘀,佐以护膜。

处方:苏梗10g,炒白芍15g,枳壳10g,制香附10g,佛手片10g,鸡内金10g,陈皮6g,木蝴蝶6g,延胡索10g,五灵脂10g,桔梗6g。

每日1剂,水煎服,每次浓煎约150ml。取药汁,调入藕粉一匙半(约25g),微火再煮,边煮边搅至呈糊状,再加入云南白药1g,调匀。左侧卧位服药,徐徐吞咽。服药毕,再卧15~30分钟后,又取右侧卧15分钟即起坐片刻。

按上方如法服7剂后,胸骨后疼痛即见减轻;再服14剂,疼痛基本消失,左胸及后背脊之疼痛亦不著,饮食渐增,精神情绪也大有好转。停服水药后,单用藕粉加水适量,边搅边煮,煮成薄糊状,调入云南白药0.5g,如法服药,1日2次,历1个月余,症状完全消失。随访8年,患者体质恢复很好,工作精力充沛。

按语:本例中医诊断属“胸痹”或“噎证”范畴,病机以气滞血瘀为主。参考X线食管钡餐所见,用理气行瘀之剂,调以藕粉,药呈糊状,卧位服药,便于直达食管憩室部位,以此方法治疗食管疾病,效果较好。若无憩室而属于食管炎、贲门炎者,则取卧位服药,咽一口,转动一下体位,服完后平卧半小时。如在晚上睡前服药,服后勿起。此药呈糊状,能在食管略事停留,直接对食管黏膜起保护和治疗作用。若立位服汤剂，汤液迅速入胃，再经吸收后作用于食管则药力不专，见效甚慢。徐老多年来用此方法治疗此类病证数百例，收效较好。

本例处方，是以疏肝和胃为基础，配延胡索、五灵脂行其血滞；用枳壳与桔梗、木蝴蝶配伍，以调其升降；苏梗能疏肝，行胸膈之气滞。关于云南白药，据徐老经验，非出血性疾病，一般每日1~2g即可，持续服药即可见效。藕粉甘凉，清热凉血，对食管和胃有“护膜”作用，加入煮成薄糊状，富有黏性，既有治疗和营养的作用，又是赋型之品。

（徐丹华　罗斐和）

8. 疏肝理气，和胃逆降法治食管裂孔疝胃痞肝气郁结，胃气不和案

谈某，男，40岁。初诊日期：1997年8月4日。

主诉：上腹心窝部痞胀半年。

病史：起病半年，常因情志不舒诱发上腹痞胀，空腹与食后均胀，饮食不减，嗳气频作，恶心欲呕，大便不调，时干时溏。1997年4月25日在江苏省人民医院查上消化道钡餐提示为食管裂孔疝，慢性胃炎。

诊查：形体偏瘦，苔薄白腻，舌质淡红，脉细弦。腹部平软，上脘轻压痛，肝脾肋下未触及。

临床分析：患者以上腹痞胀为主诉，疼痛不著，当属“胃痞”范畴。因胃中气滞，和降失司所致。情志不畅，易致肝气郁结，横逆犯胃，胃气不和，故病情可因情志不畅而诱发、加重。

治法：疏肝理气，和胃逆降。

处方：苏梗10g，枳壳10g，陈皮6g，法半夏6g，炒白术10g，制香附10g，五灵脂6g，黑丑6g，炙鸡内金10g，石见穿15g，佛手10g，木蝴蝶6g，怀牛膝10g。

每日1剂，水煎服。

二诊：患者症状大致如前，情志不畅则症状加重。上方加刀豆壳20g、合欢皮15g、降香5g，去牛膝。

三诊：患者胃脘痞胀减轻，偶有隐痛，大便成形，每日1次，舌淡苔薄

白,治宗原法。前方加麦芽30g、合欢花15g,黑丑改10g。

四诊:患者胃脘胀痛不著,饮食尚可,嗳气不多,苔薄白净。1997年9月1日于本院复查上消化道钡透提示胃窦炎,未见裂孔疝。继以理气和胃定痛法巩固。

处方:白芍20g,甘草3g,延胡索10g,徐长卿10g,陈香橼10g,茯苓15g,荜茇6g。14剂。

随访2年未见复发。胃痞胀痛均释。

按语:食管裂孔疝在临床上最多见者为“滑入型疝”,因膈下的食管和胃底部分顺序向上,滑入胸腔所致。上消化道钡餐或胃镜可确诊。临床可见胸骨后或剑突下饱胀,甚则疼痛,呈隐痛、胀痛或灼痛,嗳气,甚则食物反流,如伴发食管炎症而致食管管腔狭窄者,进食时可有噎塞不畅之感,常伴有胃、十二指肠慢性炎症。属中医“胃脘痛”“胃痞”“嘈杂”“噎证”等范畴。

据徐老经验,凡症状持续或反复出现者,其病机常以胃中气滞,和降失司为主。因气滞不解可致郁热内生,或血瘀、痰湿内留,可根据症状、病因,辨证治之。理气和胃降逆,是一般通用之法。有郁热者配以清热,久发、久痛者,联系病理因素,加入活血化瘀之品,参以鼓舞脾胃气机,调其升降枢纽之法,因食滞、痰湿者,当予消导、化痰祛湿。

凡证属肝胃气滞者,四逆散、柴胡疏肝散、香苏散等均可随证加减运用。常用药如炙柴胡、炒白芍、炒枳壳、制香附、苏梗、陈皮、青皮、佛手片、陈香橼、炙甘草等。其中白芍能舒挛,伍甘草能缓急定痛,白芍用量应加重(可用20~30g)。苏梗其性平和,宽胸膈、和胃气。可据证配用刀豆壳、柿蒂、赭石以降逆行气,广郁金、绿萼梅以开郁。如有气郁化热之证,可用化肝煎、左金丸、芩蒲饮等加减。常用药如青皮、陈皮、丹皮、栀子、浙贝母、炒黄连、吴茱萸、淡黄芩、蒲公英、石见穿、芦根、麦冬等。其中浙贝母清胃热,凉而不苦,兼能制酸;石见穿微苦,清热散结;吴茱萸用量需小,不超过2g;加芦根、麦冬,甘凉润养,以护胃津。此外,配服藕粉调呈糊状,可以药液代水,稍加冰糖煮服,有清热、生肌、护膜之功。

凡病久、心下剑突痛位固定,疝频发,有血瘀气滞证者,当治以行气化瘀。常用方如血府逐瘀汤加减。常用药如当归、炒生地、赤白芍、炒川芎、柴胡、枳壳、炙甘草、五灵脂、威灵仙、地龙、丹参、乳香、橘络、娑罗子等。其中乳香量宜小,一般以3g为宜,量多反碍胃气;橘络性平味淡,理气通络,轻宣利膈，虽非主药，却有良效；娑罗子行胸膈，和胃气，通络定痛；地龙凉营解痉行瘀，对此病颇为适用。此外，也可用参三七粉（每日 2~4g），云南白药（每日 1~2g），调入藕粉糊中，卧位服药，使药糊从食管徐徐下行入胃，既有局部作用，又有全身作用。

至于鼓舞脾胃，调其升降之品，可参用于上述各证，如藿香芳香化湿行气，石菖蒲开窍宣郁，荷叶升其清阳，枳壳配以桔梗，牛膝与桔梗同用等，均可据证参入，有升有降，以降为主，升降相须之法，对食管病的治疗颇为重要。另如消导、化痰祛湿之法，随证施药。如有虚实兼夹，或虚多实少，自当根据病情，权衡治虚治实之法。

本例以脘腹痞胀为主，应属胃痞，由于胃气阻滞，和降失司所致，故方中苏梗、陈皮、半夏、枳壳、制香附、佛手，疏和胃气，苏梗其性平和，宽胸膈，和胃气，配枳壳、刀豆壳、陈皮、半夏等降逆行气；五灵脂、黑丑、制香附，为“五香丸”“灵丑散”，理气行瘀泄浊，以防气滞血瘀；鸡内金、石见穿消食清热散结，以防食滞热郁；更配木蝴蝶、牛膝，一升一降，升降相须，鼓舞脾胃气机，调其升降枢纽。因其常见情志不畅而诱发加重，故于方中参用生麦芽、合欢花、绿梅等疏肝解郁，以利病愈。

（徐丹华　罗斐和）

9. 疏润结合，理气行瘀法治食管癌噎膈肺胃同病，痰气瘀交阻案

左某，女，81岁。初诊日期：2005年12月1日。

主诉：吞咽困难3个月。

病史：患者2005年9月起无明显诱因感胃脘痞满不适，并觉进食吞咽困难，仅能进半流饮食，无上腹痛，无呕血，无泛酸烧心，口干欲饮水，大便日行1~2次，不黑。9月16日在江苏省人民医院行胃镜检查示食管下段贲门腺癌，因年龄及肺部疾患，家属放弃手术及化疗，转请徐老诊治。患者原有慢性支气管炎30余年，经常咳嗽、咯痰，1个月前曾复发，又至江苏省人民医院呼吸科住院20余天，经抗感染、止咳化痰等治疗好转后出院，现仍时有咳嗽、咯痰，量不多，色黄。

诊查：形体消瘦，精神不振，两肺未闻及干、湿啰音，心率90次/min，心

律齐，上腹部按之不适，无压痛，浅表淋巴结未及肿大，双下肢不肿。舌微红，苔薄黄而燥，脉细弦而小数。

临床分析：据证病属噎膈，乃肺胃同病，痰气瘀交阻，肺失宣肃，胃失和降。治当肃肺化痰，和胃行瘀。方选沙参麦冬汤加减。

处方：北沙参 10g，麦冬 15g，黄芩 6g，杏仁 10g，木蝴蝶 5g，绿梅花 10g，鸡内金 10g，薏苡仁 30g，莪术 10g，川贝 3g，谷麦芽各 30g，仙鹤草 15g。

水煎服，每日 1 剂。另予三七粉每次 2.5g，每日 2 次。

二诊：患者服药 7 剂，药后咳嗽咯痰已显著改善，唯饮食不多，胸咽有噎塞感，大便日行 2 次不黑。舌微红，苔薄黄，脉细弦小数。高年体弱，不适手术，痰气瘀交阻。拟法疏润结合，化痰理气行瘀，宣通其膈。以半夏厚朴汤加减治之。

处方：法半夏 10g，厚朴花 10g，苏梗 10g，苏子 10g，茯苓 15g，杏仁 10g，鹅管石 15g，木蝴蝶 6g，三棱 10g，赤芍 10g，王不留行 5g，路路通 3g，刀豆壳 20g，麦冬 20g，当归 10g，炙甘草 3g。

水煎服，每日 1 剂。三七粉继用。

药后尚合，咳嗽已愈，心下略有痞胀，饮食下咽稍有不适，可进干饭，原方加北沙参润养食管。继续治疗 4 个月，仍能进食半流饮食，病情无明显恶化。

按语：本案属食管癌顽疾，治疗棘手，另有慢性支气管炎病史 30 余年，初诊时徐老据证分析认为属肺胃同病，因外感风邪引发宿疾，痰浊壅肺，郁而化热，肺失宣肃，故出现咳嗽、咯痰，急则治标，肃肺化痰为先，佐以行瘀和胃。方用黄芩、贝母、薏苡仁清肺化痰，用杏仁宣肺止咳，北沙参、麦冬润养肺胃，木蝴蝶、绿梅花理气和胃，莪术活血化瘀。另加三七粉行瘀止痛，护膜宁络。药后咳嗽、咯痰显著改善，胸骨后有噎塞感，痰气瘀交阻，改从化痰理气，行瘀通膈，用半夏厚朴汤化痰理气，三棱、赤芍、王不留行、当归、路路通活血化瘀，木蝴蝶、刀豆壳理气和胃，杏仁、苏子化痰肃肺，鹅管石宣通胸膈，徐老认为有扩张食管作用，常用于食管疾病的治疗。药证相合，脘痞、吞咽困难明显减轻，患者年事已高，病史已久，根据“虚者润养”的原则，继加北沙参养阴生津，治疗 4 个月，仍能进半流饮食，病情无明显恶化，体现了中医整体治疗的优势。

（叶 柏）

10. 燥湿祛痰，宣肺和胃法治食管癌术后不思饮食肺胃痰湿，壅滞胃气案

冯某，男，61岁。初诊日期：1993年11月6日。

主诉：食管癌术后3个月余，不思饮食，进食极少。

病史：患者于1993年7月下旬行食管中段癌切除手术，术后仍然不思饮食，进食极少。半月前因咳嗽寒热，诊为支气管感染，经治疗后寒热罢解。唯咳嗽未愈，时咯黏痰，胸闷脘痞，口中无味，不欲饮水，不思进食，稍食则上腹痞满不适，甚则泛恶，因进食少而大便少，近来常7~8日始解大便少许，但便后脘腹觉舒。神倦乏力，卧床难起，常常依赖静脉输液以维持营养。

诊查：形体消瘦，舌苔白腻且厚，舌质淡白，诊脉虚弦。下肢轻度浮肿。两肺呼吸音稍粗，心率80次/min，律整。腹无压痛及肿物。轻度贫血，胸部透视，两肺纹理稍增粗。

临床分析：人以饮食为要，胃气为本。患者系早中期食管中段鳞癌，经手术治疗，病灶顺利切除。但3个月来不思饮食，进食甚少，常赖静脉补给营养。当务之急，能否通过中医药治疗而使胃气稍振，胃纳渐增，以冀维持生机，减轻症状，改善生活质量，延长生命。

据目前症情，半月前兼有咳嗽寒热，外感之邪犯于肺里。经治疗以来，咳仍未愈，时咯黏痰，胸闷脘痞，舌苔白腻，显系肺经痰浊未尽，宣化失司。肺胃俱病，肺蕴痰湿，胃有湿浊，若湿痰胶结不祛，壅滞胃气而不得宣通，徒补其"虚"，则必不利于病。治法当以苦温化湿，燥湿祛痰，佐以宣肺利肺，行气和胃之法。方选不换金正气散、三拗二陈汤之类加减。待湿、痰渐祛，舌苔腻色化除，再据证而选投养胃之品。

处方：藿香10g，佩兰10g，制川朴10g，炒陈皮10g，法半夏10g，炙麻黄5g，白杏仁10g，生甘草3g，炒枳壳10g，谷芽30g，冬瓜子30g，炙紫菀10g，石菖蒲5g。

每日1剂，水煎服。

此方服4剂时，咯痰已少，胸脘痞闷减轻。服至9剂，咳止痰少，舌苔白腻且厚之征象消退，呈现薄白之苔，知饥索食，食量渐增，1日5~6餐，每日大便1次。从能起坐而渐能在室内活动，下肢未见浮肿，唯舌质仍淡，脉仍虚弦，重取无力。

鉴于湿痰已基本祛除，脾胃气虚，营阴不足，遂拟平补气血、理气和中之剂。

处方：太子参 15g，炙黄芪 10g，炒白术 6g，云茯苓 15g，炙甘草 5g，炒当归 10g，炒白芍 10g，炒陈皮 6g，法半夏 10g，炙鸡内金 10g，谷芽 20g，石见穿 15g。

每日 1 剂，水煎服。

此方服 20 剂，饮食量能保持病前 2/3，食欲尚可，精神渐振，面色好转，居家休养。随访 1 年，尚称稳定。据云仍以最后一次方药间断配服，症状不著。复查血象，基本正常。钡餐上消化道检查，吻合口通畅，胃窦部黏膜稍有增粗。

按语：患者初诊时以不思饮食，进食极少为主诉。从症状、舌象、脉象和病史分析，正气甚虚而湿浊、痰浊之邪未解。当时以化湿祛痰，宣肺和胃为主，药后症状改善，重要征象为舌苔厚白腻逐渐消退。类此病情，舌诊在辨证时占有极为重要的比例，“一分白腻苔，即有一分湿或痰”。苦温化湿，以平胃散为常用，处方中以佩兰醒胃化湿易苍术，加藿香、半夏二味，即为不换金正气散，该方系《太平惠民和剂局方》所载：“治四时伤寒，瘴疫时气，头痛壮热，腰背拘急，寒热往来，咳嗽痰涎，霍乱吐泻、下痢赤白等症。”加人参名为人参养胃汤，亦即《张氏医通》的人参胃风汤。在脾胃内伤杂病湿浊内蕴证候中，平胃散、不换金正气散均甚常用，只要辨证确切，疗效甚佳。藿香、厚朴等药均有行气燥湿，改善胃肠分泌、蠕动功能，且有抑杀胃肠系统致病微生物的功用。

方中配以三拗汤，用麻黄以宣肺祛邪祛风寒而治咳，辅以杏仁利肺，甘草和中缓急，加紫菀以温肺。据徐老体会，时下不少咳嗽寒热患者，就医投药，一开始即用苦寒清热清肺之剂，寒热解后，肺胃余邪未尽，咯痰延久不愈。若能及时用宣散之品，如麻黄、前胡、紫菀等药可使肺得宣解，温以祛寒，咳可减轻，缩短病程。

方中冬瓜子与石菖蒲，均为化痰、醒胃之品，对湿浊内盛、胃纳呆滞者，用之有效。即使湿不甚重，也有醒胃之功，在辨证方中酌量佐配，不失为简易良药。

第二方为平补气血之剂，八珍汤加减。不用地黄者，因其湿痰初祛，不宜过于滋阴。复加陈皮、半夏、鸡内金、谷芽，仍以理气和胃助消化为要。

石见穿又名月下红、石打穿，为唇形科植物紫参的全草，苦、辛、平，功擅解毒清热，活血，患者系食管癌术后，故配用此药，寓有防治之意，其性平，不属过于苦寒，不致败胃伤正。此例预后虽属不良，但通过治疗，近期症状改善，生活质量有所提高，亦乃医者职责。

（徐丹华 罗斐和）

11. 温补甘缓法治慢性胃炎胃脘痛中虚气馁，阴阳失衡案

张某，女，63岁。初诊日期：1990年9月12日。

主诉：胃脘痞胀隐痛5年余，伴胸闷、短气、汗出。

病史：患病5年，经检查确诊的有慢性胆囊炎、慢性胃炎、颈椎病、冠心病等。曾服用多种中西药物，然晚间胸闷、短气、汗出诸症未能改善，深感痛苦而且恐惧不安。近因胆囊炎发作，上腹胀痛不已，大便干结，右胁下及上腹按之觉痛。投以大柴胡汤加减，上述症状渐安，经调治10余日，胆囊炎已获控制。晚间10时左右又觉胸闷、短气、汗出，急查心电图无异常发现，体温、血压、血糖、血脂等诸项检查亦均在正常范围。1990年9月12日邀徐老诊治。询知其饮食不多，胃脘痞胀隐痛，空腹尤甚，得食可缓。晚间前述症状出现时胃脘亦觉隐痛，继而兼有胸闷、短气、汗出。

诊查：舌质偏淡，舌苔薄净，诊其两脉均细。

临床分析：考虑本例无咳嗽咯痰、心痛等症，而食少、脘痛，病在中焦脾胃为主。白昼症情尚平，夜晚症状出现，胃中空虚，中气不足。阅前服之方，补中益气汤、生脉饮等加减，尚无不合，然而症状不见好转。服西药硝酸异山梨酯，头昏目眩、恶心、汗出更甚。徐老分析此证似属虚劳病。不足者补之以温，夜间症状急者当缓之以甘，补气而不致升阳过度，甘缓而勿宜过于滞气。

处方：黄芪15g，白芍20g，炙甘草6g，麦冬10g，延胡索10g，合欢皮15g，生姜2g，大枣5枚。

每晚9时浓煎1剂，约150ml，顿服。

上方晚服1剂，当晚症状即见改善，连服3剂，显著好转，且得安睡，续服至7剂，症状消失。越旬日在子夜又觉得胃脘隐痛、胸闷、短气、汗出。

翌日又按原方配就，晚9时煎服，并啖米粥少量，症状不见发作。续服5剂兼啖米粥，均得安卧无恙。以后停药而只饮米粥，胃中和，症未再发。

按语：本例症状发于夜间，前医迭进补气和胃、宣痹通阳、敛汗滋阴诸法，效皆不著。患者罹有多种疾病，复因胆囊炎发作之后，湿热病邪已祛，食少体虚，晚餐数量甚少，至夜胃中空虚，胃气馁弱，阴阳平衡更现失调。《金匮要略》曾载"虚劳里急，诸不足，黄芪建中汤主之"，此言"里急，诸不足"是指内脏所表现的症状较急迫、明显而病机属虚之症。尤在泾认为"充虚塞空则黄芪尤有专长。"故处方宗黄芪建中汤加减，取黄芪甘温补气，重用白芍和阴，伍甘草补虚缓急，延胡索行血中之气，麦冬滋阴养胃。合欢皮（又名夜合皮）甘平，解郁和血、安定心神而敛汗，以之与佐。复加姜枣和营益卫，平调阴阳。全方甘缓补虚为主，气阴并顾，药品不多，药味不苦。因其常在夜间发病，乃嘱其在发病1小时前服药，并啖米粥少量以养胃气，俾中气得旺，升降有常，气机调畅，故症状即获改善。

据徐老经验，凡夜间症状发作之疾，常据证加入合欢皮一味，颇能奏效。习知"胃不和，则卧不安"，徐老认为"不和"之因，有虚有实，《黄帝内经》用秫米，恐亦是针对胃气虚弱而用以补虚养胃之意，如不认真分析病情，在夜间杂药乱投，甚至辛燥耗气或苦损胃气，非徒无益，反增其疾，有的甚至引起严重反应，弄得焦头烂额，可不慎哉！

（徐丹华　罗斐和）

12. 调中理气，和胃化饮法治萎缩性胃炎脘痛痞胀中虚气滞，痰饮内停案

杨某，男，41岁。初诊日期：2006年4月17日。

主诉：胃脘隐痛痞胀间作10余年。

病史：患者10余年来胃脘隐痛反复不愈，初发时空腹为甚，食后可缓，1995年查胃镜为十二指肠球部溃疡，予奥美拉唑镁肠溶片（洛赛克）、多潘立酮片（吗丁啉）等治疗疼痛渐消失，然每因饥饱失常、工作劳累及气候变化等易于发作，兼有胃脘痞胀，间断服用奥美拉唑等抑酸剂治疗，症情依然反复。2005年11月5日至江苏省人民医院复查胃镜示中度萎缩性胃炎。多年来饮食减少，形体不丰，深为所苦，转请徐老诊治。患者平素经常在外

工作，虽无烟酒嗜好，但生活饮食无规律。患者母亲有“消化性溃疡”病史。刻诊：胃脘隐痛痞胀仍作，食后尤甚，时有胀痛，以空腹为主，食后痛减，嗳气不著，无呕吐，腹部鸣响，矢气较多，大便不黑，日行1次。

诊查：腹软，肝脾未及肿大，胆囊区无压痛，中脘轻度压痛，按之则舒。舌微红，苔薄白，脉虚弦。胃镜检查示：中度萎缩性胃炎。

临床分析：本病属“胃脘痛”“胃痞”，中虚气滞，痰饮内停为其主要病机，病理性质属虚实夹杂。治当标本兼顾。治法：调中理气，和胃化饮。

处方：太子参15g，山药15g，茯苓20g，炒白术12g，白芍15g，炙甘草5g，苏梗10g，鸡内金10g，陈皮10g，佛手10g，石见穿10g，泽泻15g，刀豆壳20g。每日1剂，水煎服。

二诊：患者于2006年4月18日再次复查胃镜示轻度萎缩性胃炎，轻度异型增生，2006年4月20日查上消化道钡餐示轻度胃下垂。服药7剂，胃脘隐痛痞胀未减，食后不适，终日不饥，腹中鸣响，饮水不多，小腹坠胀，大便先干后溏，日行1次，舌微红，苔薄白，脉虚弦。中虚气滞，兼有痰饮，拟再原法参治。

处方：太子参15g，炒白术10g，茯苓25g，白芍15g，炙甘草5g，苏梗10g，制香附10g，煨木香6g，陈香橼10g，煅瓦楞子30g，焦楂曲各15g，藿香10g，冬瓜子30g，刀豆壳20g。每日1剂，水煎服。

三诊：上药再进14剂，患者胃脘隐痛痞胀显著改善，知饥欲食，腹鸣、小腹坠胀也减，腑行正常，舌尖微红，苔薄白，脉细弦。胃中气滞，拟再养胃理气。

处方：太子参15g，炒白术10g，山药15g，茯苓20g，白芍15g，炙甘草5g，苏梗10g，陈皮10g，佛手10g，刀豆壳20g，白蒺藜12g，槟榔10g，焦楂曲各15g。每日1剂，水煎服。

服药半月，症状渐平。嗣后，在上方基础加减用药治疗年余，诸症未作，2007年复查胃镜示轻度萎缩性胃炎。

按语：患者工作辛劳，饮食不节，复加制酸之剂，戕伤脾胃，盖脾主升，胃主降，乃气机升降之枢纽，脾胃虚弱，升降失司，气机阻滞，故成胃脘隐痛痞胀之疾；脾失健运，则生痰饮，腹中鸣响；胃不磨谷，失于受纳，故终日不饥。本案虚实夹杂，因虚致实，中虚即脾胃气虚，实则气滞痰饮。徐老认为这是胃脘痛病机的双重特性，亦示病机的复杂性。在诊断和治疗过程中，必须详细辨证,慎勿偏执中虚而一味补气健脾,当补中有消、有运、有化,冀其补而不滞,方能有利于病情的缓解与恢复。故本案标本兼顾,法以调中理气,和胃化饮为主,药用太子参、白术、山药、茯苓、甘草健脾益气;苏梗、陈皮、佛手、制香附、木香、陈香橼等理气止痛。本案的特点之一,徐老以苏梗易桂枝,将苓桂术甘汤化裁为苓苏术甘汤以温中化饮,二诊时见效不著,茯苓加大用量,以增健脾利水之功;其二用冬瓜子,据徐老经验,本品既能利水,又可开胃。本案中虚气滞,夹有痰饮,然以健脾和中贯穿始终,以复脾胃升降之功,气机得畅,痰饮得化,胃痛向愈。

(陆为民)

13. 补益脾胃,疏肝养心法治胃角溃疡胃脘痛脾胃气虚,肝气不达案

葛某,男,35岁。初诊日期:1990年11月14日。

主诉:胃脘疼痛反复发作10年余,加重4个月。

病史:患者胃脘疼痛反复发作已10年余,近4个月来加重频发,食少,神疲乏力。于1990年10月18日经X线钡餐检查,诊谓“胃角溃疡”,迭经服中西药物多种,脘痛不已,患者心情焦虑不安,于1990年11月14日来诊。询知其脘痛及于胸胁,部位较广,时轻时重,痛而胀闷,空腹尤甚,得食可缓,但饮食甚少,神倦无力。伴有头昏耳鸣。

诊查:舌质淡红,诊其两脉细弦。X线钡餐检查示:胃角溃疡。

临床分析:证属脾胃气虚而兼肝气不达,气机不畅,升降失调。阅前医处方,补益脾胃、疏肝理气等法,方药均合病证。然服后症状依然,未尝获效,以致情绪不宁,焦虑不安,精神不振,几乎不能工作。徐老再三考虑,认为宜从补益脾胃而调其升降气机,疏调肝络而佐以养心和阴。

处方:炙黄芪15g,太子参15分,怀山药15g,炙升麻5g,炒枳壳10g,炙柴胡6g,炒白芍15g,橘皮络各6g,川百合30g,麦冬15g,枸杞子10g,炙甘草5g,谷麦芽各15g。

每日1剂,水煎服。嘱其服后平卧半小时。

上方服7剂,症状逐渐好转,胸胁胃脘之痛明显减轻。续服7剂,饮食亦有增加,精神渐振,情绪亦有改善。守方继续调治共月余,诸症均显著改

善,胸胁胃脘胀闷而痛基本消失。至12月27日复查X线钡餐检查,胃角未见溃疡,仅见十二指肠球部轻度变形。患者即恢复正常劳动。

按语:本例临床表现的特点,一是脘痛及于胸、胁,痛位广,且兼胀闷。二是经久未愈,焦虑不安,精神不振。处方中补益脾胃取黄芪、太子参、山药,兼用升麻配枳壳以调升降,佐以炙柴胡、麦芽疏肝。复加百合、麦冬、枸杞子养心益胃和阴,白芍、甘草缓急定痛。全方气阴并顾,补气而不滞气,有升有降,通调气机,不重在辛燥止痛。药性平和,却能改善久治未效之病痛。

百合甘微苦而性平,入心、肺经,润肺清心安神。然此药亦入胃经,对胃气、胃阴均不足而心神亦虚者,用之有效。据《药性论》所载"除心下急、满、痛",然必须掌握属于虚证。本例症状虽多,脉证是虚,病位以胃为主,涉及心、肝,故适用百合。虽非"百合病",亦不是"百合汤"证,但重用百合以补虚、养胃、养心,说明用药配伍之要。

(徐丹华 罗斐和)

14. 温中化饮,行气活血法治慢性胃炎胃脘痛中虚寒凝,久痛入络,饮停中脘案

孙某,男,41岁。初诊日期:1989年12月6日。

主诉:上腹冷痛1年,加重1个月。

病史:患者于1年前因饮冷受寒,以致上腹隐隐作痛。初时未予介意,渐致饮食减少,影响工作、生活。空腹餐前疼痛,得食稍可缓解,但食后移时又觉脘痛、喜暖喜按,上腹辘辘有声。从1989年2月以来,多方诊治,经查胃镜为慢性浅表性胃炎,并有息肉1枚,已行内镜下摘除。服多种中西药物,症状时轻时重,近1个月疼痛持续加重。饮水不多,饮食均需热,背恶寒,上腹觉冷,常厚衣并于上腹用"棉兜"敷住。大便正常,无黑便史。

诊查:舌质偏淡,舌苔薄白,诊脉细弦,上腹下脘附近轻度压痛,胃部稍有振水声。肝功能无异常,胃镜复查仍为浅表性胃炎(中度)。

临床分析:病属胃脘痛,喜温喜按,舌质偏淡,似属中虚胃寒之证。然病历记载曾服黄芪建中汤及良附丸之类,已投数十剂,效果并不理想。近日发作加重,服上药仍未见效。询知其痛位比较固定,无明显嗳气、泛酸、

嘈杂等症。证由中虚胃寒,基本无误,但以寒凝气滞,久痛入络为主,继而饮停中脘,故治法似可选择温中化饮,行气活血为法。

处方:桂枝 5g,白术 10g,云茯苓 15g,炙甘草 5g,高良姜 10g,制香附 10g,炙五灵脂 10g,延胡索 10g,广木香 10g,荜澄茄 10g,白芍 15g,谷芽 30g。

每日 1 剂,水煎服。服药后静坐约半小时。

此方先配 5 剂,另处方外治配合:丁桂散 3g。

用法:令患者仰卧,于中脘附近皮肤上放丁桂散约 0.5g,外覆约 8cm × 8cm 胶布固定。翌日揭去胶布,温水清洁皮肤,隔约 1 小时后如法再贴(局部皮肤有皮疹瘙痒则停用)。

患者服药后胃中有温暖感,冷痛当即减轻。服完 5 剂,胃脘冷痛基本控制。复诊时中脘附近压痛不著,舌象、脉象如前。原方续进,高良姜改为 5g,荜澄茄改为 3g,再服 5 剂,脘痛未作。以后隔日 1 剂,巩固前效。20 日后停药观察,留药 5 剂,以备发作时再服。时值冬寒,小有发作,服 1~2 剂仍获控制。外治法仅用 10 日。随访半年,胃脘冷痛未发,饮食正常。从无黑便。

按语:本例中虚胃寒证,以胃寒兼饮为主,并有血瘀,但基本病机以内寒为主。处方以苓桂术甘汤、良附丸、失笑散等复方治之,均为习知之常用方药。

荜澄茄系胡椒科植物荜澄茄或樟科山鸡椒的果实,味辛,性温,入脾、胃、肾、膀胱四经。擅治脘腹冷痛、反胃呕吐。《扁鹊心书》荜澄茄散、《济生方》荜澄茄丸等,均以之为主药,以之为方名。此药对内寒而确无热象之脘腹冷痛者,其效颇佳。徐老认为使用本品时应注意:一是辨证应明确;二是用量不宜过大,见效即减;三是配用白芍,刚柔相济。

本例系复方兼投,内服与外治相结合。看来应是复方之效,综合治疗之效。然其他药如桂枝、制香附、失笑散、芍药、甘草、木香、延胡索等,前医用之不少。所异者,昔以黄芪为多,而徐老以苓桂术甘,配以荜澄茄等,以冷痛为重,以化饮特别是温中为主。药后见效颇快,可能是抓住了"温中"之主法,而祛饮、行瘀等法并非短时即可奏止痛之效。治病抓主症、主证,以冀尽快减轻病痛,亦是医者临床诊疗之常理之一。

另外,患者以脘痛为苦,当疼痛减轻、消失特别是短时内其痛如失,医者还当注意观察有无黑便(上消化道出血),切勿麻痹大意。

此例配用外治之“丁桂散”,由公丁香与肉桂等量组成。研成细粉,外敷痛处,覆以胶布1~2层,以利窜通入皮,行气活血,温中祛寒。丁桂散外敷还可治少腹痛、慢性胆囊炎、肠易激综合征腹痛下利、术后肠粘连、腹腔淋巴结炎等疾患,另如软组织闭合性损伤也可用此法外治。简便方法,临床上常可配合用之。

(徐丹华 罗斐和)

15. 温中化饮,和胃降逆法治萎缩性胃炎脘冷痞胀背中冷饮停胃中,胃气不和案

王某,男,48岁。初诊日期:1991年11月13日。

主诉:脘冷痞胀,背脊冷痛3年,加重2个月。

病史:患者缘于劳累饮食不当,脾胃不健,出现胃脘觉冷,痞胀妨食,泛吐酸水,脘腹辘辘有声,背脊冷痛,此症出现,则余症踵至。逐渐加重,病已三载,时时发作。近2个月来发作尤著,头昏乏力,大便干。已服多种中西药物,效均平平。自述服痢特灵、庆大霉素及中药用黄连、蒲公英等药方后,背中冷感尤著,余症亦随之加重。

诊查:精神不振,舌质偏淡,舌苔薄白。诊其脉,细中带弦。曾行X线钡餐检查,谓慢性胃炎、轻度胃下垂。胃镜检查谓浅表萎缩性胃炎。

临床分析:此为较典型之痰饮病。饮停胃中,阳气不振,阴有余而胃气不和,上逆而为吐涎泛酸,此酸并非由热而生。饮阻于中,纳谷自少,清阳不升。当以温药和之,温其中阳,和降胃气,拟方苓桂术甘汤加味。

处方:云茯苓30g,川桂枝5g,生白术15g,炙甘草5g,制附子(先煎)5g,姜半夏15g,炒陈皮6g,益智仁10g,泽泻20g,生姜5g。

每日1剂,水煎服,服后平卧1小时。

上方服7剂,背中冷即有明显好转。续服7剂,余症均次第改善,饮食渐增,泛吐酸水涎沫均控制。考虑其中阳之虚由来已久,遂加入黄芪15g,补其中气。前后服药35剂,诸恙均瘥,体力亦复健壮,历严冬而症未发作。随访半年,症状缺如,亦不愿再复查钡餐及胃镜。

按语:《金匮要略》尝言“病痰饮者,当以温药和之”,这一重要治则迄

今仍有实践指导意义。痰饮之病有胃、肺、体腔等不同，其中胃府形成痰饮而致病者，极为常见。胃阳不振，痰饮内停，可以表现为胃脘觉冷，甚则厚衣不温。泛吐清涎、酸水，其味亦觉冷。脘胀而食少，腹中辘辘有声。尤其是还有一症，即背中冷。一般位于脊柱第7~12胸椎周围，大逾掌心，据徐老个人经验，此症颇有特征意义，对诊断甚为帮助。临床所见，胃下垂、胃十二指肠溃疡、炎症等疾患，都有一部分患者具有痰饮证候，当详为诊查，辨证施方遣药。

此例痰饮中阳不振之证，较为典型。既是阳虚饮停，自宜温药治之。然时下一见“炎症”即投抗菌药、苦寒药之医者，并非少数。徐老强调，辨证观念，应予加强，中医药之保持与发展，才有希望。

对于“温药和之”的理解，因痰饮是阴气凝聚而成，痰饮得温则行，阳气得以发越，故宜温法、温药以治之。苓桂术甘汤是治饮病的基础方。但阴寒内盛之证，单用此方当嫌不足，故上方中加附子以温通，益智仁以温阳摄涎，半夏、陈皮温中和胃降逆。

（徐丹华　罗斐和）

16. 益气和胃，降逆通瘀法治残胃炎胃痛痞胀中虚气滞，胃络瘀阻案

陶某，男，57岁。1997年10月27日初诊。

主诉：上腹部疼痛痞胀反复发作15年，加重1个月。

病史：患者1972年因十二指肠球部溃疡合并上消化道大出血而行胃次全切除术（Billroth Ⅱ式）。术后10年，1982年起几乎每年春秋易发，症见上腹部隐痛、痞胀，饥时痛，食后亦痛，纳谷减少，胃中嘈杂，甚则黑便，长期间断服用雷尼替丁、西咪替丁（泰胃美）、多潘立酮片（吗丁啉）、三九胃泰等中西药物，症状时轻时重。1997年入秋以来，又见胃脘隐痛，刺痛，晨起空腹为甚，纳呆食少，食后脘痞作胀，嗳气、呕苦、咽干，大便易溏，日1~2次。胃镜提示“吻合口糜烂、溃疡，重度浅表性残胃炎伴胆汁反流”。大便查见霉菌感染，患者痛苦万分，慕名前来。

诊查：形体消瘦，面色少华，神疲乏力，舌质暗红边有瘀斑，舌下静脉增粗迂曲，苔薄腻微黄，脉细。腹软，中脘部压痛明显，肝脾不肿大。

临床分析:患者以上腹疼痛为主苦,参合四诊,属“胃脘痛”范畴。证属中虚气滞瘀阻证。因病久脾胃气虚,加上手术损伤,胃气不振,以致纳谷不同程度减少,精微不足,气血亦亏,故常觉神倦乏力,容易疲劳。胃虚而兼气滞不畅,故上腹胃脘痞胀不适,甚则隐痛。胃失和降则嗳气、嘈杂,胆汁上逆至胃,故自觉口苦。脾虚而健运失司,故大便易溏次多。病久由气及血,气滞而致血瘀,胃次全切除手术,术中切割缝合,更易使血瘀留滞,故见舌有紫斑,舌下静脉迂曲。因中虚又兼气滞,故脉象常见濡弱或细弦。治当和胃消痞,降逆通瘀。以徐老经验方残胃饮化裁。

处方:炒白术10g,枳壳10g,白芍10g,刀豆壳15g,柿蒂10g,柴胡6g,丹参10g,五灵脂6g,石见穿10g,木蝴蝶6g,甘草2g。每日1剂,水煎服。

二诊:患者呕吐止,口苦减,大便正常,薄腻黄苔渐化。此湿热得清,余证尚存,原方去黄连、法半夏、冬瓜仁,加太子参、丹参各15g,炒枳壳10g以增益气和胃行瘀之力。

三诊:患者服药7剂后仅觉胃脘空腹时稍有隐刺痛,仍有胃脘痞闷嘈杂,口干微苦,神疲乏力,舌质暗红,舌边瘀斑稍减,脉弦细弱。辨证为气阴两虚,气滞血瘀,胃失和降。治宜益气养阴,理气行瘀,和胃降逆,以残胃饮基本方加太子参20g、谷芽30g、麦芽30g,连服2个月,症状基本消失,体重增加7kg,复查胃镜及病理显示:轻度浅表性残胃炎,吻合口糜烂、溃疡消失。随访半年未见复发。

按语:残胃炎症多见于胃次全切除术后,尤其是Billroth Ⅱ式术后,因胃窦切除后幽门功能丧失,以致胆汁反流,胃黏膜屏障作用被破坏而产生炎症,或使原有慢性炎症加重。胃中食物停留过短且影响腐熟之功能,以致精微气血生化之源不足,脾胃升降失司,胃络瘀阻。病机以中虚气滞瘀阻为多,若不及时而恰当地加以治疗,其虚益甚,瘀阻日深,健康状况日衰,即有形成瘀积恶变之可能。在治疗上,徐老强调从整体着眼,既需益气和胃,又应降逆通瘀。因胃宜和降,胆随胃降,瘀滞不祛,气滞不易消除,降逆之效果亦受影响。方中用白术、白芍培益中焦,养脾胃而升清,且白芍缓急止痛,养血柔肝,使柴胡、枳壳、制香附等疏利肝胃之气而抑木之品不致耗散过度;枳壳一方面配白术寓消于补,通补兼施,另一方面配柴胡,升清降浊,使脾胃调和,痞满得除;制香附治诸种气痛,更用刀豆壳、柿蒂和中下气降逆。方中五灵脂是治胃脘久痛入络的良药,配丹参、石见穿散瘀活血止痛。木蝴蝶理气护膜。徐老还强调,在药物治疗的同时,注意调护。

鉴于残胃炎丧失幽门功能易致胆汁反流的特点,日常生活时应嘱患者注意体位,左侧卧位,床头略垫高,利于胆汁下泄于小肠,服药后坐息片刻,利于药物在胃中籍胃气以行药力。配合上述调护措施,可以提高治疗效果。

(周晓波)

17. 疏肝和胃法治萎缩性胃炎胃脘痛肝胃气滞案

孙某,女,46岁。初诊日期:1989年6月6日。

主诉:胃脘隐痛及于右胁下2年余,加重3个月。

病史:患者病起2年,胃脘隐痛及于右胁下,痞胀不适。3个月来加重,嗳气频多,得嗳则舒,稍多食则症状尤著,性情易躁,起病与情志不畅有关。1988年2月及1989年5月两次经纤维内镜检查,诊断均为慢性浅表性、萎缩性胃炎,肠上皮化生,经多种中、西药物治疗,效果不著,症状持续存在。

诊查:舌苔薄白,舌质正常,脉弦。上腹部按之不适,但无固定压痛,肝脾无肿大。

临床分析:女子以肝为先天,肝主疏泄,性喜条达。患者情绪易躁,肝失疏泄,气机不畅,横逆犯胃,终成肝胃气滞之证。拟法疏肝和胃。徐老经验方疏肝和胃汤加减治之。

处方:苏梗10g,制香附10g,炒枳壳10g,炒白芍15g,炒陈皮6g,佛手片10g,绿梅花10g,白蒺藜10g,生麦芽30g。每日1剂,水煎服。

上方服7剂后,诸症均有改善,续服14剂,胃脘痞胀隐痛及嗳气等症状显著减轻。以后隔日服1剂,在盛夏高温时期,汗出、口干,加麦冬15g,蒲公英15g,原方略事加减,调治历半年,症状均消失。于1990年1月20日复查胃镜,诊断为慢性浅表性胃炎(轻度)。随访1年,症未复发。

按语:本例属胃脘痛,痛及右胁下,得嗳则舒,性躁、脉弦,证属肝胃气滞,此例比较单纯,由于肝气失疏,胃气不和,治当疏肝理气和胃,徐老认为,胃病治用疏肝,苏梗优于柴胡,且苏梗色白而其味不辛,药性甚平和,不必因其“温”而虑其耗阴,白蒺藜与麦芽也均有疏肝功用,与制香附、苏梗相伍,并有绿梅花(绿萼梅)、白芍等,疏肝而不耗气。

徐老认为,治病贵在辨证,很多浅表、萎缩性胃炎或萎缩性胃炎表现为肝胃气滞证候，运用疏肝和胃方药每可取效，勿囿于脾胃气虚或胃阴不足而一概用健脾、养胃之法。

（徐丹华　罗斐和）

18. 疏肝和胃行瘀法治萎缩性胃炎胃脘痛肝郁气滞，久痛入络案

李某，女，50岁。初诊日期：2005年3月21日。

主诉：胃脘隐痛12年，加重1个月。

病史：患者1993年起病，胃脘隐痛，痞塞感，1996年查胃镜示慢性浅表性胃炎伴胆汁反流，症状反复，迄今未愈。近1个月来症情加重，于2005年3月11日在本院胃镜复查示重度萎缩性胃炎伴肠化，幽门螺杆菌阴性，免疫组化示ⅡA+ⅡB。精神压力较大，有恐癌心理，故求诊于徐老。刻诊：胃脘隐痛时作，有堵塞感，情志不畅则加重，得嗳则舒，大便易溏，日行1次，经来失调。

诊查：腹平软，上脘按之不适隐痛，肝脾未及肿大，舌暗红，苔薄白，脉弦。

临床分析：患者平素烦劳易郁，性情易躁，肝郁气滞，病久入血。拟法疏肝和胃，佐以行瘀。

处方：苏梗10g，制香附10g，炒枳壳10g，鸡内金10g，佛手10g，炒陈皮6g，赤白芍各10g，炙甘草5g，绿梅花10g，莱菔英20g，炒川芎6g，五灵脂6g，徐长卿6g。

每日1剂，水煎服。并向患者详细解释萎缩性胃炎与胃癌的关系，嘱其畅情志，调整心态，抛弃恐癌心理，患者当时情绪大为改善。

二诊：患者服药半月余，胃脘偶有隐痛，心下痞满，月经不调，夜间汗出，舌微红，苔薄白，便溏转实，治参养胃调冲。

处方：苏梗10g，制香附10g，枳壳10g，莱菔英15g，炙鸡内金10g，佛手10g，白芍10g，炙甘草3g，石斛10g，月季花10g，麦芽30g，小胡麻10g，野料豆15g，建曲12g，木蝴蝶5g。

三诊：患者胃脘疼痛消失，心下痞胀减轻，背部尚觉不适，舌质微红。胃阴不足，气滞不畅，时值更年，拟再养胃理气调冲。

处方：麦冬 15g，白芍 15g，炙甘草 3g，枳壳 10g，制香附 10g，苏梗 10g，佛手 10g，炙鸡内金 10g，莱菔英 15g，月季花 10g，小胡麻 10g，建曲 10g，焦白术 6g，仙鹤草 15g，丝瓜络 10g。

上方再服半月，诸症基本消失，月经来潮，仍按养胃理气之剂略事加减，调治历半年，症状偶有反复。于 2006 年 1 月 20 日复查胃镜为慢性浅表性胃炎。随访 1 年，症情尚平。

按语：《临证指南医案》云“肝为起病之源，胃为传病之所”，又云“初病气结在经，久病则血伤入络”，“久病胃痛，瘀血积于胃络”。本例患者胃痛间作 10 年余，与情志有关，良由烦劳急躁，肝失疏泄，横逆犯胃，肝胃气滞，胃络不和所致。日久则脾土虚弱，脾失健运，故见便溏不实；气郁化热，则胃阴渐伤，故夜间汗出，舌微红。然究其因，乃情志不畅所致，故首诊先予疏和肝胃，佐以行瘀，使气血流通，通则不痛。二诊以后，疼痛改善，参以养胃，后以养胃理气调治而愈。治疗井然有序，足以师法。徐老认为，妇女更年期慢性胃痛，肝郁气滞证多见，当重视疏肝之法，除柴胡疏肝散外，常需参以理气开郁之品。若疼痛局限于胃脘，未及两胁，徐老每以苏梗易柴胡，《本草崇原》谓其“性平”，甚为确当，苏梗色白，其味不辛，药性平和，疏肝和胃而开郁理气，实为肝郁气滞证之良药，不必因其“温”而虑其耗阴，即使有阴伤者，配合养阴之品，仍可使用。这一特点，在本案中体现尤为明显。此外，徐老对萎缩性胃炎伴肠化、异型增生的患者，强调必须配合心理疏导，消除患者的“恐癌”焦虑情绪，才会更有利于疾病的康复。

（陆为民）

19. 疏肝和胃，解郁清热法治萎缩性胃炎胃痞胃痛肝胃气滞郁热案

彭某，女，75 岁。初诊日期：2006 年 1 月 9 日。

主诉：上腹痞胀隐痛间作 3 年余，再发半年。

病史：患者 3 年前因情绪不畅出现上腹痞胀隐痛间作，2003 年 10 月 24 日查胃镜示慢性萎缩性胃炎伴肠化，经服中药治疗后症情一度平稳。2005 年 8 月始，上腹痞胀隐痛又见反复，遇情志不舒而加重，伴嗳气，纳谷不香，2005 年 9 月复查胃镜示慢性浅表萎缩性（轻中度）胃炎，伴肠化，

2005年12月19日B超示:胆囊壁毛糙,肝光点增粗。一直在本院门诊服中药治疗,症状稍见改善,转而求诊于徐老。刻诊:上腹痞胀隐痛,偏于右侧,昼轻夜重,疼痛以后半夜为主,无泛酸,口干欲饮水,无胸闷胸痛,稍有咳,嗳气不多,大便日行。

诊查:腹软,上中脘轻压痛。苔薄黄,质微红,脉细弦小数。

临床分析:肝喜条达,主疏泄。患者因情志不遂,木失条达,横逆犯胃,肝胃不和,气机不畅,故见胃脘痞胀隐痛;肝气郁结,日久化热,故表现为口干、苔薄黄、质微红、脉细弦小数等,证属肝胃气滞郁热之证。拟法疏肝和胃,解郁清热。方选柴胡疏肝散加减。

处方:柴胡10g,枳壳10g,制香附10g,青陈皮各6g,郁金10g,木蝴蝶6g,法半夏6g,娑罗子10g,黄连2g,竹茹10g,海金沙(包)10g,鸡内金10g,丝瓜络10g。每日1剂,水煎服。

二诊:患者服药7剂,上腹痞胀隐痛缓解,口干欲饮水,胃脘痞胀,黎明嘈杂隐痛。郁热而有伤阴之象,治参原法出入,加养阴和胃之品。

处方:太子参15g,炒白术6g,枳壳10g,鸡内金15g,白芍10g,甘草3g,绿梅花10g,佛手10g,制香附10g,茯苓15g,莱菔英15g,神曲10g。每日1剂,水煎服。

三诊:患者服药7剂,药后尚合,夜间口干,余症状改善,苔脉如前。治参原法,原方14剂续服后诸证渐消。此后以养胃理气方调治巩固半年,诸症未发。

按语:柴胡疏肝散出自《景岳全书》,主治肝郁气滞,嗳气叹息,脘腹胀满。由陈皮、柴胡、川芎、制香附、枳壳、芍药、甘草组成。《黄帝内经》谓"木郁达之",故以柴胡、制香附理气疏肝,枳壳、陈皮理气行滞化痰,川芎行气活血,芍药甘草养血柔肝。此证血瘀征象不显故去川芎,加用木蝴蝶、娑罗子、鸡内金理气疏肝和胃。病程日久,痰热阻络,用黄连、竹茹、丝瓜络清热化痰通络止痛。一诊后患者诉口干,胃脘嘈杂隐痛,气滞郁热阴伤,加用太子参、白芍养阴柔肝,佛手、绿梅花疏肝开胃生津,莱菔英降气化痰。服后症状逐渐缓解,诸证渐消。本案辨证并不复杂,肝郁气滞而致胃脘痛在临床亦属常见证型,关键是药物的加减配伍。具体用药时徐老选药以性平之木蝴蝶、娑罗子、佛手、绿梅花以疏肝,配合太子参、白芍、白术、鸡内金养阴柔肝和胃健脾等,更特别的是方中往往加用黄连、竹茹,一则清热和胃,二则以寒药监制温燥，三则少量苦寒能健胃，对肝郁化热伤胃之证，尤其常用。

（周晓虹）

20. 疏肝和胃，清热化湿法治萎缩性胃炎、胆汁反流胃脘痛肝胃气滞，湿热内蕴案

周某，女，45岁。初诊日期：1992年9月30日。

主诉：胃脘胀痛时发已6年，再发3个月。

病史：6年前因情志不畅而引发，胃脘痞胀，胀甚则痛，痛位于心下及偏左之处，不时发作。3年前大便易溏，便前上腹、下腹均有隐痛，经治疗后便溏症状改善。近3个月来天气炎热，但脘痛痞胀常发，嗳气则舒，嗳气不遂则恶心欲吐，甚则泛吐苦涎，量虽不多，咽际不适，口苦，饮水不多，不知饥，食欲不振，大便基本正常，月经按月来潮，因胃痛而常诊治，服药多种，效果不著。

诊查：面色少华，舌质淡红，舌苔薄黄腻，脉象稍弦。上腹剑突下（巨阙、上脘）有轻度压痛。胃镜检查谓中度萎缩性胃炎，胆汁反流显著。B超未见肝胆有明显异常征象。

临床分析：据患者主症，诊断为胃脘痛。基本证候为肝胃气滞，兼证为湿热内蕴，胃气上逆。舌苔黄腻，是湿热之征，幸其腻苔不厚，湿热尚不属严重。观其口苦，甚则泛吐苦涎，良由肝胃之郁热所致。胃气上逆，故有恶心感、泛吐。已往曾兼有腹痛、便溏，便前腹痛，病位似在肝、脾。现在此症已不显著，不必着重治脾。然脾胃互为表里，与肝密切相关，肝胃气滞，肝气横逆，木乘中土，尚须注意勿使再及亏脾。治法以疏肝和胃降逆，清热化湿为宜，投药以后，再据证调整。

处方：炙柴胡6g，炒白芍15g，炒枳壳10g，姜半夏10g，炒陈皮10g，炒黄连3g，炒黄芩10g，厚朴10g，生薏苡仁20g，云茯苓15g，佛手10g，谷芽30g，麦芽30g，生姜（后下）3g。每日1剂，水煎服。

此方服7剂，胃脘疼痛痞胀已显著减轻，口苦亦减其半，得嗳气而未见泛吐苦涎。续服5剂，渐知饥，食欲亦有改善，舌苔黄腻之状已改变为薄白，上腹剑突下无压痛。原方去黄连、厚朴、生姜，加石见穿15g、厚朴花6g，姜

半夏改为6g。再服15剂，饮食已渐正常，上述诸症基本消失，于是改为隔日煎服1剂（第一日煎服2次，翌日煎服1次，1剂分2日共煎服3次），40日后停药，至年底体检时复查胃镜谓轻度萎缩性胃炎，未见胆汁反流。

按语：本例患者症状不重，胃脘痞胀隐痛属一般常见病证。然其特点大致有三：

第一，一般患者夏季脘痛减轻，此例在炎热季节，脘痛痞胀常发，伴有嗳气、口苦、泛苦，考虑为肝胃气滞而兼湿热，故于一般疏肝和胃降逆方中，加入芩、连、厚朴、薏苡仁以清热化湿。药后症状改善，舌苔黄腻已退净，故去连、朴。舌苔黄腻常为判断湿热的重要体征，若黄腻之苔加厚，则清化之品还需加重、扩充，在夏暑之交，尤需注意湿热之邪与清化之法。

第二，患者有脘痞、口苦，甚则泛苦，食欲不振等症，按其上腹剑突下有压痛，似与仲景所称"心下痞"较符合。治此类痞证重在通降，欲通降宜从苦辛。半夏泻心汤为苦降辛通之古方，迄今尚为临床医家所常用。本例方中黄连、半夏、黄芩、生姜，即是半夏泻心之意，在古方基础上，以生姜代干姜，不用人参，加减变通，随证而定。

第三，胆汁反流入胃腔，对胃黏膜器质与功能有所损害，亦是促成或加重胃黏膜慢性炎症病变的原因之一。本例有口苦症状，胃镜亦提示胆汁反流显著，除药物采用苦降辛通以外，另嘱患者略为垫高床头，以免夜睡时胆汁反流入胃，方法为在床头一边的底座，垫入木板约3cm高，使头位略高即可。

（徐丹华　罗斐和）

21. 行气化瘀法治幽门管溃疡出血后胃脘痛气滞血瘀案

汪某，男，37岁。初诊日期：1989年9月5日。

主诉：胃脘疼痛间作10余年。

病史：患者有胃脘痛病史近10年，常因饮食不当、劳倦而引起发作。1989年8月21日突然大便漆黑如柏油样，经急诊治疗，出血控制（估计出血量约500ml）。但血止后胃脘仍持续疼痛，痛而且胀，痛无定时，昼夜不安，饮食少，大便亦少而干，检查大便隐血已转阴多次。

诊查：舌质淡红，舌苔薄白，脉细。上腹有轻度压痛，肝脾不肿大。肝功能、乙肝五项检查均无异常。纤维胃镜检查诊为幽门管溃疡,慢性浅表性胃炎,伴肠上皮化生。

临床分析:患者曾用中药补益脾胃、养血、止血、理气等方药,以及西药雷尼替丁等,胃脘疼痛并无减轻。近日痛位由中脘渐及于左胁下,嗳气,矢气后腹胀可稍减轻,但脘痛依然。分析本案病机,胃痛经久时发,脾胃之气不足,脾虚摄血无权,故见远血黑便。出血之后,脘痛持续,虽非刺痛,亦属血瘀。痛而兼胀,必有气滞。既是气滞血瘀,治当行气化瘀。

处方:炙柴胡6g,炒白芍25g,炒枳壳10g,制香附10g,台乌药10g,当归10g,炙五灵脂10g,延胡索10g,降香10g,炙乳香5g,炙甘草5g。每日1剂,水煎服。另服参三七粉、白及粉各1.5g,甘草粉0.3g,每日2次,加入温开水调成糊状服。

上方服3剂,胃脘胀痛即见减轻,疼痛时间亦渐短暂。续进7剂,症状明显改善。仍从原方稍事加减,去乌药,加炒陈皮5g,法半夏10g,太子参10g,至10月下旬,诸症均安,恢复健康,血红蛋白由90g/L升至125g/L。

按语:一般胃痛患者,合并上消化道出血后疼痛常可减轻,本案出血后脘痛加重,虽无刺痛、舌紫、脉涩等证候,然病机属于瘀血无疑。气滞血瘀,脉道不通,不通则痛。处方选四逆散、拈痛丸、五香丸加减,复方图治。重用白芍之意,一是柔肝缓急以理气机,二是与当归、降香、乳香、乌药等相伍,燥中有润,和阴活血。降香行气活血定痛,与檀香单走气分不同。全方气血兼顾,刚柔相配,以通为主,气行血行。汤剂以外,又加散剂,行瘀护膜,以辅助汤药,并寓防其再次出血之法。

出血以后,气血必有不同程度亏虚,但脘痛且胀,昼夜不安,气血瘀滞于中,饮食少进,徒补其虚,常致壅滞气机,故曾用参芪阿胶等品而其症反重。

(徐丹华 罗斐和)

22. 泄肝和胃法治胃溃疡胃痛胃痞肝胃郁热案

王某,女,35岁。初诊日期:2006年3月20日。

主诉:胃脘痞胀隐痛2年。

病史:患者2年前因饮食不慎出现胃脘痞胀隐痛,伴嗳气泛酸,自服胃苏冲剂等未效,于2005年11月22日行胃镜示:食管裂孔疝、反流性食管炎、胃溃疡(胃窦大弯 0.5cm×0.5cm，A1 期)、胃窦隆起性病变(0.5cm×0.6cm，胃息肉？)、慢性胃炎，2006 年 2 月 16 日行内镜下息肉摘除术(胃窦前壁 0.5cm×0.4cm 隆起)，其后服用奥美拉唑等治疗已 3 个月余，症状仍未改善，乃求诊于徐老。刻诊：胃脘痞胀隐痛，嘈杂似饥，烧心，泛酸，易饥，咽中不适，大便 2 日一行，月经量减少，劳后头痛头昏，巅顶跳痛，工作久坐。有胆囊息肉病史 1 年余，2 年来情绪急躁。

诊查：腹软，上脘轻压痛，胆囊区无压痛。舌苔薄腻微黄，舌尖微红，脉细弦。

临床分析：患者情绪急躁，肝失条达，失于疏泄，横逆犯胃，肝胃气滞，久郁化热，故见胃脘痞胀隐痛、嘈杂似饥、烧心、泛酸等。证属肝胃郁热，病位在胃，与肝密切相关，病理性质以标实为主。拟法泄肝和胃为先。方选化肝煎加减。

处方：青陈皮各 6g，浙贝母 10g，黄连 2g，法半夏 10g，蚤休 10g，木蝴蝶 5g，刀豆壳 20g，鹅管石 15g，厚朴花 6g，莱菔英 15g，白芍 15g，甘草 3g，苏梗 10g，制香附 10g。每日 1 剂，水煎服。并予亮菌甲素 15mg，每日 2 次。

二诊：患者服药 10 剂，诸症显著改善，有痰咯出，量较多，知饥，食欲尚可。舌质淡红，舌苔薄白，脉细弦。效不更方，原方去厚朴花，加桔梗 5g、枳壳 6g 利咽化痰，兼调升降。

三诊：患者又继服上方半月有余，胸骨下段隐痛，胃中灼热感，咽中不适，如有物阻，有痰咯出，咽痛，咽酸，大便 2 日一行。察其舌偏红，舌苔薄白，脉细弦小数，咽微红。患者咽中不适，咯痰，徐老认为此乃肝胃气滞，郁热未清，津停痰凝，肺胃失宣。治当宣肃肺气，泄肝化痰和胃。方拟桑杏汤合化肝煎加减。

处方：杏仁 10g，桑叶皮各 10g，浙贝母 10g，蒲公英 15g，黄连 1.5g，制香附 10g，枇杷叶 15g，蚤休 10g，木蝴蝶 5g，鸡内金 10g，佛手 10g，绿梅花 10g，刀豆壳 20g，谷麦芽各 30g。

患者 2006 年 5 月 10 日到徐老门诊复诊，诉服上方后诸症基本消失，继续间断服药巩固，随访半年未发。

按语：化肝煎是《景岳全书·新方八阵·寒阵》中所录的一首临床有效处方，也是徐老临床常用的方剂之一，由青皮、陈皮、白芍、丹皮、栀子、泽泻、贝母组成。主治怒气伤肝，因而气逆动火，致为烦热胁痛，胀满动血等证。

方中用青皮长于破气开郁散结，陈皮长于理气化痰运脾，两者合用共奏疏肝理气解郁之功；白芍养阴柔肝，既制气药之燥性，又缓筋脉之挛急；栀子清肝宣郁，为治“火郁”之要药；丹皮清肝凉血散瘀；贝母（常用浙贝）化痰散结，疏利肺气，有“佐金平木”之意；泽泻淡渗泄热，使热从小便出。七药之中融疏肝、柔肝、清肝、泻肝诸法共备，使肝气得舒而阴血不伤，郁火得泻而魂魄复宁。

肝为风木之脏，主藏阴血，内寓相火，性善条达而气宜疏泄流通，故曰体阴而用阳，若郁怒伤肝，气机闭塞不通而为郁，肝郁不疏，相火不能敷布则动火，动火则伤其脏，故景岳称为“气逆动火”，这是肝郁所导致的主要病机特点，由肝郁而气滞不行，进一步导致血滞、水阻、湿停、痰凝等变化。本案患者性情急躁，肝失条达，失于疏泄，横逆犯胃，肝胃气滞，久郁化热，徐老针对病机特点，取化肝煎加减治疗，甚合病情，故二诊时症情明显改善。然患者性情急躁依然，肝胃气滞不畅，郁热未清，津停痰凝，肺胃失宣，故见咽中不适、如有物阻等证，三诊时肝胃肺三脏兼顾，拟法宣肃肺气，泄肝和胃化痰，兼以从肺论治，亦有清金制肝木之意，其中深意，也须慢慢体会。

（陆为民）

23. 清肝理气法治萎缩性胃炎胃痞肝胃不和，郁热内生案

梁某，女，59岁。初诊日期：1993年9月15日。

主诉：上腹痞胀1年，咽食时胸骨后不适，口干。

病史：1年前因饮食不当，旋致胃脘痞胀，食后尤甚。3个月后自觉剑突下有灼热感，口干。渐而吞咽时胸咽部不适，不能顺利吞咽，常进食稀粥、烂面条。大便每日1次，量少，神倦乏力。曾经到两所医院诊查，行上消化道钡餐3次，诊为慢性胃窦炎。1993年9月3日查胃镜，诊为慢性浅表性萎缩性胃炎。服中西药物多种，症状未见改善。近半月来，胸骨后及上脘嘈热更著，食欲不振，常欲饮水，特来求诊。

诊查：形体较瘦，舌尖边微红，舌苔薄白，脉象细弦小数。锁骨下淋巴结无肿大，上腹部轻度压痛，肝脾不大。

临床分析：患者主症为胃脘痞胀，咽食时胸骨后不适，似属胃痞、噎证。

剑突下有灼热感,近来胸骨后及上脘部嘈热尤著,口干,舌尖边微红而脉弦小数,均属气滞兼有郁热之征。郁热由于气滞久郁,因胃中气滞,肝胃不和,郁热内生。阅前方选用苦寒、苦辛,如半夏泻心汤之属,症状未见改善,且兼食欲不振。拟从清肝理气为法,方选化肝煎加减。

处方:青皮 6g,陈皮 6g,牡丹皮 10g,栀子 10g,炒白芍 15g,浙贝母 10g,白杏仁 10g,刀豆壳 20g,麦冬 15g,鹅管石 15g,泽泻 15g,甘草 3g。

每日 1 剂,水煎服,嘱服后漱口,含化冰糖少许,清晨用蜂蜜一匙,开水少许冲调后饮下。

上方服 7 剂,胸骨后不适及剑突下灼热感均有减轻。但口干仍然,仍以半流饮食为主,舌象脉象如前。原方中麦冬改为 25g,续服 14 剂,胸咽不适及嘈热症状显著减轻,口干欲饮也明显改善,已能进食软饭,咽食时并无不适感。乃于原方中加太子参 15g、玉竹 15g,去杏仁、鹅管石。隔日煎服 1 剂,至 1993 年 11 月中旬,症状均已消失,饮食正常,舌淡红而润,苔色薄白,脉微弦而无数象。1993 年 12 月复查胃镜,为中度浅表性胃炎,未见萎缩性炎症病变。随访 2 年,症状不著,饮食如常,因颈项及上背不适,经查谓颈 5~6 骨质增生性病变,正在进行颈部牵引治疗,未服他药。

按语:本例属"胃痞""噎证"范畴,剑突下有灼热感,上脘嘈热,口干,舌尖边红而脉小弦,气滞兼有郁热,处方也以化肝煎为主而随证加减。青皮、陈皮行气和中;丹皮、栀子清肝泄热;白芍缓中敛阴;泽泻清泄下行;浙贝母清热泄肝和胃,疗咳化痰,习惯用治咳逆痰喘之症,殊不知此药擅于清胃热,胃酸过多者,用之可以制酸,如早年之"乌贝散",即以浙贝母配乌贼骨制成之散剂,胃酸少者,可据证配用白芍。按《本经别录》所载"象贝母味苦而性寒,然含有辛散之气,故能除热,能泄降,能散结",故胃痞、噎证之肝胃郁热证,徐老常用象贝母(即浙贝母)而获效者甚多。化肝煎中选用浙贝母,亦正是化肝煎良方的特色之一。

鹅管石生于暖海浅水中,功用为温肺、通乳、通噎。《黄帝素问宣明论方》有"焚香透膈散,治一切劳,咳嗽壅滞,胸膈痞满",方法为将鹅管石研细,置于香炉上焚着,张口吸入,此法现已极少用。早年徐老跟师于朱春庐,其治噎证、膈证,常配用此药,诸多病例经他方治疗少效时,加此一味,颇有意外之功,尝谓:"鹅管石如柱状,重以镇逆,能通降食管,扩张食管。"多年来,徐老在临床上亦常用之,大半有效,但其机理尚待进一步通过实验研究加以证实。

关于服药之法，本例因证属肝胃郁热，咽管宜加濡润，故嘱其服药后漱口，含化冰糖少许，清晨冲服蜂蜜，均有润养之意。咽管柔空，腔小而需濡润。此例症状颇似食管炎症，但胃镜检查未报告此疾，检查时细心与否，尚难测知，根据证候特点，润养之法与他药相配，有利于病情康复。

（徐丹华　罗斐和）

24. 苦辛通降，宣通气机法治胆囊切除术后胃痞嗳气湿热中阻，胃气失和案

孙某，女，58岁。初诊日期：1994年5月11日。

主诉：上腹痞胀3年，近2个月来嗳气呃逆频多。

病史：患者3年来上腹部痞胀不适，食后尤甚，甚则隐痛、嘈杂。屡经诊治，服用多种中、西药物，效果不著，症状时轻时重。近2个月来胃脘痞胀尤甚，引及两胁，尤以嗳气、呃逆间作，白昼连声不已，食欲不振，口苦而干，但饮水不多，大便干结难解。经多次诊查，谓慢性胃炎，服药效果不显，仍然终日嗳气连声，影响生活，性情易躁，心烦欠寐。

诊查：舌质微红，舌上有薄黄腻苔，舌根尤著而厚腻，诊脉小弦。体检除上腹剑突下轻度压痛外，无明显异常发现。肝功能与乙肝五项检查阴性，B超示胆囊切除术后（12年前行手术摘除），胆管及肝、脾均未见异常。胃镜检查为慢性浅表性胃炎，胃窦小弯黏膜糜烂、充血。

临床分析：患者主症为胃脘痞胀，食后尤甚而嗳气连声，病位主要在胃，上腹剑突下轻度压痛，诊断当属心下痞或胃痞。病史较久，虚实夹杂。观其嗳气、呃逆连声，主要是胃气上逆不降，治当和胃行气降逆为主。口苦而干，舌质微红，舌苔黄腻，饮水不多，恐胃中兼有湿热，热重于湿。气滞兼热，热扰胃气，和降失司，故需清其胃热，降其胃逆，消其胃痞，和其胃气。宜苦以清降，稍佐化湿，并参以辛通，方选半夏泻心汤加减。

处方：姜半夏10g，淡黄芩10g，姜黄连3g，橘皮10g，炒竹茹10g，刀豆壳30g，柿蒂15g，浙贝母10g，炒薏苡仁30g，蒲公英20g，淡干姜3g，太子参15g，生甘草3g。

每日1剂，煎2次，频频饮服。

此方服2剂，嗳气呃逆即见减少。服药5剂，嗳逆基本控制，心下痞胀亦已减轻，食欲好转，饮食亦渐增，口苦明显改善，大便亦较通畅。

鉴于病情已经明显好转，舌苔黄腻已退大半，乃又拟一方以清养和胃。

处方：太子参15g，麦冬15g，炒白芍10g，淡黄芩6g，浙贝母10g，蒲公英15g，炒陈皮6g，法半夏6g，炙内金6g，白及5g，生甘草3g，谷芽30g。

此方先服14剂，每日1剂，2次煮服。以后因症状已全消失，改为每2~3日服1剂，以资巩固。前后共计治疗3个月，症状消失，腹无压痛，舌象与脉象亦基本正常。复查胃镜谓轻度浅表性胃炎，胃窦小弯部未见糜烂。停药后颇安，随访1年余，症状未复发。

按语：患者主症为心下痞，嗳气兼呃逆频频，胃脘疼痛不著，故诊断应为心下痞或“胃痞”。心下痞之名见于《金匮要略》，“心下”部位在剑突下，包括胃、肝、胆等脏器的病变，是一个比较笼统的病名。如经理化检查，确定是胃病所表现的痞胀不适，似以“胃痞”称之比较恰当。

嗳气与呃逆并见，均由于胃气上逆，古称“噫”，即包括嗳气与呃逆。从性质、程度而言，嗳气较轻而呃逆较重，嗳气无专论，呃逆却在古医籍中列为专病，论述较多。本例两症均有，兼有口苦，苔薄黄腻舌质微红，大便干结等症，证属胃中有热，此热乃由气滞所生。治法宜苦辛通降，宣通气机，降其胃气，清其胃热。方以半夏泻心汤加减，药后获效显著，示其方药对证。方中黄芩、黄连、蒲公英、浙贝母均属清热药；半夏、橘皮、竹茹、刀豆壳、柿蒂降胃气之上逆；薏苡仁化湿渗利散结；太子参清养胃气；干姜辛通；甘草清热而调和诸药。频频饮服，使药效更好发挥。

经治后症已改善，调整处方，以太子参、麦冬以养胃气、胃津，配白芍、甘草以酸甘化阴，续用黄芩、蒲公英、浙贝母清胃热，陈皮、半夏、炙鸡内金、谷芽理气和胃以助运化，更加白及护膜，善后调治。

胃镜所见，胃窦小弯黏膜糜烂、充血，在辨证确认有热时，适当运用清胃、护膜之品，既利于改善症状，又可相应改善局部病损。

（徐丹华　罗斐和）

25. 清热化浊行气法治慢性胃炎胃痞嘈杂湿热气滞案

赵某，男，50岁。初诊日期：1993年10月11日。

主诉:胃脘部痞胀嘈杂1年余。

病史:患者于14年前即有上腹痛发作史,5年前诊查发现十二指肠球部溃疡、慢性胆囊炎,并有黑便史1次。经多方治疗,上腹痛缓解,复查球部溃疡已愈。1年来上腹部痞胀、嘈杂,终日难忍,不知饥,进食减少,得食后饱胀,需少食、多走,方得逐步缓解。渐而感觉上腹有"板滞不通"之感,较之以前上腹发作性疼痛时更为难受。嗳气不遂,得矢气则舒,大便日行1次,不黑。经检查胃及十二指肠未发现溃疡,诊为慢性胃炎。服中、西治胃病之药甚多,胃胀、嘈杂未见改善,心烦神倦,体重亦减轻,特来求治。

诊查:舌质淡红,舌苔腻,边白中黄,脉象稍弦。上腹按之不适,无明显压痛,肝脾未及肿大,墨菲征(-),腹部叩之鼓音较著。大便隐血试验阴性。B超胆囊壁稍粗糙。肝功能、乙肝五项检查无异常。

临床分析:患者主症以上腹痞胀、嘈杂不适为苦,诊断为"胃痞""嘈杂"无疑。已历1年许,曾经服中药百余剂,大多为香砂六君、二陈之类,亦曾服左金、四逆散等方,谓服后并无改善,症状反而加重,思想上甚为痛苦。可见此例虽为一般胃病,但属疑难之证,已往亦多次服用西药(包括抑酸剂、胃黏膜保护剂、促胃动力药等),效亦不著。考虑其中既有气滞,又有湿热浊邪,久羁不祛,试从清热化浊行气为法。

处方:炒黄连3g,制川朴10g,炒枳壳10g,陈皮10g,法半夏10g,制香附10g,五灵脂10g,黑丑10g,高良姜5g,佛手10g,白芍15g,炙甘草3g,麦芽30g,通草5g。

每日1剂,水煎服,服后端坐约半小时。

此方服3剂,自觉胃部胀满、嘈杂之症稍有改善,大便通畅而微溏,日行1次,且多矢气。续服5剂,症状又见减轻,上午痞胀、嘈杂已不著,下午及傍晚仍觉痞胀、嘈杂。舌苔不腻,无黄苔而呈薄白之色,乃去黄连、高良姜,加入麦冬15g。再服7剂,症状显著好转。再服10剂,痞胀与嘈杂基本消失,饮食正常,精神亦好转。以后每周服2~3剂,1个月后停药观察,随访半年,症状未发作。

按语:本例胃痞属湿热气滞证,治以清热化浊行气之法,试投诸药,症状逐渐好转。当苔腻已化之后,撤去黄连、高良姜,加入麦冬一味,痞胀与嘈杂渐获向愈,可见理气化浊之剂,符合病机。

胃腑体阳用阴,气滞不畅,兼有湿热,体用失常,通降失司。方以厚朴行气除满，伍陈皮、半夏化湿。五灵脂与制香附、黑丑为“五香丸”“灵丑散”方，三药相配，擅于泄浊。益以通草通达宣畅，枳壳、佛手、麦芽和中理气助运化。白芍、麦冬为柔润之品，以冀刚柔相济，使胃中湿祛、气行、浊化，症状得以缓解。

（徐丹华　罗斐和）

26. 养胃清热，理气散结法治萎缩性胃炎、异型增生胃痛阴虚气滞案

胡某，女，57岁。初诊日期：1989年5月16日。

主诉：胃脘痞胀隐痛1年余。

病史：患者1年余来胃脘痞胀隐痛，食后尤甚，得嗳则舒，初起未加重视。因症状逐渐加重，乃求医服药治疗，经多种中、西药物内服，疗效不著，于1989年4月12日行纤维胃镜检查，活检病理诊断为中-重度慢性萎缩性胃炎，伴肠上皮化生，胃窦大弯上皮轻度异形增生。心情甚为焦虑，因症状显著，乃来诊治。刻诊：胃脘隐痛且胀，痛时有灼热感，口干欲饮，饮食减少，神倦乏力，大便溏，日行1次。

诊查：形瘦疲乏，舌质红苔薄净，脉细。上腹中脘穴周围部位轻度压痛，肝、脾无肿大，胆囊区无压痛。

临床分析：参合四诊，病属“胃痛”范畴。《素问·阴阳应象大论》云“年四十，而阴气自半也”，患者工作劳倦，日久耗伤胃阴，胃阴不足，胃失濡润，气机阻滞，不通则痛，故胃脘痞胀隐痛；阴虚则生内热，故胃脘灼痛；口干然不欲引水，食少神倦，大便易溏，脾之气阴亦虚，健运失职所致；舌红脉细，属气阴不足之象。

治法：养胃清热，理气散结。

处方：麦冬15g，北沙参10g，川石斛10g，炙鸡内金10g，白芍15g，乌梅10g，炙甘草5g，石见穿15g，木蝴蝶6g，丹参10g，炒枳壳10g，白残花10g，佛手片10g，白花蛇舌草15g，生薏苡仁30g。每日1剂，水煎服。

二诊：患者自诉服上方7剂后，胃脘痞胀隐痛已减轻，大便已不干结。唯口干、胃中灼热感未见改善。舌苔脉象如前，治从原法。原方加白杏仁10g、白花蛇舌草15g。继服7剂。

服二诊方后，胃中灼热已有减轻，口干饮水不多，胃纳正常，已无明显胀痛等症。乃又续服上方，共调治3个月，诸症均不著，精神亦如健壮时。为巩固疗效，又坚持用生薏苡仁30g代茶3个月，1989年12月3日仍请原来检查的医师复查胃镜，病理诊断为慢性浅表性胃炎，伴肠上皮化生，胃窦大弯未见异形增生。随访至1991年9月，病情未见复发。

按语：慢性萎缩性胃炎伴肠上皮化生及异型增生，特别是异型增生已被世界卫生组织列为胃癌前病变之一而备受重视。徐老认为，在治疗上应重在辨证，并配合心理疏导，消除患者的"恐癌"焦虑，以利康复。本案慢性萎缩性胃炎属中医"胃脘痛"范畴，早在《灵枢·胀论》就记载"胃胀者，腹满，胃脘痛"，说明胃痛与胀的症状常可伴随出现。患者证属胃阴不足，郁热气滞，证属胃阴不足，脾之气阴亦虚兼郁热气滞。在治疗上，徐老采用酸敛与甘缓化阴法，使养阴而不滋腻，生津而不碍胃。药用沙参、麦冬、石斛等甘凉养阴生津清热，并与芍药、乌梅、甘草等甘酸相合，养阴敛气，气阴兼顾，且柔肝制木，缓急定痛；枳壳、佛手理气而不伤阴；木蝴蝶理气护膜；白残花理气泄热；丹参行血，微苦微寒，助行气活血；鸡内金健胃消积，对胃腑之疾常可配用，增强其腐熟水谷之功能；石见穿系唇形科植物紫参的全草，味苦、辛，性平，清热而无苦寒之弊，且能醒胃助食，理气通降，徐老认为，本品配用胃炎，不论浅表性或萎缩性炎症，均能改善其病理损害。二诊时重用炒白术，健脾胃而扶正气，白花蛇舌草清热解毒，现代药理研究抗肿瘤之功，寓有辨病治疗之意；薏苡仁散结消癥，对胃炎异型增生、胃息肉等疾病有良效，同时亦有抗癌作用。

（周晓波）

27. 养阴泄热，敛阴行瘀法治萎缩性胃炎胃脘痛阴虚郁热，气散血瘀案

李某，男，34岁。初诊日期：1993年6月23日。

主诉：4年来上腹痛时作，近4个月来加重。

病史：患者起病已4年，上腹胃脘部疼痛，不时发作，近4个月来频发加重。食后痛甚，呈胀痛、隐痛，嗳气则舒，不泛酸。有时脘痛不著而痞胀殊甚，以致进食减少，神倦乏力。大便日行，无黑便史。诱发脘痛之因与受

凉、情志不畅有关。近查胃镜,诊为慢性浅表萎缩性胃炎、肠上皮化生、幽门螺杆菌阳性。3个月来,曾服雷尼替丁、铋剂等药,并又曾服中药汤剂、成药,症状未见改善,脘痛仍发作。近旬日来,每日胃痛,且心下上腹痞胀,不知饥,不思食,常觉口干,欲饮水。神倦、乏力,活动后心悸。夜间胃中嘈热,寝寐不安。

诊查:舌质微红少津,舌苔甚薄,诊脉细弦。上腹按之不适,下脘轻度压痛。肝脾不大,墨菲征阴性。

临床分析:本例诊断为胃脘痛,且有痞胀之症,痛位固定,久痛入络,胃中气滞血瘀。曾服多种中、西药物,其中中药大多用理气辛燥之品,兼服理气、补气之中成药,再加西药具有抑制 H_2 受体作用,渐觉嘈热、口干,舌质微红少津,可见胃阴渐形不足,阴虚郁热内生,胃中失濡,使气滞血瘀未获改善,故疼痛与痞胀反而增重。脘痛较著,必有气滞。然若胃阴渐亏,胃中之气,散而不收,不得再用破气、或过用辛燥理气之品。应于养胃阴、泄郁热之中,佐用酸甘药物,敛气和阴,使胃阴来复,气机得畅,气阴得濡,庶可获效。至于治气之中可配加行瘀,气行血行,则通则不痛,亦属一般常理。

处方:炒白芍 25g,乌梅 15g,生甘草 5g,川百合 25g,麦冬 15g,川石斛 10g,青皮 5g,陈皮 5g,木瓜 10g,五灵脂 10g,紫丹参 10g,酸枣仁 15g,谷芽 30g,麦芽 30g。

每日1剂,水煎服。

另用延胡索粉 1g,白芍粉 1g,甘草粉 0.5g,1日3次,温开水送服(其中1次为临睡前服)。

上方服5剂,胃脘痞胀疼痛减轻,并有饥饿感,进食有所增加。药服10剂时,夜间嘈热、口干等症相继改善。停服粉剂,单服汤剂10日,诸症俱安。以后间断服药1个月余,症状偶有发作,但甚轻微。再1个月后,宿疾逐渐向愈。随访半年,能维持疗效。复查胃镜萎缩性病变由原来中度转为轻度,肠上皮化生呈灶性,幽门螺杆菌阴性。

按语:此例亦属胃脘痛常见病。胃脘痞胀疼痛经久未愈,服中西药多种,原有处方多偏于辛香理气之品,加以化学药物 H_2 受体抑制剂抑制胃酸分泌,可能由于久病、多药,药损胃阴,胃阴不足,胃气渐虚,散而不收。

处方主要取酸甘之品,重用白芍,配用乌梅、木瓜之酸,甘草、百合、麦冬之甘平、甘凉。谷芽、麦芽,亦属甘药,俾助胃气,疏达气机。酸甘化生胃阴,阴液得充,胃中濡润,故脘痛、痞胀得以减轻。酸以敛摄,使胃气得和。他如五灵脂、紫丹参行瘀,青陈皮理气,酸枣仁养心宁神,均为辅佐之品。

胃腑体阳用阴,体用正常则水谷容易腐熟,消化充分,借肝之疏泄,脾之运化而精微得以敷布,充养周身。若体用失常,则胃腑气血津液出现异常,不仅导致胃病,还会影响肝脾等他脏之病。"用阴"是指胃需腐熟水谷之重要物质,具有液状而濡润之特性,亦即胃中之津。患者胃中嘈热、疼痛、痞胀、口干、舌红,复加服辛香之药较多,良由胃用不足所致。如不及时予以恰当治疗,阴愈不足,郁热愈盛,热与瘀合,可成瘀热,久则或结成癥积,或伤及血络,导致痼疾,调治为难矣。

(徐丹华　罗斐和)

28. 养胃理气,清热祛风法治慢性浅表性胃炎、异型增生胃脘痞胀痛痒阴虚气滞,郁热生风案

汪某,女,47岁。初诊日期:1987年12月17日。

主诉:胃脘痞胀隐痛2年余,脘中作痒3个月。

病史:病起于1985年3个月,胃脘时觉痞胀不适,隐痛,嘈杂且有灼热感,食后痞胀隐痛尤甚。3个月来脘中有痒感,痒甚则胀痛,甚为难受,饮食渐减,体重减轻,大便时干时溏。胃镜查谓慢性浅表性胃炎,伴肠上皮化生及轻度异型增生,十二指肠炎。起病以来曾服多种西药及中成药未效,症状加重,故来求治。询知时觉口干,欲饮水,但多饮则胃脘胀而多嗳气。视其舌质微红而干,舌上少苔,诊其两脉细弱。胃阴不足而胃气郁滞兼有郁热。拟养胃理气清热合法。

处方:北沙参10g,麦冬15g,川石斛10g,杭白芍20g,生甘草5g,佛手片10g,苏梗10g,炙鸡内金6g,麦芽20g,刀豆壳15g,浙贝母15g,石见穿20g。

每日1剂,水煎服。另予六神丸,每次10粒,1日3次,用藕粉糊汤送服。

上方先服7剂,胃脘痞胀隐痛及嘈杂、灼热感均有所减轻。唯饮食未增,胃中痒感依然,仍觉难受,予原方加谷芽15g,六神曲10g。服7剂后食欲改善,余症续有好转,唯独脘中痒感不见减轻。三诊时加入蝉衣3g,服7剂,痒感减轻。蝉衣改为5g,再服7剂,痒感又有改善。乃守原方续投21

剂，共服药五旬，饮食增加。痛、胀、痒等症若失，精神亦觉轻松。3个月后复查胃镜，未见异型增生，其余所见同前。随访至1990年夏，疗效巩固，症状不著，一直正常工作。

按语：患者脘痛2年余，胃中气滞不畅，恙久气郁化火，耗伤胃津，故治以养胃理气清热合法。方中沙参、麦冬、石斛、白芍、甘草滋养胃阴而缓急止痛。又兼气滞较著，故不用生地、玉竹等滋腻之品。复加佛手、苏梗理气而宽胸膈，鸡内金、麦芽健胃消滞又兼疏肝。刀豆壳微苦性平，降气而不耗阴。浙贝母、石见穿清胃泄热，凉而不寒。

方中用六神丸，旨在清热解毒。据徐老个人经验，对慢性胃炎见有异型增生而证有郁热者，用此既利于改善症状，又具有改善病理损害而寓防癌功用。方虽对证，症状逐步改善，唯胃脘部痒感不除，甚为难受。思瘙痒一症在皮肤之病机为风，痒而灼热，当属风热。患者病在胃部，病损在胃之黏膜，虽不是体表肌肤，但其病机有相似之点。蝉衣（蝉蜕）能散风热而定痉，故用此药。服后果然得效，说明临证治病，选方用药，思路要广，触类旁通，有利于提高疗效。

（徐丹华　罗斐和）

29. 养阴清化法治慢性胃炎胃痛口苦阴虚湿热案

魏某，男，66岁。初诊日期：2006年2月13日。

主诉：胃脘隐痛3年伴口苦。

病史：患者3年来胃脘隐痛，痞胀，无牵涉痛，初时大便溏泄，无黏液脓血，日行3~4次，经长期服中药治疗，大便溏泄已愈，而胃脘隐痛痞胀未除，2005年4月19日查胃镜示慢性胃炎，B超肝胆胰脾未见异常，4天后患者心存疑虑，又复查胃镜仍为慢性胃炎，幽门螺杆菌阴性，迭经中医、西医治疗，症状未除，甚为焦急。刻诊：胃脘隐痛，口苦甚，痞胀，欲饮水，无泛酸，稍有嗳气，纳谷不香，大便日行1次，形寒，背热。既往有高血压10余年。

诊查：舌质红，苔干腻，中白边黄，脉弦。腹软，上腹部轻压痛，按之稍缓，肠鸣音不亢进。

临床分析：老年男性，宿有慢性腹泻、高血压多年，素体阴虚，肝肾不足，脾阴亦虚，湿热中阻，气机阻滞，故发胃脘疼痛、痞胀、口苦、纳谷不香等。证属胃阴不足,湿热中阻。治拟养阴清化。

处方:石斛10g,麦冬15g,炒白芍15g,炙甘草3g,炒黄芩10g,蒲公英15g,炒陈皮10g,法半夏10g,生薏苡仁30g,冬瓜子30g,藿香10g,茯苓15g,建曲15g,茅根30g,石菖蒲5g。水煎服,每日1剂。嘱饮食清淡,忌辛辣、海鲜等。

二诊:患者服药7剂,苔腻已化其半,胃脘隐痛痞胀减轻,口苦稍减,偶有恶心,大便成形,日行1次。唯背热,体温不高,汗出不多,舌质红,苔薄净,脉小弦。胃阴不足,湿热已化,胆热未清,少阳失和。拟法养胃阴,清胆热,和少阳。

石斛10g,麦冬15g,炒白芍15g,炙甘草3g,青蒿10g,炒黄芩10g,白薇10g,地骨皮15g,野料豆15g,五味子3g,炒陈皮10g,法半夏6g,茯苓15g,冬瓜子30g,炒建曲15g。水煎服,每日1剂。

患者服药14剂,脘痛痞胀、口苦恶心、背热形寒等均消失,饮食如常,再以前方加减治疗1个月余,诸症未发。

按语:阴虚湿热证,属虚实夹杂,病程缠绵,治疗颇为棘手。因为阴伤和湿热在治疗上是一对矛盾,滋阴药物大多滋腻,易碍脾运,加重湿浊,而化湿多香燥、清热之苦寒药物易化燥,均会耗伤人体之津液(阴液)。徐老的经验是养阴勿滋腻,清热用甘寒,化湿勿过温燥。具体根据阴虚、湿热的轻重缓急,归纳为较完整实用的三种方法:①先清化,后养阴。②先养阴,后清化。③既养阴又清化。三种情况应根据临床病情症状的侧重分别选择。

本案患者为老年男性,宿有高血压之疾,素体阴虚,脾阴亦虚,运化不力,湿邪内生,蕴久化热。湿热中阻,气机阻滞,不通则痛,故发胃脘疼痛、痞胀;湿热内蕴于胆,胆气上逆,则见口苦;少阳不和,则形寒背热。干腻苔,为湿热内留,气不布津,津液不能上承所致。初诊时予养阴清化并进,用石斛、麦冬、白芍、炙甘草等甘凉濡润,以养胃阴,用黄芩、蒲公英以苦寒清热,陈皮、法半夏燥湿,薏苡仁、冬瓜子、茯苓、茅根淡渗利湿,藿香、石菖蒲芳香化湿,共奏养阴清热化湿之功。《温热论》指出:“化湿不在温,在于通阳利小便。”石菖蒲、茅根更寓通阳利小便而化湿、祛湿之意。胆为中清之府,湿热得化,则胆府清净,二诊时兼以清胆热,和少阳,故口苦、形寒、背热则消,病情向愈。

(周晓波 陆为民 徐丹华)

30. 养胃清化，理气和胃法治慢性萎缩性胃炎脘痞隐痛阴虚湿热案

罗某，女，54岁。初诊日期：2004年10月18日。

主诉：胃脘痞胀隐痛反复发作5年。

病史：患者5年前无明显诱因出现胃脘痞胀隐痛，痛无规律，曾行胃镜检查诊断为萎缩性胃炎，间断服中西药物治疗，病情时有反复，2004年10月复查胃镜示：浅表萎缩性胃炎，伴肠上皮化生（中-重度）。刻诊：胃脘痞胀隐痛，不知饥饿，口干欲饮，嗳气时作，大便1~2日一行，不黑成形，夜寐不佳。

诊查：腹平软，上腹轻压痛，无反跳痛，肝脾肋下未及。舌尖微红，舌苔薄腻、黄白相兼，脉细。

临床分析：徐老认为，患者以“胃脘胀痛”为主诉，属中医学“胃脘痛”范畴。本例患者辨证既有胃阴不足（如口干欲饮、舌红脉细）一面，又有湿热内阻、气机不利（症见舌苔薄腻、黄白相间）一面，治疗颇为棘手。滋阴不当可助湿，燥湿太过又伤阴。治宜养胃清化，理气和胃兼顾。

处方：麦冬15g，白芍15g，炙甘草3g，草豆蔻（后下）3g，橘皮络各6g，法半夏10g，佩兰10g，佛手花10g，刀豆壳20g，莱菔子15g，制香附10g，黄连1.5g，夜交藤15g，合欢花10g，谷麦芽各30g。每日1剂，水煎，分2次服。服药后端坐半小时。

二诊：患者服药2周，苔腻渐化，夜寐已安，唯胃脘隐痛未愈，尚不知饥，此乃湿邪渐化，气机未畅，原方去草豆蔻、夜交藤、合欢花，加理气和胃之苏梗、鸡内金、绿梅花、白残花、建曲。

三诊：患者再服药1周后，胃脘痞胀疼痛明显减轻，唯食欲不振，口干乏力，舌红、苔薄黄，脉沉细。再由上方去苏梗、制香附、刀豆壳，加石斛、杞子、藿香、茯苓，调治月余，胃痛终获痊愈。随访半年未再发作。

按语：本例胃脘痛阴虚湿热证，徐老巧妙地将润与燥相结合，选用麦冬、石斛养胃生津，草豆蔻、佩兰化湿和胃，全方润中有燥，燥中有润，既润其阴，又燥其湿，刚柔相济，故获良效。

徐老对于临床阴虚兼有气滞者，在养阴的同时还常加佛手花、绿梅花、白残花、合欢花、厚朴花等花类理气和胃之品，因普通理气药性多香燥，最

易伤阴，而花类理气药微辛而不燥烈耗阴。徐老还指出，慢性萎缩性胃炎一般病史较长，病理性质多为虚实夹杂，治疗当根据虚实的孰轻孰重，或以扶正为主，或以祛邪为主，或扶正祛邪并举。治疗时不能认为萎缩性胃炎就是阴虚，而一味滋养胃阴，仍要坚持辨证论治。对有肠上皮化生、异型增生者，可加薏苡仁、石见穿、白花蛇舌草、仙鹤草等；对舌红苔厚腻久治不化者，当提高警惕以防恶变，并及时复查胃镜。

（周晓虹）

31. 滋养胃阴，清热理气法治胃痛口咽干燥胃阴亏虚，郁热内生案

张某，女，46岁。初诊日期：1991年7月20日。

主诉：上腹隐痛8个月，口咽干燥5个月。

病史：8个月前起病，上腹经常隐痛，有灼热感，嗳气不遂，得嗳则舒，饮食减少，大便亦少。5个月来，自觉口干咽燥，常欲饮水，夜寐醒来，口中无津，影响舌体运动。胃中渐增嘈杂，近来上腹痛加重，乃来求治。2个月前曾去某院诊治，经查诊为干燥综合征，胃镜检查示慢性浅表性胃炎。一直服药治疗，症状未见好转。月经按月来潮。因病久未愈，心烦急躁，郁郁寡欢。平素不嗜辛辣。

诊查：手心热，舌质红，舌苔甚薄而干，脉细小数。上腹轻度压痛，位于中脘、梁门附近。肝脾不肿大。血常规正常，血沉32mm/h。尿糖阴性，血糖正常。B超肝、胆、胰、脾均未见异常征象。

临床分析：患者主诉为上腹隐痛，中脘、梁门穴附近有自觉痛、压痛，诊断为慢性胃脘痛。另一主症为口干咽燥，继发于胃脘痛之后，联系其胃中灼热感、常欲饮水、舌红而干、脉细小数等症，当属阴虚证。因胃阴亏虚，郁热内生，热愈盛则尤伤阴，阴愈虚而热难清，胃中失于濡润，气机不畅。谷入于胃，缺乏胃津而致嘈杂。津液不足，无以上承，故口干咽燥而时欲饮水。饮食渐少则精微自少，气血生化之源不足，故自觉乏力。

干燥综合征常多见于中年妇女，患者口干少津，眼鼻亦干，但无皮肤红斑、结节等症，无关节疼痛及低热等症，故免疫专科诊断为原发性干燥综合征。与胃脘痛一并诊断为胃阴亏虚，此属异病而同证。

治法当以滋养胃阴为主,兼以清热理气。滋养胃阴应以甘凉濡润为主。清热宜选微苦、微寒之品,勿使苦寒过度,免再伤阴。理气忌太过辛温,借以调畅气机,以助滋阴濡润之剂得以运行。津濡而气行,则通则不痛。津濡而气行,则谷食易消易运。方选益胃汤加减。

处方:北沙参 15g,麦冬 20g,玉竹 15g,川石斛 15g,大生地 15g,杭白芍 15g,生甘草 3g,佛手片 10g,橘皮 6g,橘络 6g,绿萼梅 10g,芦根 30g,淡竹叶 30g,谷芽 30g。

每日 1 剂,3 次煎服。

此方服 10 剂,胃脘疼痛由减轻而逐渐控制。胃中灼热感亦显著改善。服药 20 剂,饮食渐增,精神好转,口干咽燥亦均减轻。原方稍事加减,隔日 1 剂。调治 3 个月,诸症俱安。舌红转淡津润,上腹无压痛,血沉 15mm/h。

按语:此例症状比较典型,一派胃阴不足征象,故治法确定为滋养胃阴为主,兼以清热理气。益胃汤系《温病条辨》中焦篇方,药用沙参、麦冬、生地、玉竹、冰糖,沿用迄今,对滋养胃阴,其效颇良。但药味不多,故常需增添适当之品。上方加石斛以助生津;白芍、甘草酸甘和阴,缓急定痛;佛手片、绿萼梅理气和胃,疏畅气机,且无辛燥之弊;橘皮、橘络行气通络;芦根、淡竹叶甘淡清热,无苦寒之性;谷芽养胃气而助消化。

佛手亦称佛手柑,《本草纲目》谓其性味为"辛酸",《本经逢原》认为"辛苦甘,温",入肝、胃经,理气化痰,治胃痛、胁胀、呕吐、噎膈,并能解酒。橘络又名橘丝、橘筋,甘苦性平,通络理气,《本草求原》谓其能"通经络,舒气,化痰,燥胃去秽,和血脉",徐老常以此与橘皮同用,行气宣通,与佛手配用,理气和胃之效甚良。绿萼梅酸平,善调肝胃气滞。对阴虚而兼气滞者,以上三药共用,滋阴养胃,方中常配此类佐药,使滋阴之品得以运行,津液得行,气机调畅,配用得当,更能较好地改善症状。

原发性干燥综合征临床颇为常见,大致以肺胃阴液不足为主要病机,沙参麦冬汤、益胃汤亦属常用之方。本例原系胃脘痛,故一并治之,以养胃为主,所谓"异病同治",实则此例为两病同治。

(徐丹华　罗斐和)

32. 化湿行气,健脾益肾法治慢性胃炎胃痛口咸湿阻气滞,肾阴不足案

胡某,男,64岁。初诊日期:2006年1月9日。

主诉:胃脘隐痛间作5年,伴口咸。

病史:患者5年来胃脘隐痛,痞胀,口味异常,以咸为主,近5个月来体重减轻,2005年4月29日胃镜示食管炎,轻度慢性浅表性胃炎,2005年10月24日胃镜示浅表性胃炎,幽门螺杆菌阳性。曾服诸多中、西药治疗乏效。刻诊:胃脘隐痛,食后为甚,痞胀嗳气,时泛酸,口咸,大便尚调,夜寐尚安。患者6年前发现血压偏高,服降压药,血压维持在140/90mmHg,2006年1月24日心电图示窦性心律,左室高电压。

诊查:舌质暗红,舌苔薄白,脉细。腹软,上脘轻压痛,按之则甚。

临床分析:患者年过六旬,肝脾肾渐虚,高血压史6年,素体阴亏,肝阴不足,失于濡涵,气机郁滞,肝气乘脾,脾虚失运,脾虚失运,湿邪内生,湿为阴邪,易阻气机,湿阻气滞,故见胃脘隐痛痞胀;口咸属肾阴不足,湿浊上泛之候。当属湿阻气滞肾虚之胃痛口咸。

治法:化湿行气,健脾益肾。

处方:徐氏化湿和胃汤加减。佩兰20g,蔻仁(后下)3g,橘皮络各6g,法半夏10g,莱菔英15g,鸡内金10g,山药15g,山茱萸10g,冬葵子10g,木蝴蝶5g,茯苓15g。

每日1剂,水煎2次。

二诊:患者服药17剂,胃脘痞胀渐消,近日泛酸,口中酸,酸多时可从牙缝中渗出,右胁隐痛,时有心悸,有空虚感,进食后可缓,两次胃镜为浅表性胃炎,但症状持续不消,大便量少。察其舌质暗红,舌苔薄白,诊脉细弦。心率78次/min,无歇止,下肢不肿。此为肝胃不和,郁久化热。治当疏肝和胃制酸。拟方柴胡疏肝散合化肝煎加减。

处方:柴胡6g,枳壳10g,白芍10g,陈皮6g,法半夏6g,煅瓦楞20g,浙贝母10g,茯苓15g,莱菔英15g,炙甘草3g,仙鹤草15g,木蝴蝶6g,黄连1.5g。

每日1剂,水煎2次。另予三七粉每晚2.5g调服。

三诊:患者服药10剂,脘痛泛酸,口中异味稍有改善,近日夜间噩梦,多发于子时,噩梦时心前区隐痛,昨夜服丹参滴丸,心痛改善。舌质微暗,

舌苔薄白,诊脉小弦。既往有浅表性胃炎,服药1年余症情未减。此为心胃同病。治法:理气和胃,宣痹宁心。

处方:橘皮络各6g,法半夏6g,浙贝母10g,制香附10g,娑罗子6g,佛手10g,酸枣仁15g,茯苓15g,白芍15g,炙甘草5g,龙齿15g,玉竹15g,建曲15g,仙鹤草15g。

每日1剂,水煎2次。继予三七粉2.5g,每晚调服。

四诊:患者服用上方半月余,药后夜寐得安,噩梦已消,胃脘隐痛,泛酸稍减,夜间隐痛,位于胸骨后及上脘,发于子夜。舌质微暗,舌苔薄白,脉小弦。此为肝胃气滞,久痛入络,不通则痛。治法疏和肝胃,行气化瘀为主。

处方:苏梗10g,制香附10g,赤白芍各10g,炙甘草3g,橘皮络各6g,法半夏10g,黄连1.5g,太子参15g,茯苓15g,煅瓦楞30g,刀豆壳15g,丹参10g,五灵脂10g,焦楂曲各15g,白蒺藜12g。每日1剂,水煎2次。

按语:胃病诸多因素可致湿阻之证,胃既有病,则气化升降失常,胃中津液聚而成湿。湿为黏腻之阴邪,不易骤化,而胃中湿邪又有碍升降,湿阻而气滞尤甚,致湿阻与气滞互为相长,互为因果,恶性循环,加重病情。徐老认为此证当化湿与理气和胃并投,俾湿祛而气降,气行而湿化。本证属脾虚夹湿,治宜化湿行气。首选佩兰、蔻仁化湿醒胃之品;陈皮、法半夏既能化湿,又能和胃,为徐老治胃病兼湿的常用药物;茯苓、山药等既能健脾化湿,又有淡渗利湿之功。咸属肾味,肾阴亏虚,水湿上泛,乃致口咸,取六味地黄之意,如费伯雄《医方论》所云"此方……实三阴并治之剂",用生地、山茱萸、山药补养肾肝脾之阴;泽泻、茯苓、冬葵子淡渗利湿,而泄肾浊。患者肝阴不足,阴虚则阳亢,肝火偏旺,故以丹皮清泻肝火而佐之。全方组成,寓有深意,取效也捷。复诊时胃脘痞胀、口咸即缓,然又兼有胸痹、心悸之症,胃居心下,《灵枢·经脉》言"少阴之脉……络小肠,从心系上挟咽……是动则病嗌干心痛",故心胃在生理病理上相互影响,心胃同病,治当兼顾,故又拟疏肝和胃,宣痹宁心,佐以丹参、五灵脂行气化瘀之品,症状得以缓解,该患者的治疗过程,体现了中医辨证施治的灵活性。

(陆为民　徐丹华)

33. 清化湿热,温中健脾,理气活血法治胰腺癌根治术后胃脘痛脾虚湿热,气滞血瘀案

康某,男,59 岁。初诊日期:2004 年 4 月 15 日。

主诉:上腹疼痛间作 2 年余。

病史:患者 2002 年 2 月因上腹胀、隐痛就诊,胃镜提示:浅表萎缩性胃炎,在门诊服药治疗,疗效欠佳,于 2003 年 4 月经检查确诊为胰腺癌,行胰腺癌根治术(胰尾、脾切除)。术后化疗 8 次,出现肝功能损害(γ-GT 127U/L,AFP 7.7U/L),上腹痞胀不适,时有隐痛。今春以来上腹胀痛又作,痛无规律,畏寒肢冷,午后低热,大便溏泄,日行 1~2 次,神倦乏力,食欲不振,夜寐欠佳。患者平素属过敏体质,手掌皮肤易起水泡,不嗜烟酒。

诊查:面部色素沉着,舌质暗红,舌苔薄腻、黄白相兼,脉小弦而数。腹平软,上腹轻压痛,无反跳痛,后腰无叩击痛,肝肋下未及,无移动性浊音。

临床分析:患者以“上腹胀痛”为主诉,属中医学“胃脘痛”范畴,乃因中阳不振,湿浊内生,湿郁化热,脾运不力,气机不畅,发为本病;复因胰腺癌根治手术与化疗,导致正气受戕,进一步加重气滞血瘀,肝脾失调。本病病位在中焦脾胃,病理性质属本虚标实,脾气(阳)虚弱为本,湿热气滞血瘀为标,治当标本兼治,予清化湿热,温中健脾,理气活血。

处方:黄连 2g,厚朴 10g,藿香 10g,焦白术 10g,山药 15g,蝉衣 3g,炒防风 6g,陈皮 6g,陈香橼 10g,五灵脂 6g,龙葵 10g,益智仁 10g,高良姜 3g,白芍 15g,白花蛇舌草 15g,炙甘草 5g。水煎,每日 1 剂,分 2 次服。

另予三七粉 1g,每日 2 次冲服。

二诊:患者午后低热已退,便泄未作,脘腹痞胀隐痛未除,畏寒神倦,时有嗳气,苔脉如前。2004 年 4 月 20 日胃镜复查示:反流性食管炎,浅表性胃炎。治以原方加刀豆壳 20g、木蝴蝶 6g、佩兰 10g、青蒿 10g。

三诊:患者发热未见,畏寒好转,上腹偏左痞胀隐痛,神倦乏力,大便成形,日行 1 次,舌质微红,边有齿印,苔薄白,脉小弦而数。证属术后正虚邪恋。

处方:黄连 2g,厚朴 10g,藿香 10g,焦白术 10g,炒防风 6g,青蒿 10g,白芍 15g,炙甘草 3g,陈香橼 10g,益智仁 10g,建曲 15g,白花蛇舌草 15g,海金沙 12g,谷麦芽各 15g。常法煎服。另予三七粉 1g,每日 2 次冲服;六神丸

10粒,每日2次口服。

四诊:患者脘腹疼痛缓解,唯神倦乏力,易汗,大便偏干,舌红、苔薄黄,脉小数。因胰属脾,行胰全切术后,脾气脾阴不足,郁热未清,气血不畅。治拟健脾养阴,清热和中。

处方:太子参12g,山药15g,黄精10g,五味子3g,白芍15g,炙甘草5g,黄连1.5g,鸡内金10g,半枝莲15g,蚤休10g,野料豆15g,谷芽30g,百合20g。常法煎服。另予三七粉原法继服,六神丸改为每日服用1次。

按语:本案患者胰腺癌术后上腹疼痛未除,徐老辨证为脾气(阳)虚弱,湿热气滞血瘀,治当温中健脾,清化湿热,理气活血。徐老强调温阳祛寒应避大辛大热之桂、附,而选用温脾暖胃、散寒止痛之高良姜、益智仁,二药温而不燥,与白术、山药同用,还可增强补气健脾温中之功;黄连清热燥湿;厚朴理气燥湿;藿香芳香化湿、醒脾开胃;焦白术、山药益气健脾,配陈皮、陈香橼理气和胃;五灵脂、三七、龙葵活血止痛,龙葵、白花蛇舌草还有清热解毒、抗肿瘤作用;白芍、甘草抑肝和中、缓急止痛;因患者为过敏体质,手掌皮肤易起水泡,故用蝉衣、防风祛风胜湿,兼抗过敏。经过一段时间中药化裁治疗,患者脘腹胀痛缓解,畏寒肢冷消失,大便反偏干,舌质转红,舌苔薄黄,脉象小数。此乃脾阳之气渐复,内寒之症渐消而出现的热郁伤阴之证,故转以益气养阴、清热和胃法治疗,并加服六神丸,清热解毒抗肿瘤。因药证合拍,故经调治后临床症状基本消失,食量增加,精神转振。

徐老对于消化道肿瘤患者,在辨证服用中药汤剂的同时,还常选用活血止痛、清热解毒之三七粉、六神丸等,以对抗肿瘤,预防复发。三七粉一般每次1g,每日1~2次;六神丸一般每次5~10粒,每日1~2次,用时要注意用量,以防损伤脾胃。另外,徐老在长期的临床实践中还摸索出判断预后的简易诊法,即肿瘤患者原本脉平,如突然转数,为病情加重,病灶有转移之象,当提高警觉;如脉持续呈数象而不缓解,并伴低热、痛增,则预后多不良。

(周晓虹)

34. 通阳宣痹,理气行瘀法治胃心同病案

孙某,男,47岁。初诊日期:2006年2月13日。

主诉:胸脘疼痛间作3个月。

初诊:患者2000年始经常出现心悸,查心电图未见异常,2004年8月因晕厥、恶心,住院治疗,测血压180/100mmHg左右,查24小时动态心电图示窦性心律,偶发房性期前收缩,ST段下移0.05mV,诊为高血压、心肌缺血,一直服用盐酸贝那普利片(洛汀新)等,血压维持在140/70mmHg左右,但平时仍有头昏,头重如裹,恶心。2005年10月31日因情志郁怒、饮酒出现上腹疼痛,及于左胸,痛势较著,每次数十分钟,至急诊,查心电图示窦性心律,Ⅱ、Ⅲ、aVF、V_5、V_6 ST段下移0.05~0.075mV,予盐酸贝那普利片(洛汀新)、酒石酸美托洛尔片(倍他乐克)、硝酸异山梨酯(消心痛)等处理后稍有缓解,又加用复方丹参滴丸、通心络胶囊等疼痛未除,反增泛酸、烧心。2005年12月21日查胃镜示:慢性食管炎、糜烂性胃炎、十二指肠球部霜斑样溃疡,^{14}C呼气试验示(+++),予服兰索拉唑、铝碳酸镁、莫沙必利等治疗胸脘疼痛未减,乃转治于徐老。刻下:胸脘隐痛而闷,伴有灼热感及刺痛感,嗳气泛酸,无背痛,无夜间疼痛,无吞咽困难,恶心,口有异味,烦躁,出汗,失眠,易头昏,矢气多而臭,大便量少,日行1次,不黑,无腹胀。本次因情志郁怒、饮酒而发病。既往有高血压病史5年余。

诊查:心率72次/min,律齐,心尖部可闻及2级收缩期杂音。腹平软,中上腹部轻压痛,墨菲征(-),肝脾不肿大。舌微红,苔薄白,中有裂,脉细涩。

临床分析:患者中年男性,既往有高血压、高心病、胃炎、十二指肠溃疡病史多年,离异十年,郁郁寡欢,饮酒醉酒,嗜烟(每日2包)。向日好饮,必有宿瘀。《素问·阴阳应象大论》云“年四十,而阴气自半也”,患者年近五旬,素体阴虚阳亢,复加情志不畅,肝气郁滞,津凝成痰,血行不畅,痰瘀交阻,痹阻胸阳,胃失和降。先拟通阳宣痹,理气和胃行瘀,佐以养心。拟瓜蒌薤白半夏汤加减。

处方:瓜蒌皮15g,炒薤白6g,法半夏10g,橘皮络各6g,浙贝母10g,炒枳壳10g,佛手花10g,白芍15g,甘草5g,郁金10g,炒川芎10g,陈香橼10g,白蒺藜15g,茯苓15g,麦冬10g,建曲15g。

水煎服,每日1剂。上午9:30及下午3:30服药。另予三七粉2.5g,藕粉调成糊状,卧位服药,每日2次。

二诊:患者服药3剂,胸脘疼痛顿失,然大便次多,腹鸣隐痛,便后可缓,夹有不消化食物,头昏神倦,心慌,血压130/75mmHg,察舌偏红,苔薄白,诊脉细弦。查血糖4.9mmol/L,心电图未见明显异常。此脾胃不和,运化不力,兼有肝郁。治当标本兼顾,拟法健运脾胃,佐以抑肝。

处方:炒白术10g,白芍15g,茯苓15g,炙甘草5g,山药15g,黄连2g,藿香10g,陈皮10g,焦楂曲各15g,炮姜炭5g。

水煎服,每日1剂,再服3剂。

三诊:患者上腹及左胸疼痛好转,服上方后便泄已愈,泛酸消失,胃中嘈杂易饥,时嗳气,心慌则易出汗,手抖耳鸣,血压130/95mmHg。脑血液图示双侧颈内动脉末端,中动脉流通减慢,左侧椎动脉-基底动脉近端流通减慢。心胃同病,肾阴不足,虚风内动。治当心胃同治,佐以益肾平肝祛风。

处方:白术10g,白茯苓15g,白芍10g,陈皮10g,法半夏10g,鸡内金10g,佛手10g,刀豆壳15g,仙鹤草15g,地龙10g,当归10g,野料豆20g,白蒺藜12g,建曲15g。

水煎服,每日1剂。

患者服上方症状改善,胃气渐和,嗳气也少,食后剑突下仍稍有隐痛及于左胸部。后一直又坚持服用中药治疗共3个月有余,症状尚平。

按语:《灵枢·厥病》篇中有谓"厥心痛,腹胀胸满,心尤痛者,胃心痛也",这似是古人对胃心同病证的早期认识及典型症状的描述。胃与心在解剖上相互毗邻,胃居心下,经脉络属,关系密切。如《素问·平人气象论》曰:"胃之大络,名曰虚里……出于左乳下,其动应衣,脉宗气也。"《灵枢·邪客》篇曰:"宗气积于胸中,出于喉咙,以贯心脉。"宗气乃由自然界吸入之清气和经由脾胃消化吸收来的水谷之精气结合而成,积于胸中,助心以行血,故胃与心生理上息息相关,胃气强盛,气血充足,则心脉流畅。若脾胃升降失常,气机阻滞,痰瘀内停,心络闭阻,则可发为心痛。

本案为中年男性,既有高血压五载有余,经常服药,戕伤胃腑,又增食管炎、胃炎、十二指肠溃疡等疾,平素情志抑郁,常以烟酒消愁,心胃同病,本虚标实。遵"急则治标,缓则治本"之旨,先拟化痰泄浊,通阳宣痹,理气和胃行瘀为主,佐以养心,方用瓜蒌薤白半夏汤加减。方中瓜蒌皮、薤白通阳泄浊,半夏、浙贝母、郁金、川芎化痰行瘀,理气宽胸;枳壳、香橼、橘皮、佛手花理气和胃;白芍、甘草缓急止痛。此外,处方的特点还在于用橘络以助通络止痛,白蒺藜平肝,麦冬养心胃之阴,而浙贝母除化痰外,更有清胃制酸之功，对反流性食管炎效果尤佳。茯苓之用，也有深意，既可健脾化湿，以杜生痰之源，而与陈皮、半夏配伍，又有理气和胃化痰之功。患者药后胸脘疼痛顿减，虽有便泄，徐老认为非通下药使然，可能对瓜蒌皮、浙贝母反应较为敏感，而出现腹泻，反可使浊气下泄，有助胸阳得展，故胸脘疼痛减轻明显。

此外，本病的治疗，除服药以外，养成良好的起居、饮食、行为习惯，可以减轻病情，减少发作，故临床徐老嘱咐患者吃饭要小口小口吃，每口在10~15g左右，温服，不烫不冷，要吃得软，进食以七成饱较为适宜，忌食海鲜，一定要戒烟酒。服高血压药前先饮水，润滑食管，服药后也须多饮水。性情平和，不生气，不发火。诸多注意事项，徐老均要详细交代患者，不仅提高了疗效，也增加了医患之间的感情。

（周晓波 徐丹华）

35. 宣痹通阳，和胃行瘀法治胃心同病案

陈某，男，56岁。初诊日期：2006年3月30日。

主诉：胃脘痞胀3年余伴胸闷。

病史：2003年初起病，见左肩背疼痛，胸闷反复，于某医院诊断为冠心病，服复方丹参滴丸、硝苯地平控释片（拜新同）、肠溶阿司匹林等治疗，左肩背疼痛改善，胸闷间作，活动后加重，继则出现胃脘痞胀，食后尤甚，时有隐痛，嗳气，无泛酸烧心。2005年3月2日胃镜示：慢性浅表萎缩性胃炎伴肠化，反流性食管炎。2005年4月6日B超示：胆囊息肉0.4cm×0.3cm。2006年3月24日胃镜示：慢性中度糜烂性胃炎伴幽门螺杆菌感染（++），反流性食管炎。平时服奥美拉唑、多潘立酮片、胃苏颗粒等，症状时轻时重，迄今未愈，至本院要求中医治疗。刻诊：胃脘痞胀，胸闷时作，稍有隐痛，嗳气，恶心，大便尚调。

诊查：心率80次/min，心律齐，心前区未闻及病理性杂音，血压130/75mmHg，上腹按之柔软，无压痛，墨菲征（–），肝脾肋下未及肿大。苔薄白，根微腻，舌红，脉细弦。

诊其为胸阳失展，胃失和降，气滞血瘀之胃痞（浅表萎缩性胃炎，反流性食管炎，冠心病）。

临床分析：本案患者因冠心病服药治疗而渐出现胃脘痞胀，叶天士《临证指南医案》云“脾宜升则健，胃宜降则和”，徐老认为“多药伤胃”，脾胃受戕，脾胃虚弱。脾胃位居中焦，乃气机升降之枢纽，升降失司，气机阻滞，故见胃脘痞胀；脾胃虚弱，胃之受纳腐熟、脾之运化功能均下降，故食后痞胀尤甚；而脾胃虚弱则宗气无由而生，胸阳亦虚，故可见胸闷，活动后加重；初病气结在经，久病则血伤入络，心胃脉络瘀阻，故症情反复，迁延不愈。病位在胃心，理当胃心同治。拟法宣痹通阳，和胃行瘀。拟瓜蒌薤白半夏汤加减。

处方：瓜蒌皮 10g，姜半夏 10g，橘皮络各 6g，娑罗子 6g，丝瓜络 15g，制香附 10g，苏梗 10g，鸡内金 10g，佛手 10g，白芍 15g，甘草 3g，丹参 10g，乳香 5g，焦楂曲各 15g。

每日 1 剂，水煎服，每日 2 次，早晚餐后 1.5 小时服用。

二诊：患者服药 14 剂，胃脘痞胀、胸闷、隐痛均见明显减轻，仍嗳气恶心，有食物反流，便溏不实，患者长期服用奥美拉唑。舌质微红，舌苔薄白，脉细弱。兼有气阴不足，治当标本兼顾，佐以益气养阴。予前方去制香附、苏梗、乳香，加太子参 15g，炙五味子 10g，炒白术 10g，姜竹茹 10g。继服 14 剂。

三诊：药后患者胸闷脘痞渐除，食物反流不著，大便转实，近日咳嗽，咯吐痰黏，时有恶心。舌微红，苔薄白，脉细弦。处以宣化之剂善后巩固。

处方：前胡 6g，桔梗 5g，杏仁 10g，枇杷叶 15g，冬瓜子 30g，木蝴蝶 6g，鸡内金 10g，佛手 10g，丝瓜络 10g，刀豆壳 20g，法半夏 10g，茯苓 15g，白芍 15g，炙甘草 3g。

水煎服，每日 1 剂。

按语：心胃同病，临床比较常见，但往往容易被人忽视，认为是两个不同系统的疾病，其实临床上是相互影响的，其部位也相近。中医认为“脉以胃气为本”，“胃为水谷之海”，心与胃有相互依赖关系。徐老治心善用瓜蒌薤白半夏汤，温化通阳；治胃善用娑罗子、苏梗、制香附、佛手等理气和胃，并能有机地组合，起到协同作用。

瓜蒌薤白半夏汤出自《金匮要略》，方由瓜蒌、薤白、半夏、白酒四味组成，是为胸痹之常用方，有通阳泄浊、豁痰开结之功。本案属胃心同病，以胃脘痞胀为主要症状，究其根源，患者有冠心病史 3 年，胸痹日久，气滞血瘀,多药戕伤脾胃,脾胃虚弱,升降失司,气机阻滞所致。徐老用瓜蒌、半夏化痰降逆,去薤白之辛温太过,改用娑罗子、苏梗、制香附、佛手等理气不伤阴之品,取丝瓜络活血化瘀通络之功,再加鸡内金、橘皮络和胃消导,醒脾苏胃,白芍养阴和胃,丹参活血化瘀,乳香行气化瘀止痛。共奏宣痹通阳,和胃行瘀之功。

本案胃心同治、肺胃同治的方法实可师法,并提示我们当随时注意病情变化,特别是老年人要除外心绞痛等的发作。

(周晓虹)

36. 化痰泄浊,理气和胃法治胃心同病案

赵某,男,51岁。初诊日期:1998年7月23日。

主诉:胃脘胀痛间作5年,心悸阵作1年。

病史:患者原有慢性胃炎病史,嗜食烟酒,喜进肥甘,近因外感低热之后,嗳气频多,胃脘痛胀,泛恶纳呆,心动悸,四肢发麻,下肢轻肿,心前区时有隐痛,夜不安卧,查心电图示:Ⅱ、Ⅲ、V_5导联ST段下移>0.05mV,心肌缺血。胃镜示:慢性浅表萎缩性胃炎。曾多方求治未效。

诊查:形体丰硕,舌淡苔白腻,脉小弦。腹脂较厚,中脘轻度压痛,下肢微凹性浮肿。

临床分析:宿有胃疾多年,脾胃素体不足。因饮食不节,嗜食肥甘,喜进酒浆,胃失健运,聚湿成痰,痰浊中阻,胃气不通则胃脘胀痛;胃气上逆则嗳气、恶心纳呆;浊气上泛,心阳痹阻,血运不畅,心神失宁,可致心前区隐痛,心悸动,肢麻,夜不安卧;水湿泛溢肌肤则下肢浮肿;舌淡苔白腻,亦为痰湿内蕴之象。

治疗:化痰泄浊,理气和胃。

处方:全瓜蒌30g,法半夏6g,苏梗10g,橘皮6g,橘络6g,枳壳10g,佛手10g,炙鸡内金10g,川厚朴10g,薏苡仁30g,藿香10g,麦芽30g,夜交藤15g。每日1剂,分2次煎服。

二诊:患者服药14剂,脘腹胀满,吞酸嗳气缓解。但仍感夜寐不安,胸闷隐痛,肢麻乏力,继以上方加入紫丹参15g,另予琥珀粉,每晚调服1g。

三诊:再服14剂,患者心前区隐痛,胸闷改善,夜寐转安,唯活动后下

肢仍有轻度浮肿,原方再加连皮茯苓25g,服药14剂,诸症均释。复查心电图:大致正常。Ⅱ、Ⅲ、V5导联ST段下移≤0.05mV。

按语:本例心胃同病,是在胃炎脾虚的基础上,因饮食不节诱发,证属痰湿内蕴,浸淫心脉,痹阻胸阳,胃失和降。为本虚标实,以标实为主。本着"急则治标,缓则治本"的原则,先拟化痰泄浊、理气和胃为法。方用瓜蒌薤白半夏汤加减。方中全瓜蒌、半夏化痰泄浊,宽胸理气;苏梗、枳壳、橘皮、佛手理气和胃;藿香、川厚朴、薏苡仁化湿和中,鸡内金、麦芽消食健胃,以杜绝生痰之源;佐以夜交藤宁心安神。二诊时,胸痛肢麻未缓,夜不能寐,心脉瘀阻,故加入丹参、琥珀活血化瘀通络,琥珀则尚能安神。三诊时重用连皮茯苓,加强健脾利水消肿之功。终使痰浊得祛,心脉得畅,诸恙好转。

(周晓波 徐丹华)

37. 养心和胃法治胃心同病案

刘某,男,52岁。初诊日期:2004年10月11日。

主诉:左上腹隐痛3年,伴心悸。

初诊:患者3年来左上腹隐痛作胀,纳谷尚可,初起未予重视,自服胃苏冲剂等稍可缓解,症情反复,心悸,劳累则著,2004年2月查胃镜示浅表性胃炎,十二指肠糜烂,球部多发小息肉,B超示胆囊壁毛糙,心电图示频发室性期前收缩。在外地求治疗效不显,转至南京。刻下:左上腹隐痛,脘腹痞胀,食后尤甚,胀甚则胸闷,无嗳气泛酸,心悸不已,无心前区及左肩背疼痛,夜寐欠佳,神倦乏力,大便日行,舌红,苔薄白,根剥落,脉沉细时有歇止。患者既往每日吸烟15支,饮酒1斤余,历时20余年,3年前已戒酒。

诊查:面色晦滞,巩膜混浊,心率78次/min,期前收缩7~10次/min,左上腹轻压痛。

临床分析:心胃阴虚,心失滋养,胃失濡润,胃气不和。治当养心和胃。

处方:麦冬15g,石斛10g,黄精10g,炒白芍15g,炙甘草6g,鸡内金10g,佛手10g,橘皮络各6g,郁金10g,黄连2g,娑罗子6g,茯苓15g,柏子仁10g,焦建曲12g,生薏苡仁30g。水煎服,每日1剂。另生脉饮、丹参片口服。

二诊:患者服药14剂,左上腹隐痛渐轻,心悸明显改善,唯下午至黄昏胃脘痞胀,夜寐欠佳,舌红,苔薄根剥,脉细无歇止。查体:心率70次/min,

未闻及期前收缩，左上腹轻压痛。原方有效，加减出入再进。上方去石斛、黄精，加太子参 15g、炙五味子 5g、延胡索 10g、炒枳壳 10g，炙甘草改 3g。水煎服，每日 1 剂。生脉饮、丹参片继服。

三诊：中药再进 14 剂，患者左上腹隐痛及心悸基本消失，胃脘稍有痞胀，夜寐转安，无胸闷，精神渐振，舌红转淡，苔薄白，脉细无歇止。继以原法出入巩固，1 年后诉病情稳定，劳累后偶有复发。

分析：《素问·阴阳应象大论》云"年四十，而阴气自半也"，患者年过五旬，阴虚之体，复加平素嗜酒吸烟，阴液暗耗。胃心同病，阴虚为本。胃为阳土，喜润恶燥，以降为顺。胃阴不足，失于濡润，通降失职，胃气郁滞，不通则痛，故左上腹隐痛；心阴亏虚，心失所养，虚火上炎，扰动心神则见心悸不止。治以养阴和胃宁心为法。方用麦冬、石斛、黄精以益养心胃之阴；白芍、甘草酸甘化阴，以助养阴，又能缓急止痛；鸡内金、佛手、橘皮、娑罗子和胃止痛，理气而不伤阴；心阴亏虚，虚火上炎，用黄连苦寒，以清心火；心阴亏虚，脉道枯涩，则血行瘀滞，用郁金既能活血化瘀，又可宽胸解郁；柏子仁宁心安神；茯苓与甘草相配，健脾养心；橘络以通心络；生薏苡仁消癥散结，对息肉性病变有良效；配以生脉饮、丹参片以助养阴活血。全方共奏养胃益心，和胃止痛之功，胃痛心悸消失，多年顽疾得除。

（陆为民　徐丹华）

38. 益气养阴，和胃宁心法治胃心同病案

房某，男，41 岁。初诊日期：1998 年 10 月 19 日。

主诉：胃脘疼痛间作 10 余年，心慌时作半年。

病史：患者平素有慢性胃炎、十二指肠球部溃疡病史。1984 年、1990 年曾两度上消化道出血。患者近 10 余年来常感胃脘隐痛，间断服用中西医物治疗仍时有反复。近半年来因心情抑郁，奔波劳顿，致胃脘疼痛加剧，饥饿时明显，食后亦痛，并伴有胸闷，心慌，咽中不适，曾服奥美拉唑、胃苏冲剂等未效。查心电图提示窦性心动过缓，完全性右束支传导阻滞，胃镜复查示：慢性浅表性胃炎。

诊查：形体消瘦，面色少华，舌淡苔薄白，脉细。听诊心率 56 次 /min，律齐，腹平软，中脘有轻压痛，肝脾肋下未触及。

临床分析：患者素体脾胃虚弱，气阴不足，复因劳倦伤脾，气郁伤肝，逆而犯胃，胃气不和，胃失濡养，故胃脘隐痛；胃阴亏虚，虚火上炎，心脉失养，故见胸闷，心慌，咽痛，口干，舌质偏红；脉细应数反缓，乃因心气不足，推动无力所致。治宜益气养阴，和胃宁心。

处方：太子参10g，茯苓15g，北沙参10g，麦冬5g，玉竹15g，杏仁10g，陈皮6g，佛手10g，广郁金10g，木蝴蝶3g，仙鹤草15g，炙甘草3g。每日1剂，水煎服。

服药14剂，胃痛缓解，胸闷、心悸消失。随访半年未复发。

按语：本例胃心同病，证属心胃气阴两虚，胃气失和，心失所养，虚火上炎所致。故治以益气养阴，和胃宁心为法。方中用太子参、茯苓、甘草健脾而益心气；北沙参、麦冬、玉竹、杏仁、木蝴蝶等甘寒养胃阴而宁心利咽；陈皮、佛手、广郁金理气宽胸宁络而不伤阴；仙鹤草养胃清热，制酸而保护胃膜。全方共奏养胃阴，益心气，和胃宽胸之功，使胃痛、心慌得以缓解。

（周晓波 徐丹华）

39. 行气活血，和胃宁心法治胃心同病案

高某，女，45岁。初诊日期：2003年5月8日。

主诉：胃脘痞胀隐痛间作10年余，加重8个月，伴胸闷心悸。

病史：患者10年前出现胃脘痞胀隐痛，时作时止，情志不畅则加重，2001年1月及2002年10月两次胃镜检查为慢性中度萎缩性胃炎伴肠化，情绪紧张，唯恐癌变，思想包袱重。2002年9月取环刮宫以后，胃脘痞胀隐痛加重，并感胸闷心悸，夜寐不佳，2003年3月3日查心电图示ST轻度异常，多次服药，症情未减。刻下：胃脘痞胀隐痛，食后为甚，夜间也痛，无背痛，无嗳气泛酸，胸闷心悸，彻夜不寐，食欲不振，大便干结，5日一行。

诊查：心率82次/min，心律齐，未闻及病理性杂音，腹平软，上脘部轻度压痛。舌质暗，苔薄白，脉细弦，未见歇止。

临床分析：患者宿有胃疾，情志失调，肝失疏泄，气机阻滞，血行不畅，复加取环刮宫，瘀血内留，终致气滞血瘀，肝气犯胃，胃气不和，上扰心神，肠腑失濡，病机复杂。治当兼顾，拟法行气活血，疏肝和胃，宁心润肠。血府逐瘀汤加减。

处方：柴胡 6g，枳壳 10g，赤白芍各 15g，炙甘草 5g，生地 15g，当归 10g，炒川芎 10g，桃仁 10g，红花 5g，怀牛膝 10g，桔梗 5g，炒陈皮 10g，制香附 10g，郁金 10g，百合 20g，麦芽 30g，黄连 3g，全瓜蒌 15g，厚朴 10g，火麻仁 15g。

嘱先用金器煎水 30 分钟，捞出金器，入药再煎，晚上服头煎，次日午后服二煎，每日 1 剂。嘱消除恐癌心理，保持心情愉快。

二诊：患者服药 7 剂，胃脘隐痛痞胀改善，纳谷不香，胸闷心悸也减，夜间能睡 2~3h，大便转畅，2 日一行。舌质暗，苔薄白，脉细弦。原方有效，效不更方，守法继进。上方去厚朴，加鸡内金 15g。

三诊：患者服药 2 周，胃脘隐痛痞胀、胸闷心悸等症基本消失，纳谷转香，失眠显著改善，能睡 5 小时左右，大便日行。后改投健脾和中、理气解郁、宁心安神之剂善后巩固，症情平稳，1 年后复查胃镜示慢性浅表萎缩性胃炎，心电图未见异常。

按语：血府逐瘀汤（《医林改错》）是王清任用以治疗“胸中血府血瘀”所致诸证的方剂。本案患者情绪紧张，肝气郁结，横逆犯胃，肝胃气滞，血行不畅，瘀血内停，如叶天士《临证指南医案》所云“初病气结在经，久病则血伤入络”，胃之宿疾，日久不愈，胃络血瘀，复加取环刮宫，胞宫瘀血未尽，诱发本病，故胃脘隐痛痞胀。“人卧则血归于肝”，“肝藏血，血舍魂”，“心藏脉，脉舍神，脉为血府”，心肝血瘀，神无所养，魂无所藏，则胸闷心悸，夜不得眠。综观本案，徐老认为，病机关键是瘀血，治疗当以活血化瘀为主。方中桃红四物汤活血化瘀兼而养血，四逆散行气和血而疏肝，桔梗开肺气，载药上行，合枳壳则升降上焦之气而宽胸，牛膝通利血脉，引血下行。此外本方用陈皮、制香附、川芎，与四逆散相合，乃柴胡疏肝散之意，疏肝和胃止痛；郁金、百合、麦芽以助解郁宁心安神；肝郁日久可化热化火，黄连与制香附相伍，取黄鹤丹之意，功能清热解郁，行气止痛；厚朴、枳壳、全瓜蒌、火麻仁、桃仁、生地相伍，理气宽胸，泄浊通阳，润肠通便；更用金器先煎水煮药，有重镇安神之功，实为本方之特色。患者宿有胃疾，《素问·逆调论》云：“胃不和则卧不安”，胃疾控制，也有利于改善睡眠。最后，徐老以健脾和中、理气解郁、宁心安神而巩固疗效，也寓有此意。全方药味虽多，然主次分明，井然有序，多而不乱，收效甚捷。其中深意，耐人回味。

（陆为民　徐丹华）

40. 清肝和胃，化湿行气法治慢性浅表萎缩性胃炎胃脘胀痛嘈杂肝胃气滞郁热案

殷某，男，37岁。初诊日期：1990年8月29日。

主诉：胃脘胀痛间作1年余，加重4个月。

病史：因经常外出从事商业购销，饥饱失常，1年前患热病（病毒性脑炎），服肾上腺皮质激素后20余日，胃中不适，继而脘痛且胀。4个月来症状尤著，有时泛酸，特别是胃脘疼痛且胀，有如盐渍腌压之感，莫可名状。口干而饮水不多，食少而不知饥，神倦乏力。经胃镜检查谓慢性浅表、萎缩性胃炎。经多方治疗，症状未见改善。

诊查：舌质微红，舌苔薄白，脉象稍弦。按之胃脘部轻压痛。

临床分析：患者曾用四逆散、左金丸、枳术丸等方药，胃脘痛胀如“腌”之症不减。此病乃常见之胃脘痛，病因与饮食不当、劳倦及药物等因素有关，病机由于气滞久而郁热内生。症状在得食后尤重，显然并非中气之虚。观其胃脘如盐渍腌压之症，与嘈杂相似，肝胃气滞有热。口干饮水不多，上腹痞胀，舌苔薄白，恐兼湿浊，故前医所用之方药似欠全面顾及。徐老思之良久，先拟清肝和胃，化湿行气法治之，取化肝煎为主方而加减。

处方：青皮、陈皮各6g，制川朴10g，炒白芍20g，丹皮10g，黑栀子10g，浙贝母15g，煅瓦楞30g，炙鸡内金6g，泽泻15g，炒薏苡仁20g，石见穿15g，甘草3g。每日1剂，水煎服。

上方服5剂，盐渍腌压之感明显改善，胃脘胀痛亦见减轻。续服7剂，诸症基本消失。再服10剂，巩固其效，饮食渐增，精神亦振。方合病机，不意取效甚良。

按语：此例处方用景岳化肝煎全方，擅治肝胃气郁化热之证。浙贝母清胃，郁热泛酸者用之甚效。另加煅瓦楞清肝制酸，兼行血滞，不同于乌贼骨之咸温。加川朴、薏苡仁与泽泻相伍，化湿消胀而使湿热有下行之机。石见穿亦属清热而不苦寒之品，还能开胃增食。鸡内金助运和胃。甘草清热缓中，与白芍相配，乃芍药甘草汤，柔肝敛阴治胃病常用。综合全方之意清肝和胃，化湿行气，药均平常，却能减轻病痛，共奏意外良效。可见治病拟方选药，贵在巧于取方，善于配伍，如此而已也。

（徐丹华　罗斐和）

41. 泄肝平肝，清胆和胃法治胆囊切除术后低热胃痛肝胃郁热，少阳不和案

吴某，女，42岁。2006年3月30日初诊。

主诉：低热间作3年余，上腹痞胀隐痛1年。

病史：患者于1992年因胆囊息肉行胆囊切除术，2002年11月以来无明显诱因出现低热反复，体温在37.5~37.8℃之间，无干咳、无夜间盗汗、无关节疼痛、无尿频尿痛等症，无明显消瘦，曾查甲状腺功能基本正常，结核菌素试验检查阴性，CRP、ESR、ASO、RF、ANA等均正常。1年来上腹痞胀隐痛，夜间尤甚，嗳气不遂，得嗳则舒，兼酸苦水，经常口苦，手掌色红，抖动，大便日行2~3次，时有低热。2005年7月1日江苏省人民医院胃镜下息肉摘除，查为慢性胃炎伴胆汁反流，迭进中西药治疗未效。既往有眩晕史，平素情绪急躁，易于波动。

诊查：舌质偏红，舌苔薄白，诊脉细小数。心率84次/min，心律齐，未闻及病理性杂音。

临床分析：患者原有胆囊疾患并行胆囊切除术，情绪时有波动，肝属甲木，胆为乙木，肝胆失于疏泄，气机不畅，久郁化热，而“肝为起病之源，胃为传病之所”，故见上腹痞胀隐痛，兼酸苦水，经常口苦等肝胃不和，气滞郁热之候；肝胃郁热，肝阴渐耗，阴虚阳亢，肝风内动，故见手抖；胆经郁热，少阳不和，故时有低热。徐老认为本案当抓住主证，初诊时以肝胃郁热为病机关键，治疗以泄肝和胃为大法，兼以平肝，方选化肝煎加减治之。

处方：青陈皮各6g，丹皮10g，栀子10g，浙贝母10g，白芍15g，炙甘草3g，白蒺藜15g，菊花6g，桑叶15g，夏枯草10g，橘叶15g，蝉衣3g，木瓜10g，煅瓦楞30g，茯苓15g，麦芽30g，合欢花10g，白薇10g。每日1剂，水煎分2次服。

二诊：患者服药7剂，药后尚合，胃脘痞胀隐痛缓而未除，泛酸已少，低热依然，体温在37.6℃左右，3月31日复查T_3等基本正常，血糖不高，既往有眩晕病史。察其舌质淡红，舌苔薄白，诊脉沉细小弦。此为胆热犯胃，胃气上逆，少阳不和所致。治当清胆降胆，理气和胃为主，兼清虚热。拟方清胆和胃汤加减。

处方：青蒿10g，炒黄芩6g，青陈皮各6g，法半夏6g，白芍15g，炙甘草

3g，刀豆壳20g，柿蒂15g，黄连2g，苏梗10g，制香附10g，藿香10g，焦白术10g，白薇10g。每日1剂，水煎分2次服。

三诊：患者服药18剂，疼痛已止，脘腹痞胀好转，但不稳定，自觉胃中酸，口苦，饮水不多，大便已渐正常，唯畏寒，时有夜间痛醒，近日体温在37.4℃左右，无烦躁，无手足心汗，伸手而抖。甲状腺不大，血压偏低。舌质红，少苔，诊脉细。胆囊切除术后，少阳不和，胆经郁热，肝虚有风。治法仍从和解少阳，清胆除蒸，养胃理气，佐以平肝。

处方：青蒿15g，黄芩6g，白薇15g，麦冬15g，白芍15g，煅瓦楞30g，煅牡蛎（先下）15g，鸡内金10g，佛手10g，制香附10g，三棱10g，麦芽30g，橘络5g，百合20g，建曲10g，白蒺藜12g。每日1剂，水煎分2次服。

四至六诊：患者胃脘痞胀隐痛时有反复，情志不畅易发，胃中酸苦，低热渐退，手抖依然，徐老根据病情，在上述清胆和胃的基础上，又先后加秦艽、地骨皮、银柴胡、鸭跖草以清虚热而除蒸，桑叶枝、煅牡蛎等清热平肝潜阳，坚持服药约2个月，低热脘痛已平。

按语：本案患者首诊时以胃脘痞胀隐痛为主要矛盾，故先用化肝煎以泄肝和胃，方中用青皮长于破气开郁散结，陈皮长于理气化痰运脾，两者合用共奏疏肝理气解郁之功；白芍养阴柔肝，既制气药之燥性，又缓筋脉之挛急；栀子清肝宣郁，为治“火郁”之要药；丹皮清肝凉血散瘀；贝母（常用浙贝母）化痰散结，疏利肺气，有“佐金平木”之意；合白蒺藜、夏枯草、菊花、桑叶、橘叶、麦芽、合欢花、蝉衣、木瓜增平肝清肝疏肝缓肝之力，煅瓦楞清热行瘀以制酸，茯苓健脾化湿，寓“知肝传脾，当先实脾”之意，白薇兼清虚热。二诊时胃脘痞胀隐痛明显缓解，低热未退，乃随证而治，改投清胆降胆，和胃理气，兼和少阳。药后脘痛渐止，低热渐退，仍从清胆和胃法巩固治疗而收效。

（陆为民　周晓波　徐丹华）

42. 疏肝利胆，和胃降逆法治胆胃同病肝胆失疏，胃失和降案

刘某，女，53岁。初诊日期：2003年10月18日。

主诉：上腹隐痛1年余，伴口苦。

初诊：患者1年多来常感上腹隐痛，痛无规律，胃脘痞胀，食后尤甚，口苦嘈杂，时有泛酸，初起未予诊治，嗣后症情渐剧，甚则终日不缓，于2003年3月查胃镜示：胆汁反流性胃炎，中度萎缩性胃炎，服雷尼替丁、胃苏冲剂等药未效。刻诊：胃脘隐痛痞胀，嗳气则舒，胃中嘈杂、泛酸，晨起吐苦水，口干口苦，纳呆不振，情绪不畅则诸症加重。

诊查：形体偏瘦，面色萎黄，舌红、苔薄黄，脉细弦。腹软，中脘轻压痛，肝脾不肿大。

临床分析：肝胆、脾胃互为表里，肝主疏泄，脾主运化，胃主和降，胆随胃降，情志不畅，肝胆失疏，气机郁结，脾失健运，胃失和降，胆液逆胃，故见胃脘疼痛、作胀、纳呆食少、吐苦水等症；气机不畅，郁而化热，故见口干口苦、嘈杂不适。治以疏肝利胆，和胃降逆。

处方：柴胡10g，枳壳10g，青皮6g，法半夏10g，广郁金10g，黄芩6g，刀豆壳30g，柿蒂15g，赭石（先煎）15g，石见穿15g，白芍15g，甘草3g。水煎服，每日1剂。

二诊：患者服上方7剂，胃痛稍减，脘中仍嘈，口苦咽干，胆热未清，治从原法出入。原方加桑叶10g、丹皮10g、煅瓦楞30g，以清泄肝胆制酸。

三诊：患者服药14剂，胃中嘈杂、口苦消失，但食欲不振，腹鸣矢气，大便易溏。乃肝脾失调，当培土泄木，疏利通降。

处方：太子参15g，炒白术10g，茯苓15g，山药15g，白芍15g，柴胡10g，枳壳10g，佛手10g，鸡内金10g，谷麦芽各30g，炙甘草3g。

服用7剂，诸症缓解。以后隔日1剂，巩固疗效。2004年3月复查胃镜示：浅表性胃炎，胆汁反流消失。

按语：胆汁反流常因胆道功能障碍、幽门括约肌关闭不全，碱性胆液由十二指肠反流入胃，损伤胃黏膜，引起慢性炎症。若胆液反复刺激，日久可致胃黏膜固有腺体减少而产生萎缩性胃炎。据其临床表现，可归属于“胃脘痛”“痞满”“嘈杂”“泛酸”等范畴，其病机总属脾胃升降失调所致，与肝胆关系尤为密切。《灵枢·四时气》曰：“邪在胆，逆在胃，胆液泄，则口苦，胃气逆，则呕苦。”针对胆汁反流，徐老认为应从疏降入手。疏即疏泄肝胆，调畅气机；降即理气和胃，降其气逆。方中以柴胡为君，轻清升散，伍枳壳、白芍、甘草，取四逆散之意，疏肝解郁，配郁金以增疏肝利胆之功；黄芩苦寒，善清少阳，与柴胡相配，一散一清，疏清肝胆，也寓小柴胡和解少阳之意；青皮、法半夏、刀豆壳、枳壳、柿蒂、赭石理气和胃降逆；石见穿行瘀通利，防久病入络，血行不畅。服药7剂，胃痛虽缓，然口苦咽干未减，徐老又加桑叶、丹皮以加强清泄胆胃之热，煅瓦楞制酸行瘀。再服14剂，诸症消失，然见食欲不振便溏等症，此时从培土泄木，缓图其本，终收全功。

（陆为民　周晓波　徐丹华）

43. 疏肝利胆，理气和胃法治胆胃同病肝胆湿热，胆胃不和案

张某，女，54岁。初诊日期：2005年11月12日。

主诉：脘胁疼痛1年半，近发5个月余。

病史：患者起病1载半，今夏以来，不慎多食，以致脘胁痞胀，隐痛不适反复，嘈杂泛酸，纳呆食少，咽中不适，自服中、西药物未能缓解，10月28日至南京鼓楼医院查胃镜示慢性浅表性胃炎（活动性），幽门螺杆菌阳性（++），B超示慢性胆囊炎、胆囊结石（0.3cm×0.4cm），予三联根除幽门螺杆菌后症状不减，反见加重，遂求治中医。患者平素情绪急躁。

诊查：患者形体偏瘦，面色萎黄，腹软，右上腹及中脘均有压痛，肝脾不肿大。舌苔薄白腻、质淡红，脉细弦。

临床分析：徐老认为患者以脘痛、胁痛所苦，参合四诊，当属“胃痛”“胁痛”范畴。患者饮食不节，戕伤中土，胆囊结石，胆腑湿热，气机郁结，胆胃不和，胃气上逆，故见脘胁痞胀、隐痛、嘈杂泛酸等症。治当疏肝利胆，理气和胃。

处方：苏梗10g，制香附10g，枳壳10g，郁金10g，鸡内金10g，金钱草30g，海金沙15g，白芍15g，佛手10g，炒陈皮6g，法半夏10g，茯苓15g，陈香橼10g，焦山楂15g。水煎服，每日1剂。

二诊：患者服药14剂后，脘胁胀痛减轻，嘈杂不著，偶有泛酸。予前方加煅瓦楞30g制酸、行瘀止痛。

上方加减，继服1个月，诸症消失。嘱患者饮食清淡，调畅情志，中药隔日1剂，坚持治疗。2006年5月复查B超，胆囊壁毛糙，未见结石。随访1年，诸症尚平。

按语：徐老曾统计2 000多例患者，原有胃病，兼胆病者占35%，其中

属于肝胃不和证的胃病兼有胆病者占71%；已确诊胆病者，经内镜或X线钡餐检查兼有慢性胃炎、溃疡病者占40%。由此可见，胆胃同病临床甚为常见。本案为典型的胆胃同病，既有胃炎活动，幽门螺杆菌感染，又兼胆囊结石。患者平素情绪急躁，肝胆失疏，胆胃不和。治当胆胃兼顾，疏肝利胆，理气和胃。方中以苏梗、制香附、枳壳、白芍、佛手、陈香橼疏肝理气，和胃止痛；郁金、鸡内金、金钱草、海金沙为四金汤，功能清利肝胆排石；配合陈皮、半夏、茯苓和胃健脾化湿，以杜生湿之源，为本案用药之精要；焦山楂助运消坚。全方用药虽属平常，但抓住病机之关键，胆胃同治，坚持1个月，症情痊愈。加之患者配合，饮食情志调节，半年后复查B超，结石消失，虽属意外，实也惊喜。

（周晓波　徐丹华）

44. 利胆和胃，理气散结，兼以化湿法治胆胃同病胆胃不和，气滞夹湿案

陈某，男，34岁。初诊日期：2004年5月21日。

主诉：胃脘隐痛，及于右胁半年。

病史：起病半年，2004年春节以后，患者工作压力较大，情绪不畅，复加工作之缘，应酬甚多，饮酒频繁，以致胃脘隐痛，及于右胁，嗳气频多，嘈杂泛酸，纳呆食少，饮食不当及情绪不畅时加重，自服中西药物，症状时轻时重，影响生活。于2004年3月本院查胃镜示慢性浅表性胃炎，幽门螺杆菌（++），B超提示慢性胆囊炎，胆囊息肉，如米粒大小。刻诊：胃脘隐痛，及于右胁，嘈杂泛酸，时有嗳气，食后加重，伴有痞胀，以致不敢多食，夜眠欠安，大便偏溏。

诊查：形体偏瘦，面色萎黄，舌苔薄白腻，脉细弦。腹软，胆囊区及中脘均有压痛，无反跳痛，肝脾不肿大。

临床分析：患者情绪不畅，肝胆失疏，气机郁结，复加酒食不节，戕伤脾胃，肝气横逆犯胃，肝胃不和，气机阻滞，不通则痛，故胃脘隐痛，及于右胁；脾胃乃气机升降之枢纽，升降失司，脾失健运，湿邪内生，胃失受纳，故见嗳气，食后痞胀，大便偏溏；胆胃气逆，则嘈杂泛酸；舌苔薄白腻，脉细弦，乃中虚夹湿之象。治以利胆和胃，理气散结，兼以化湿为法。

处方:苏梗10g,制香附10g,枳壳10g,白芍15g,佛手10g,鸡内金10g,广木香6g,益智仁10g,太子参10g,茯苓15g,金钱草30g。每日1剂,水煎服。

另以陈皮6g,生薏苡仁30g代茶,每日饮之。

二诊:患者连服14剂后,脘胁胀痛减轻,嘈杂不著,偶有泛酸,予前方去益智仁,加煅瓦楞30g、法半夏10g和胃制酸,生薏苡仁代茶继用。

三诊:患者再服1个月后,诸症均缓解消失,嘱其生薏苡仁坚持服用,生活调节,畅情志,戒酒,饮食清淡。期间病情稳定,2004年11月复查B超:胆囊壁光滑,未见息肉。

随访1年未再出现右上腹不适。

按语:本例胆胃同病,胃炎兼胆囊息肉,证属肝胃不和兼中虚湿蕴。治疗当胆胃兼顾,疏肝利胆,和胃散结,佐以化湿为法。方中以苏梗、制香附、枳壳、白芍、佛手、木香疏肝和胃;金钱草利胆消炎,佐益智仁、太子参、茯苓健脾扶正化湿。薏苡仁则取其健脾渗湿,软坚散结之功。二诊因其嘈杂泛酸,故去益智仁,加煅瓦楞、法半夏和胃制酸。坚持治疗1个月后,病情痊愈。

此外,本案的另一用药特色是生薏苡仁代茶长期服用。薏苡仁在《神农本草经》列为上品,经云:"薏苡仁,味甘,微寒。主筋急拘挛,不可屈伸,风湿痹,下气,久服轻身、益气。"徐老认为本品甘淡,化湿清热而健脾胃,对胃病各种主要证候兼有湿浊者,均可用之。肝胃郁热夹湿者可用薏苡仁配左金丸、贝母;胃阴不足夹湿者,薏苡仁与橘白(或橘皮)、白残花、泽泻等同用,化湿而不耗阴。慢性胃炎兼有息肉或疣状胃炎而舌上有腻苔者,可重用薏苡仁,每日20~30g煎服,另外尚可与白米等量每日煮粥食之。浅表性胃炎于胃窦部病变部位较广而经久未愈,具有苔白口黏等湿浊征象者,除用薏苡仁煎服外,还可用炒薏苡仁10~15g,陈皮3~5g,开水冲闷,代茶饮服,每日1次。药物性胃炎舌苔灰黏或白,食欲甚差者,薏苡仁亦甚适用。慢性胃炎有肠上皮化生而见湿证者,薏苡仁也颇有良效。徐老通过长期临床实践,结合现代药理研究本品有明确的抗肿瘤作用,认为本品不仅能健脾、化湿、清热、排脓、舒筋,更能软坚散结消癥。消化道增生息肉性疾病既是炎症长期刺激的结果,也与患者素体脾胃虚弱,湿邪内蕴,气滞血瘀密切相关,若不能及时化湿散结,调达气机,日久必致湿瘀热毒互结,病深而转为癥积。薏苡仁健脾培本,化湿散结,软坚消癥,俾气机条达,气血流畅,而癥积可消。据徐老经验，对消化道增生息肉性病变均可使用，且用量宜大。本案患者有胆囊息肉，嘱患者泡茶代饮，长期服用，复查胆囊息肉消失。本品含有蛋白质、淀粉、维生素 B_1 等成分，营养丰富，不仅是良药，也是食品，其性平和，对慢性久病、虚羸劳损之人，徐老常嘱患者与大米、红枣等煮粥食之，既能治病，亦利于康复。

（周晓波 陆为民）

45. 疏肝和胃，理气清化治慢性胃炎胃痞肝胃不和案

刘某，男，44岁。初诊日期：2006年3月23日。

主诉：胃脘痞胀半年。

病史：患者祖籍江苏徐州，6年前迁至安徽省灵璧县，一直在他乡经营小店铺，平素劳累，饮食无规律，且喜食辛辣。半年前因生意之事与人争执，乃致胃脘痞胀，食后尤甚，无疼痛呕吐，稍有嗳气，无泛酸，自服胃苏冲剂、多潘立酮片（吗丁啉）等症状无明显改善，2005年9月29日查胃镜示慢性胃炎、十二肠球炎，B超示肝胆胰脾双肾无异常，在当地多家医院服中西药治疗乏效，转请徐老诊治。刻诊：胃脘痞胀，食后尤甚，稍有嗳气，纳谷减少，夜寐欠佳，大便日行而量少，近日小溲微黄。患者原有胃病病史20余年，平素饮酒不多。

诊查：巩膜微黄，腹软，上腹按之不痛，肝脾不肿大。舌质淡红，舌苔薄白腻，脉濡细。

临床分析：患者情志不畅，肝失疏泄，横逆犯胃，胃气郁滞，故见胃脘痞胀、食后胀甚等肝胃不和之候。患者平素劳累，脾气戕伤，运化失常，湿邪内生，肝郁化热，久则肝胆湿热内蕴，内扰心神，故见小溲微黄、巩膜微黄、夜寐欠佳等。治法：疏肝和胃，理气清化。徐氏疏肝和胃汤加减。

处方：苏梗10g，制香附10g，枳壳10g，白芍15g，陈皮6g，佛手10g，鸡内金10g，甘草3g，茵陈15g，茯苓15g，建曲15g，麦冬20g。水煎服，每日1剂。建议查肝功能、乙肝五项检查及肝胆B超。

二诊：患者服药10剂，药后胃脘痞胀显著改善，稍有不适，饮食如常，稍有嗳气。3月30日当地查肝功能、乙肝五项检查、B超未见明显异常。舌质淡红，舌苔薄白腻，诊脉濡细。良由劳倦、饮食辛辣过多，胃气戕伤，失

于和降,胃气上逆。治参益气和胃降逆。上方去茵陈,加太子参15g、刀豆壳15g。水煎服,每日1剂。

三诊:慢性胃炎胃脘痞胀,经疏肝和胃法治疗1个月有余,患者胃脘痞胀显著改善,饮食正常,嗳气消失,近来自觉头重。舌苔薄白,中裂,舌质淡红,脉细。劳倦过度,脾胃受戕,清阳不升,胃气失和。治当益气和中调之。方拟徐氏调中理气汤加减。

处方:黄芪15g,太子参15g,茯苓15g,炙甘草3g,苏梗10g,制香附10g,橘皮络各6g,鸡内金10g,白蒺藜15g,仙鹤草15g,炒川芎6g,山茱萸10g。水煎服,每日1剂。

服上方10剂,诸症消失。

按语:疏肝和胃汤乃徐老多年来治疗胃痛、胃痞之经验方,有舒畅肝胃气滞之功。本方由柴胡疏肝散变化而来,徐老认为肝胃不和之慢性胃病多数以上腹正中隐痛或痞胀为主要表现,典型者可及于两胁下,或左或右,倘若两胁无明显不适,徐老认为用柴胡似嫌不适,况柴胡有劫肝阴之弊。经多年的临床体会,徐老用苏梗替柴胡,认为"梗能主中",其性微辛微温,温而不燥,且其气芳香,善主中焦脾胃,功能理气解郁、宽中止痛,尤常用于肝胃气滞所致胃脘痞胀隐痛的患者,其效甚佳。制香附、枳壳、陈皮、佛手增疏肝行气消胀之功,白芍缓急柔肝养肝,麦冬养胃生津,加此二味亦寓刚中用柔,刚柔相济之意;茵陈、茯苓清利肝胆潜在之湿热,鸡内金、建曲和胃助运;甘草补益脾气,调和诸药。诸药合用,共奏疏肝和胃,行气宽中之功。药后胃脘痞胀显著改善,二诊时效不更方,又服药30余剂,胃脘痞胀基本消失。三诊时患者增头重一症,徐老辨为劳倦过度,脾胃受戕,清阳不升,胃气失和所致,仿东垣用黄芪、太子参等补益中气,兼顾疏和而收全功。

临床具体运用本方时,徐老强调当灵活变通,如两胁隐痛作胀者,加柴胡疏肝理气;肝郁明显者,加郁金、合欢花、合欢皮等疏肝解郁;嗳气频频者可加半夏、公丁香、柿蒂、赭石、旋覆花、刀豆壳等和胃降逆;咽中不适,可加厚朴花、木蝴蝶、八月札等行气利咽;脘痛较著者,加延胡索、五灵脂、川楝子等理气活血止痛;肝郁日久化热,胃脘有灼热感,嘈杂泛酸者,酌加丹皮、栀子、浙贝母、蒲公英、左金丸等泄肝和胃;口干而兼胃阴不足者,加石斛、百合等以养胃生津。

(陆为民)

46. 疏肝和胃，行气化瘀法治萎缩性胃炎胃痞肝胃气滞，胃络血瘀案

曹某，女，52岁。初诊日期：2006年2月27日。

主诉：胃脘痞胀8个月，伴两胁隐痛。

病史：患者2005年6月以来，胃脘痞胀，食后为甚，及于两胁隐痛，乳房作胀，矢气则减，常便溏，口苦，伴后背痛，在江苏省人民医院查胸部CT无异常，因害怕胃镜检查，予^{14}C呼气试验阳性，在该院门诊予奥美拉唑、阿莫西林、克拉霉素三联杀幽门螺杆菌治疗2周，症状未缓，又至本院服中药治疗3个月，症状仍时轻时重。2005年12月24日在本院行胃镜检查示：中重度萎缩性胃炎伴肠化（胃窦大弯侧）、十二指肠球部溃疡S2期、幽门螺杆菌感染阳性。B超示：胆囊壁毛糙，肝囊肿。因检查有中重度萎缩性胃炎，思想包袱较大，至徐老处诊治。刻诊：胃脘痞胀，两胁隐痛，食后为甚，嗳气矢气则减，后背痛，无胸闷心慌，无夜间疼痛，纳谷欠香，口苦，夜寐欠佳，大便偏溏，日行2次。

诊查：腹软，上脘无压痛，肝脾不肿大，肝区无叩击痛。舌淡红，苔薄黄，脉细弦。

临床分析：本案主症胃脘痞胀，属中医“胃痞”范畴。经云：“胁为肝之分野”，“邪在肝则两胁中痛”，两胁、乳房均为肝经循行部位，患者思想包袱较重，情绪不畅，肝郁气滞故两胁隐痛，乳房作胀；肝气犯胃，胃气不和故胃脘痞胀；叶天士云：“初病在经，久痛入络”。病起8个月，病程较长，气滞可兼血瘀，故胃痞缠绵难愈。治当疏肝和胃，行气化瘀为法。拟柴胡疏肝散加减。

处方：柴胡6g，枳壳10g，白芍15g，甘草3g，鸡内金10g，佛手10g，陈皮6g，橘叶15g，薏苡仁30g，莪术10g，当归10g，制香附10g。水煎服，每日1剂。嘱进食后不喝汤，忌辛辣，七成饱，不生气。

二诊：药进10剂后患者症状均有改善，轻度头晕，血压100/60mmHg，停经前曾有功能性子宫出血，兼有血虚阳亢。治从原法，兼以养血平肝。原方加当归10g、白蒺藜10g、百合20g。头晕好转，而胃胀亦渐平。

按语：柴胡疏肝散出自《景岳全书》，是疏肝和胃之例方。本案加佛手、橘叶和胃理气，当归、莪术活血化瘀，鸡内金健脾消食助运，薏苡仁健脾化

湿。全方疏肝和胃，行气化瘀，健脾消食。药后胃胀缓解，轻度头晕，良由血虚阳亢，原方加当归养血，白蒺藜平肝潜阳，《本草汇言》谓白蒺藜能“行肝脾滞气，多服久服，有去滞之功”，《植物名实图考》据叶天士经验而认为“盖其气香，可以通郁，而能横行排荡，非他药直达不留者可比”。徐老认为凡遇肝气犯胃，胃脘胀痛及于胁痛，情志不畅诱发，或兼有肝阳上亢，目眩头痛者据证而配用白蒺藜，其效大良。百合养肺胃之阴，徐老认为百合有益气养胃护膜之功用，兼可调节自主神经功能，治功能性消化不良，证属阴虚气滞而胃胀患者，亦有良效。

（叶　柏）

47. 健脾和胃，抑肝运中法治慢性萎缩性胃炎胃痞中虚气滞案

任某，女，57岁。初诊日期：2006年2月23日。

主诉：胃脘痞胀6年余。

病史：患者既往有慢性萎缩性胃炎、反流性食管炎6年余，平时常感胃脘痞胀，食后尤甚，口苦而舌麻，腹鸣，大便溏泄，间断服用中西药治疗，症状反复不愈，2005年2月26日在江苏省人民医院行胃镜检查示慢性萎缩性胃炎（轻度）伴肠化，反流性食管炎（A级），予胃复春片、奥美拉唑、铝碳酸镁等治疗，胃脘痞胀未减，以致不敢多食，体重渐降，甚为焦急，乃转本院治疗。刻诊：胃脘痞胀，食后尤甚，时有嗳气，无泛酸，纳谷欠香，体重减轻，夜寐欠佳，口苦，舌仍麻，腹鸣便溏，大便日行2次。患者痞胀好发于春季。

诊查：上脘按之软，无压痛，墨菲征（-），肝脾肋下未及肿大。舌质暗红，多裂、苔薄糙腻，脉沉细。

临床分析：患者病史6年余，久病多虚，脾为阴土，宜升则健，胃为阳土，宜降则和。脾胃虚弱，升降失司，气机阻滞，则胃脘痞胀，嗳气；胃失和降，脾失健运，则食后胀甚，纳谷欠香，大便溏；女子以肝为先天，患者多发于春，与肝相应，肝失疏和，乘脾犯胃，则春季易发。证属脾胃虚弱，运化不力。先予健脾和胃，佐以抑肝运脾治之。

处方：太子参15g，白术10g，茯苓15g，炙甘草3g，鸡内金10g，佛手10g，制香附10g，五味子3g，蝉衣5g，藿香10g，焦楂曲各15g，泽泻15g。水

煎服,每日1剂。

二诊:患者服药14剂,药后尚合,脘痞腹鸣减轻,食欲改善,偶有隐痛,左眼视力差。舌尖红,苔薄白而干,脉细弦。原方出入,佐以益胃清肝。

处方:麦冬15g,白芍15g,炙甘草3g,陈皮6g,法半夏10g,鸡内金10g,佛手10g,制香附10g,刀豆壳20g,黄连1.5g,焦楂曲各15g,藿香10g,桑叶10g,青葙子5g,茯苓15g,白蒺藜10g。水煎服,每日1剂。

三诊:患者继服药14剂,胸脘痞闷症状不著,舌麻也有好转,大便日行2次,溏而不实,腹鸣隐痛,视力差。舌偏红,苔薄白腻,脉细。此为胃病及脾,脾运不力。拟再健脾助运。

处方:焦白术10g,山药15g,茯苓15g,甘草3g,煨木香5g,藿香15g,益智仁10g,仙鹤草15g,焦楂曲各15g,黄连1.5g。水煎服,每日1剂。

服药30剂,药后症状改善,腹鸣腹痛,又在上方基础加减用药治疗1个月余,诸症未发作,脘痞、舌麻、便溏基本痊愈。

按语:徐老认为,"脘"意指内腔。上腹胃脘部体表上、中、下三脘的经穴位置与胃相应,从胃的解剖学而论,古今一致,故本案胃脘痞胀,病位主要在胃。口苦舌麻、腹鸣便溏,病及肝、脾两脏。徐老认为胃为中土,与脾相合,互为表里,与肝木亦密切相关。胃既有病,受纳与腐熟水谷的功能失常,胃气不和,气滞不畅,发为痞胀。日久则易影响及脾,运化不力,故见大便溏,脉象沉细等症,而女子以肝为先天,肝气旺盛,肝胃不和,可见口苦舌麻,脉弦;舌红、多裂,苔薄糙腻,脉细,兼见阴伤、湿滞。

本案虚实夹杂,中虚即脾胃气虚、阴虚,实则肝胃不和,兼有湿滞。徐老认为这是胃脘痞胀病机的双重特性,亦示病机的复杂性。在诊断和治疗过程中,必须详细辨证,慎勿偏执中虚而一味补气健脾,治当补中有消运,冀其补而不滞,理气勿过辛燥伤阴,方能有利于病。故本案法当健脾和胃,疏和运中。药用太子参、白术、山药、茯苓健脾补中,麦冬、炙甘草养阴益胃,白芍、五味子、蝉衣柔肝抑肝,制香附、枳壳、佛手、橘皮络疏和。三诊时肝气偏于旺盛,且苔微有腻色,湿浊未尽,故不用参芪等补气滞气之品。本案中虚气滞夹湿证,健运中焦贯穿始终,从而气机条达,湿浊得化,胃痞向愈。

(周晓波)

48. 杏蔻橘桔开泄法治胸脘痞闷上焦失宣，中焦失降案

李某，男，36岁。初诊日期：1988年4月10日。

主诉：胸闷、胃脘痞胀如塞，甚则隐痛2年余。

病史：患者2年余来出现胸闷觉阻，胃脘痞胀如塞，甚则隐痛，两次纤维胃镜检查均诊为慢性浅表性胃炎、急性活动，多次心电图检查正常。从病历所载，曾屡用芩连、姜夏、柴胡疏肝饮、枳术丸、香砂六君等。

诊查：视其面色欠华，巩膜不黄，舌苔薄腻，黄白相兼，诊其脉两关稍弦。

临床分析：徐老考虑其病位不仅在胃，抑且及肺，上焦失宣，中焦失降。斟酌病情，确定用开泄之法，选用轻苦微辛之品。

处方：白杏仁12g，白蔻仁（后下）3g，橘皮10g，桔梗5g，法半夏10g，炒竹茹10g，佛手片10g，麦冬10g，石菖蒲6g，云茯苓15g，炙甘草5g，石见穿20g。嘱服10剂。

复诊谓症状已有改善，仍予原方，再服15剂。三诊时所述症状已基本消失，饮食亦增，食欲改善。逾4个月来函，谓已停药，复查胃镜浅表性胃炎炎症征象减轻，未见急性活动。

按语：本案选方“杏蔻橘桔”，配用微苦之竹茹、石见穿，微辛之佛手片、半夏、石菖蒲。因其病久脾胃运化不力，胃津亦恐不足，故酌加茯苓、甘草健脾胃而不滞气，添麦冬以顾护胃津，借制苦辛之燥。全方轻清宣畅肺胃之气，又能通降中焦。

据徐老经验，类似患者若郁热偏重，症见舌黄、口干、脉象稍数、心中烦热者，宜用黄连、黄芩、蒲公英、浙贝母等，属苦降之列。若痰浊阻于胸阳，胸闷痹阻不通，可加薤白、干姜；心阳不振者加附子；中焦寒滞者用高良姜、肉桂；气滞寒郁者用沉香（或檀香）、丁香；气滞兼瘀者用降香；寒湿者用草果仁、藿香、佩兰；脘痛甚者加木香、陈香橼。如此诸药，均属辛通范畴。在苦、辛药中酌配甘草缓中而调和诸药。中虚者配以茯苓、党参（或先用太子参）。若辛药较多者，或加白芍以柔养，或配麦冬以润养。这些都是开泄法、苦辛通降法之临床加减运用。据证选用，举一反三，异曲同工，灵活变通。

“杏蔻橘桔”的提法出自《温热经纬》，原书载：“脘在腹上，其地位处于

中，按之痛或自痛，或痞胀……有外邪未解，里先结者，或邪郁未伸，或素属中冷者，虽有脘中痞闷，宜从开泄，宣通气滞以达归于肺，如近俗之杏蔻橘桔等，是轻苦微辛，具流动之可耳。”原系叶天士治疗外感温热病的经验之一。

盖杏仁“味苦辛微甘”（《本草正》），“入脾肺二经”（《滇南本草》），《长沙药解》云“杏仁疏利开通，破壅降逆……调理气分之郁，无以易此”。白蔻仁辛温，“入肺、脾、胃三经”（《雷公炮制药性解》），《本草经疏》云：“东垣用以散肺中滞气，宽膈进食，……。”《玉楸药解》曰：“白豆蔻，清降肺胃，最驱膈上郁浊。”橘皮辛苦温，入脾、肺、胃经，《本草纲目》云：“脾乃元气之母，肺乃摄气之籥，故橘皮为二经气分之药，但随所配而补泻升降也。”《本草汇言》云橘皮：“盖味辛善散，故能开气；味苦善泄，故能行痰；其气温平，善于通变，故能止呕、止咳，健胃和脾者也。东垣曰，夫人以脾胃为主，而治病以调气为先，如欲调气健脾者，橘皮之功居其首焉。”桔梗苦辛平，入肺、胃经，《本草经疏》谓：“邪在中焦，则腹满及肠鸣幽幽，辛散升发，苦泄甘和，则邪解而气和，诸证自退矣。”综上而论，叶氏所述“杏蔻橘桔”确有其独特之处，四药皆入肺、脾经，上、中二焦兼顾，苦辛各半，微苦微辛，具流通气机、宣肺降胃之功而不若黄连、干姜之苦寒辛温，且其轻清之性，可达“轻可去实”之功，俾宣通胃气而不戕伤脾胃，疗效良而流弊少，胸脘痞闷之患用之甚为适宜。叶氏称其为“开泄法”，可谓切中肯綮。“开”，即宣畅气机，“泄”即通降下泄，开宜用辛，泄宜用苦，苦辛相合，藉以宣畅气机而达到通降之目的。因此，徐老认为，开泄法也属于“苦辛通降”之范畴，是苦辛通降之变法，亦即在仲景半夏泻心汤的基础上演化而来，既有通降中焦胃府之功，又兼宣畅上焦肺气之效，药及上、中二焦，然不似黄连、黄芩、干姜、半夏等苦寒辛燥，药味轻灵，这是此法有异于“苦辛通降”以治中焦为主的特点。

慢性胃病每多胃脘痞胀，胸闷不畅，善太息，脘痞如塞而不知饥，饮食减少，食而无味，口干不渴，苔薄白等症，经一般疏肝理气和胃药效不佳时，徐老分析认为其病位虽在胃，然与肝肺密切相关，若肝气失疏，肺气失宣，胃气郁滞，通降失司，则诸症可见，凡此类病例，用“杏蔻橘桔”，治以开泄法，微苦微辛，颇为适合，常可取效。

（陆为民　徐丹华）

49. 疏肝解郁，和胃降逆法治胃下垂肝郁气滞，胃气不和案

叶某，女，43岁。初诊日期：1991年6月9日。

主诉：胃脘痞胀5年余，加重3个月。

病史：自青年时期，饮食不多，形体较瘦。5年前因故而心情怫郁，胃脘常觉痞胀，食后尤甚。缺乏饥饿感，饮水不多，进食更少，得嗳气连声则胃部较舒服。近3个月来症状尤著，自觉胸咽不适，心情一直不佳，容易生气。近来晨起有恶心感，因饮食少而精神不振，神倦乏力。大便2日1次，微溏。曾3次查上消化道钡餐，均谓胃下垂、胃窦部炎症。经多方治疗，服中、西药物多种，效果不佳，尤其服“补中益气”丸剂及该方的汤剂后，胃脘痞胀尤甚。已婚20年，17年前生育一女。平素月经量不多，周期尚正常。

诊查：体重44kg，消瘦。面色略呈萎黄，舌质偏淡，舌苔薄白，脉象细弦。上腹部无压痛，有轻度振水音。肝脾无明显肿大。胃镜检查为中度慢性浅表性胃炎。上消化道钡餐X线检查为胃部炎症、胃下垂，胃小弯在髂嵴连线下5cm。

临床分析：患者主症为胃脘痞胀，多年未愈，近尤加重。食少，食后胀甚，近且嗳气频多，起病与症状加重均与情志不畅有关。证属肝郁气滞，胃气不和。晨起有恶心，嗳气频多，又有胃气上逆之状。治法宜疏肝解郁，理气和胃降逆，方选柴胡疏肝饮、解郁合欢汤加减。药治以外，当予心理疏导，并注意饮食起居，以利治疗，改善症状，增强体质。

处方：苏梗10g，炒枳壳10g，炒白芍10g，合欢花10g，广郁金10g，制香附10g，橘皮6g，法半夏6g，煅赭石10g，炙鸡内金6g，佛手片10g，石见穿10g，炙甘草3g，石菖蒲3g。每日1剂，水煎服。

服药5剂，晨起恶心症状消失。服至15剂，胃脘痞胀已显著减轻，食欲尚无明显改善，于原方中加入谷麦芽各20g，去赭石、半夏，隔日服1剂。半月后食欲改善，饮食有增，精神亦渐好转。调治2个月余，症状基本消失。以后症状稍有反复，续服最后处方3~5剂即可控制。随访1年半，症状无明显发作，体重略有增加（46.5kg）。嘱其复查胃镜，患者因循未去。

按语：本例的诊断，应属痞证（或胃痞），病史中无脘痛，初诊时亦以胃

脘痞胀为主症，故不同于胃脘痛。结合X线上消化道钡餐所见，胃下垂颇为显著，《灵枢》虽早有"胃下"之称，但一直未被列入病名，只是属于形态病理的名词。实际上西医诊断胃下垂，完全是根据X线检查所见，X线钡餐检查是一种物理诊断的手段，可以补中医诊断——望诊的不足，徐老认为，诊断为"胃下"也是较为妥切的。

《灵枢·本脏》对胃形态异常的论述颇多，如"肉䐃不称身者，胃下"，"肉䐃幺者，胃薄"，"肉䐃小而幺者，胃不坚"，"胃下者，下管约不利"等。征诸临床，胃下、胃薄、胃不坚和下管约不利，都是相互联系而往往同时存在。前人这些经验也是极为可贵而十分科学的。

胃下垂（或胃下）一般易伴有慢性炎症或溃疡等疾患，从而使胃脘痞胀甚则疼痛等症状出现，并往往较之非胃下垂的患者显著且较重。现在某些临床医师在辨证治疗时将胃下垂与脾胃气虚，甚至中气下陷之间画上等号，一遇胃下垂患者，动辄用补中益气汤、丸，往往是不够恰当的。单纯从病机上探讨，胃下垂固然有气虚的可能性，但多数患者临床上却有气滞，尤以妇女患者为多，表现为胃脘痞胀，甚则隐痛及胁，嗳气频多，得嗳则舒，诱发加重常与情志因素有关。本例初诊时症状亦属肝胃不和证候，治以疏肝解郁、理气和胃降逆，服药后症状改善较著。病史中亦称曾服补中益气丸剂、汤剂后，胃脘痞胀尤甚，也得到证实。类此病例，临床颇为常见，还当以辨证为主，勿以为胃下垂一定属中气虚，必用补中益气为常法。

至于胃下垂的形成，由于相关的组织结构产生异常，腹脂减少，加以体型、原来胃的形态类型等因素，欲求数月的治疗而使胃下垂治愈是不可能的，但经恰当治疗，饮食渐增，体质改善，体重逐渐增长，复查胃下垂的程度可以有所好转，故对这类患者疗效的评价，应该恰如其分，使人可信。

（徐丹华　罗斐和）

50. 补益脾胃，兼以理气法治胃下垂脾胃气虚，土虚木郁案

刘某，女，47岁。初诊日期：1997年11月17日。

主诉：胃脘痞胀，隐痛时发4年，加重半年。

病史：患者4年来胃脘痞胀，时有隐痛，劳累则甚，形体消瘦，经治症状

时发时止。近半年来饮食甚少，每日主食不足150g，脘痛渐及两胁下，食后坠胀感，晨起泛恶。夜不安寝，神倦乏力，消瘦，大便少而微溏，屡经中西药治疗少效。近查X线上消化道钡餐，提示中度胃下垂，胃小弯在髂嵴下8cm。胃镜检查诊为慢性浅表性胃炎。

诊查：形体瘦长，神疲乏力，舌质偏淡，舌苔薄白，脉象细而微弦。中下脘及两胁下按之微觉胀痛。

临床分析：病属胃下、胃脘痛。病久脾胃气虚，运化不力，肝气乘侮，故脘痛及胁，痞胀食少、便溏；气血不足，心神失养，故神倦、夜寝不安，舌淡脉细。治当补益脾胃，兼以理气。

处方：太子参15g，炒山药15g，炙甘草5g，炒白芍15g，苏梗10g，制香附10g，百合10g，麦芽30g，薄荷（后下）2g，生姜3片，红枣7枚。每日1剂，水煎服。

二诊：患者自述服上方7剂，脘腹隐痛痞胀等均见减轻，食欲好转，日进主食4两。效不更方，原方继进。

三诊：患者续服7剂，脘胁之胀痛已基本缓解。于原方中增加谷芽30g，建曲15g，去薄荷、生姜，半月后饮食增至半斤左右，精神好转。再调治2个月余，症状基本消失，体重增加6kg。复查X线钡餐，胃小弯在髂嵴下3cm。

按语："胃下垂"乃临床常见病，早在《灵枢·本藏》即有"胃下""胃不坚"等记载。徐老认为胃下不仅指胃腑形态异常，更包括功能的不足，如胃的消化分泌功能不足，治疗重在辨证。本例属中焦脾胃气虚，土虚木郁，气滞不畅所致，治疗采用"通补法"，旨在补益脾胃，兼以理气，补气与理气同用，寓通于补。《黄帝内经》曰"脾欲缓，急食甘以缓之，以甘补之"，"肝苦急，急食甘以缓之"，"肝欲散，急食辛以散之"。方用太子参、山药、甘草、百合、麦芽、大枣等味甘之品，补益脾胃而缓肝，并参用苏梗、制香附理气，使补而不滞气；取麦芽疏肝而又能助运化，生姜、大枣更能调补脾胃，另用薄荷、生姜之辛以散肝。全方性味不离甘缓、辛散，意在调理脾胃，疏达气机。

（周晓波）

51. 温中化饮,和中宁神法治胃下垂中阳不振,痰饮内留案

王某,女,39岁。初诊日期:2005年10月20日。

主诉:上腹作胀鸣响时发6年余,加重2个月。

病史:患者6年来上腹作胀,食后尤甚,脘中鸣响,不敢多食,脘腹畏寒怕冷,脐下悸动感,大便溏,形体消瘦,神疲乏力,夜寐多梦,头昏时有目眩。经钡餐检查,诊为重度胃下垂,胃镜检查为浅表性胃炎,B超肝、胆、胰、脾均未见异常。曾服补中益气丸及汤剂,上腹胀更甚。

诊查:舌质淡,苔薄白,脉细。上腹部及两胁微有压痛。

临床分析:本案病属“胃下”,中宫阳气不振、痰饮内停是主要病机。脾阳不足,健运失职,湿邪内生,为痰为饮,阻滞气机,乃致上腹作胀、食后尤甚;饮停胃肠,则脘鸣、脐下悸动而便溏;阻滞中焦,清阳不升,则见头晕目眩;痰饮上扰于心,则夜寐多梦;脘腹畏寒怕冷,也乃中阳不振之象。治法:温中化饮,和中宁神。拟苓桂术甘汤加味治之。

处方:茯苓神各30g,桂枝5g,白术10g,炙甘草5g,益智仁10g,百合20g,酸枣仁10g,夜交藤25g,大枣7枚。

每日1剂,水煎服。

二诊:患者服上方5剂,自觉上腹作胀、脘中鸣响明显减轻,脘腹渐暖,脐下悸动亦改善。饮食仍少,增健运之品,原方加鸡内金10g,焦楂曲各15g,再服30剂。

三诊:患者诉诸症均渐向愈,每天饮食能进主食300g,安卧如常,体重增加2.5kg。上方去酸枣仁、夜交藤,加陈皮10g、姜半夏10g,至12月30日复查上消化道钡餐示轻度胃下垂,体重共增加5kg。

按语:本案以中宫阳气不振、痰饮内停为主要病机,因此,徐老认为当以温药和之,取苓桂术甘汤为主方治疗,该方虽用药简单,但配伍严谨,临床应用甚广。方中茯苓甘淡而平,能利水渗湿,健脾宁心;桂枝辛甘而温,能温经通阳,化气行水;白术甘而温,能健脾除湿;甘草甘平,能入十二经,旨在补脾益气,调和诸药。白术配茯苓,健脾益气,除湿利尿;桂枝配甘草,温经通阳,祛风除湿止冲;桂枝配白术、茯苓,能温化寒饮,健脾除湿利水气;茯苓配甘草,能除湿解中满。诸药合用,则有温阳利水,养心安神,散寒

止痛，培中运脾之功。加益智仁暖脾胃；百合、酸枣仁、夜交藤以宁心安神；并以陈皮、半夏、焦楂曲、鸡内金等助运和胃之品以资巩固。

从本例治验再次说明，胃下垂治疗不能拘于中气下陷一说，仍应以辨证为据。

（陆为民）

52. 温阳化饮，通降胃气法治幽门管狭窄呕吐中阳不振，痰饮内停，气滞血瘀案

蔡某，女，89岁。初诊日期：1991年11月12日。

主诉：呕吐间作2个月余。

病史：患者于4个月前胃脘痞胀隐痛，畏寒喜暖，饮食渐少，经服药治疗，症状稍有好转，未进一步诊治。2个月前因患尿路感染，服清利湿热之剂八正散加黄柏、荔枝草、六月雪等，旬日而愈。旋即胃脘痞胀又见复发，胃中辘辘有声，不思饮食，恶心，继而呕吐，吐出未消化食物及清水痰涎，每日呕吐2~3次。10月29日行胃镜检查，见幽门管充血、水肿而变窄，浅表性胃炎、间质性十二指肠炎。检查后呕吐更频，进食即吐出，甚至不食也吐，以致精神萎靡，卧床不起，二便俱少。增服中药连苏饮、旋覆代赭汤及西药止吐、解痉、镇静、抗炎等均不能控制呕吐，靠输液维持营养，病情趋重，邀徐老诊治。

诊查：患者面容萎黄，两目无神，消瘦，皮肤干，按其胃脘部有水声振响。脉细，重取无力，舌质淡红，苔薄白。

临床分析：宿有胃病，中阳不振，清利湿热治淋证，苦寒之剂复伤胃气，中阳更虚，胃气上逆，痰饮内停，气滞血瘀；连续呕吐不能进食，则胃之气阴也不足。治当温阳化饮，通降胃气。

处方：川桂枝5g，炒白术10g，猪茯苓各30g，泽泻25g，姜半夏15g，炒陈皮10g，蜣螂10g，川通草5g，麦冬20g，芦根30g。

每日1剂，浓煎250ml，药煎成后，先嚼生姜片，知辛为度，吐去姜渣，即服汤药，右侧卧位，臀部垫高。服药2剂后呕吐止而渐进流质饮食，又按原方略事加减进8剂，呕吐完全控制。随访3个月未见复发。

按语：本例主证为呕吐，因吐而不能进食，二便俱少。《金匮要略·呕吐

哕下利病脉证治》所载茯苓泽泻汤、泽泻汤等方均有温阳化气，行水止吐作用，本例即以此二方合小半夏加茯苓汤治之取效。据徐老经验，认为凡呕吐由于幽门管水肿而致狭窄，胃中之液潴留不下者，每见有尿少。

温阳利水之方药能消除幽门管之水肿，胃中之液得以入于小肠，故服药后小便增多而呕吐也止。方中蜣螂、通草能散结利尿，麦冬、芦根甘凉濡润，益胃生津，与甘温药合用能刚柔相济。服药方法，取生姜先嚼服，防其服药即吐；取右侧卧位，臀部垫高，冀其药液能达于幽门管部，容易发挥治疗作用。

（徐丹华　罗斐和）

53. 祛饮和胃，健脾助运法治化疗后呕吐痰饮内停案

黄某，女，39 岁。初诊日期：2006 年 3 月 29 日。

主诉：呕吐反复 4 个月伴消瘦。

病史：患者 2005 年 10 月感冒后皮肤出现红色出血点，查血常规示：WBC 48×10^9/L，RBC 极低，在某医院就诊，疑为白血病，予卡培他滨片（希罗达）治疗，早晚服 2.0g，中午 1.5g，共计 21 天，用药过程中出现呕吐，化疗结束后复查白细胞正常，然呕吐未止，以致消瘦明显，2006 年 2 月 24 日至本院消化科就诊而收住入院。入院时恶心，呕吐未止，食后即吐，中上腹作胀，夜间脘腹隐痛，嗳气腹鸣，口苦无味，食欲不振，厌食油腻，夜间汗出。入院后行各项检查，2 月 27 日 B 超示胆囊壁毛糙，全消化道钡餐未见异常，头颅 CT 查垂体正常，血常规示 WBC 5.78×10^9/L，RBC 4.11×10^{12}/L，Hb 126.9g/L，PLT 267.2×10^9/L，3 月 6 日肠镜示慢性结肠炎，3 月 17 日血常规示 WBC 3.75×10^9/L，RBC 3.72×10^{12}/L，Hb 115.1g/L，PLT 225×10^9/L。经输液、制酸等治疗病情未有好转。患者原有青霉素过敏史。延请徐老会诊。

诊查：精神疲惫，面色无华，形体消瘦，腹软，全腹无压痛，肝脾未及肿大。舌质淡红，舌苔薄白，脉细。

临床分析：本案为化疗药物戕伤脾胃，脾胃升降失常，气机阻滞，不通则痛，故见脘腹痞胀隐痛；脾失健运，湿邪内生，聚成痰饮，胃失和降，故见呕吐反复、食后即吐等痰饮内停、脾胃虚弱之证候。治当祛饮和胃，健脾助运。方拟小半夏加茯苓汤合干姜苓术汤化裁。

处方：姜半夏 10g，干姜 3g，茯苓 20g，炒白术 10g，橘皮 10g，姜竹茹 10g，刀豆壳 20g，太子参 15g，藿香 10g，佩兰 15g，怀山药 15g，炒谷芽 30g，鸡内金 10g，神曲 15g。水煎服，每日 1 剂。

二诊：患者服药 7 剂，呕吐显著改善，继服 7 剂，呕吐基本消失，仍恶闻食臭，口苦而干，胃脘隐痛，夜间尤甚，腹鸣，食少，大便日行 1 次，大便夹有不消化食物。察舌质微红，舌苔薄净，诊脉细。此乃胃中气滞，胆热上逆，脾肾不足。治法化饮清胆，健脾和胃。方拟小半夏加茯苓汤、黄鹤丹化裁。

处方：姜半夏 10g，茯苓 20g，青蒿 10g，佩兰 15g，陈皮 10g，姜竹茹 10g，太子参 15g，刀豆壳 20g，藿香 10g，山药 15g，五味子 3g，鸡内金 10g，扁豆 15g，薏苡仁 30g，焦建曲 15g，黄连 1.5g，制香附 10g，麦冬 15g，白芍 15g，甘草 3g。水煎服，每日 1 剂。

三诊：患者续服中药 2 周，呕吐未作，但近 2 日又见呕吐，食后嗳气频多，随之呕吐，吐出未消化食物及水液，口苦而干，脐周鸣响，因进食少而大便也少，2 日未解，形体消瘦，体重下降 20kg。舌质红，舌苔薄白而干，脉细数。此乃服药（化疗药）损胃，胃气受戕，失于和降，饮邪内停。治法仍从化饮和胃降逆。方拟小半夏加茯苓汤、干姜苓术汤、大黄甘草汤化裁。

处方：姜半夏 12g，干姜 5g，茯苓 20g，炒白术 10g，陈皮 10g，姜竹茹 15g，刀豆壳 20g，藿香 10g，鸡内金 10g，麦冬 15g，枇杷叶 20g，黄连 2g，制大黄 4g，生草 4g。水煎服，每日 1 剂。

服药 4 剂，呕吐即止，继用上方巩固治疗 1 周，去制大黄，加太子参 15g，1 剂药服 2 天，嘱患者注意饮食调养，情绪乐观，调治 1 个月，呕吐未发。

按语：呕吐属痰饮中阻者临床不在少数，因饮停于胃，胃气不和，上逆为呕。这类患者的特点往往也是食后即呕，可伴有脘胀、腹鸣（或腹中辘辘有声）。仲景曾谓“食已即吐者，大黄甘草汤主之”，示后人以规范。徐老认为，凡食已即吐由胃热上冲者，固宜清之。然也有痰饮停蓄胃中，潴液量多而食已即吐者。《吴鞠通医案》也认为“食入即吐是无火”，治当温胃化饮止呕，药用吴茱萸、干姜、半夏、陈皮等。小半夏汤乃治呕方之祖，《金匮要略·呕吐哕下利病脉证治》云：“诸呕吐，谷不得下者，小半夏汤主之”，《金匮要略·痰饮咳嗽病脉证治》又云：“病痰饮者，当以温药和之”，故本案以干姜代生姜，以增温中化饮之力，且有半夏泻心汤中用干姜之意；重用茯苓，配伍白术，取干姜苓术汤、茯苓泽泻汤用茯苓之意，健脾利水，以祛饮；橘皮、竹茹、刀豆壳和胃降逆化痰；太子参补益脾胃之气以顾其本；藿香、佩兰芳香化湿，醒胃开窍；又配以山药、谷芽、鸡内金、神曲等健脾和胃，消食助运。诸药合用，共奏化饮和胃，益气健运之功。服药14剂后呕吐基本控制，但口苦而干，徐老认为兼有胆热上逆于胃，配以青蒿、黄连以清胆胃之热；三诊时患者舌质红，有胃热之象，又取大黄甘草汤之意加入。通过学习本案的治疗过程，可以看到徐老运用化饮法治疗呕吐的思路和方法，诸多经验值得师法。

（陆为民）

54. 祛饮利水，和胃降逆，佐以平肝法治眩晕呕吐胃气不和，中虚停饮案

黄某，女，55岁。初诊日期：1991年8月25日。

主诉：上腹胀痛时发近10年，兼头目昏眩、呕吐间作1个月。

病史：10年来上腹胀痛时作，以空腹为甚，子夜亦痛，隐痛绵绵，兼有嘈杂。曾经多次诊查，上消化道钡餐查谓胃下垂，胃镜检查为慢性浅表萎缩性胃炎。服药后症状虽有改善，但仍常反复发作。近1个月来兼患头目昏眩，甚则恶心呕吐，心下痞胀，食欲不振，易汗出，小便少，大便正常。

诊查：舌苔薄白而润，舌质淡红，脉象小弦。血压正常，心肺无明显异常。肝功能、血脂均在正常范围。颈椎摄片示：C_5、C_6骨质增生。两次查血常规，血红蛋白、红细胞均正常。五官科检查排除内耳性眩晕。

临床分析：患者素有胃病，但多年来并无加重征象。此次又有发作，而兼眩晕，甚则呕吐。近2周来，心下痞胀，头目昏眩，呕吐三度，均如涎水液状，以此为苦。医嘱颈椎牵引，并予服药、输液，症状依然。五官科诊查不属内耳眩晕症。病乃“胃痛”“眩晕”“呕吐”。综合考虑，主要病位在胃。胃气不和，中虚停饮，饮液上干，虚阳不靖，故见心下痞胀、眩晕、呕吐。治以祛饮利水，和胃降逆，佐以平肝。

处方：泽泻25g，白术10g，姜半夏10g，陈皮10g，云茯苓25g，杭菊花10g，白蒺藜12g，炒枳壳10g，炙甘草3g，生姜10g。

每日1剂，水煎服，每次煎成200ml。服药前另备生姜数片，嚼之知辛，吐去姜渣，随即服药，平卧约半小时。

上方服5剂,5日未见呕吐,眩晕与心下痞胀症状已见改善,饮食稍增,2日来小便量增多。续服7剂,眩晕显著好转,亦无呕吐。乃暂停服药,居家休养。至1991年10月初,气候凉爽,因夜间稍受凉,胃中不和,胀痛宿疾复发,得食可缓,腹中喜暖,稍有嗳气。按中虚(脾胃气虚)气滞,处方以香砂六君子汤加减。调治旬日,胃脘胀痛基本消失。予成药香砂养胃丸、香砂六君子丸,两丸各参其半,每次各2g,1日2次,沸水化丸,连渣服之。计服2个月,上腹胀痛未见发作,以后小有发作,如法服丸数日,仍可控制。随访1年,胃纳正常,胀痛不著,眩晕呕吐未曾再发。嘱其复查胃镜,患者未去。

按语:患者已届老年前期,胃下垂、慢性胃炎、颈椎骨质增生等病兼有,本不足为奇。初诊时以眩晕呕吐为苦,据《金匮要略》有"心下有支饮,其人苦冒眩,泽泻汤主之"记述。此条所云主症为"冒眩",病因为支饮,方用泽泻、白术二味。似与此病例相符,故以泽泻汤为主方,用量为5∶2。并加小半夏加茯苓汤祛饮镇呕,菊花、白蒺藜平肝,枳壳下气,陈皮燥湿理气,方药平淡无奇,再加服药前嚼姜吐渣,以防药入复吐。此方并非治颈椎骨质增生之疾,然而据其证候而施此方,眩晕与呕吐即获控制。联系他病如内耳眩晕症、脑动脉硬化症,胃、十二指肠溃疡伴幽门不完全性梗阻等,只要符合"冒眩"而呕吐清水涎液之痰饮病证,泽泻汤均甚有效。

患者基本证候为中虚(脾胃气虚)气滞,中阳不振,易生痰饮。后因稍受凉而宿疾胃脘胀痛复作,投以香砂六君子汤,亦即获得控制,为方便服药,巩固其效,改汤为丸。其中香砂养胃丸系中成药,该丸由白术、茯苓、半夏、橘皮、广木香、半夏、砂仁、甘草、生姜、大枣等组成,对中虚气滞之证尚无不合。关于"养胃"二字,时下有误解为纯属滋养胃阴之意,殊不知中医历代对养胃之理解,包括温养、补养(补气)等意在内,故《三因方》有藿香养胃汤(方中用藿香、乌药、砂仁、白术、荜澄茄、半夏曲等),《医醇賸义》有"养胃汤"(方用黄芪、人参、白术、白芍、陈皮、木香、砂仁等)。

(徐丹华 罗斐和)

55. 理气消胀法治慢性胃炎脘腹胀痛肝胃气滞案

王某,女,44岁。初诊日期:1992年11月18日。

主诉:1 年来脘腹均胀,胀甚则痛。

病史:病起 1 年有余。食后上腹发胀,得嗳气、矢气则舒。继而脐下亦胀,脘腹均胀,胀甚则隐痛,晨起稍舒,进食后即觉胀,午后加重,晚餐后尤甚,整个腹部均感胀满,衣裤嫌紧。大便不畅,但每日能解。因胀而妨食,食量减少约 1/3。啖甜食更胀,饮水稍多亦胀,虽经多方检查治疗,效果不著,乃来诊治。起病以来无咳嗽、黑便、发热等病史。月经基本正常,经来之时,腹胀加重。

诊查:舌苔薄白,舌质淡红,诊脉细弦。腹部脂肪层稍厚,无明显压痛,无振水音,叩诊鼓音较著,无移动性浊音,肠鸣音低。检验肝功能正常,乙肝五项检查均为阴性。B 超示胆囊壁稍粗糙。胃镜示慢性浅表性胃炎,幽门螺杆菌阳性。

临床分析:按患者主症,属于胀病。面肢不肿,腹无移动性浊音,不是臌胀。胀病食后加重,胀甚之际得嗳气、矢气觉舒,叩之鼓音明显,似为气胀,基本属实证。病位在胃,与肝有关。因肝主疏泄,疏泄失常,气机不调,胃中气滞,故其胀先从上腹开始,继及大腹、少腹,胀甚而觉隐痛,并无持续或较剧之疼痛,故不能诊断为胃脘痛、腹痛。

阅已往诊治记载,有以四磨饮、六磨饮等为主,方中有行气消胀药,同时用党参、白术等补气之品,亦有配用黄芪者,患者谓此方服后胀甚,夜卧为难。配服西药亦不少,有以"三联"抑杀幽门螺杆菌,有用吗丁啉等胃动力药。自述后者刚服有效,旬余之后,效果不甚明显,再服则亦无效。询知 1 年之中,夏暑症状最轻,气候转冷之时,入秋以来,胀满加重。据此种种,考虑此例病虽较久,其虚不著,不宜补气。理气消胀,药宜偏温为妥。姑选香苏散与五磨饮子加减治之。

处方:苏梗 10g,炒枳壳 10g,制香附 10g,炒陈皮 6g,广木香 6g,乌药 10g,槟榔 10g,降香 5g,炒白芍 15g,炙甘草 3g,佛手片 10g,石见穿 15g。

每日 1 剂,水煎服。服药后端坐约 30 分钟。

上方服 5 剂后,上腹之胀已有明显好转,但脐腹仍胀,药后嗳气较多,矢气较少。原方加入枸橘李 10g,服 5 剂,脐腹之胀亦渐改善,进食之量稍增,食后胀势亦不甚增重,遂于上方中去降香,加谷芽 30g。续服 10 剂,脘腹胀满基本缓解。改为 2 天服 1 剂(第 1 日水煎服 1 次,第 2 日再煎服 1 次)。半月后腹胀症状消失,饮食正常,大便通畅,余无所苦。停药观察 2 个月,症状未见反复，腹部体征均正常，能巩固疗效（患者不愿再查胃镜，故未能获得复查资料）。

按语：本例胀病，从脘及脐腹，历时1年，夏轻冬重。从治疗服药后，气温降低，经历严冬，症状由改善而至于消失，临床效果可谓痊愈。虽无胃镜复查资料，但疗效是肯定的。

胀病有虚、有实，有虚实参杂。本例气胀经久，但前医曾在理气方中参用参、芪，患者自诉不适，服后尤胀。徐老强调，医者考虑病机时应参考患者主诉，包括曾经服过药物后的效应，这一点甚为重要，切忌过于主观。

处方从理气消胀之治法，选用香苏散祛寒理气和中，五磨饮破滞降逆顺气，两方相合除胀满而畅气机。《太平惠民和剂局方》香苏散之"苏"应为紫苏叶，功擅疏散风寒，主表。改用苏梗，其性不甚温，其味不甚辛，且药房调剂时将紫苏与白苏之梗和杂在一起，徐老曾多次在药房尝药味，从未觉苏梗有辛味。尤信服《本草崇原》所载"苏梗性平，能使郁滞上下宣行，凡顺气诸品，惟此纯良"之说，确乃实践经验所得。一般方书中谓苏梗"辛温"，看来应予考虑更正，其色白，其味不辛，则"辛温"之说，依据并不充分。

五磨饮子系《医方考》之方，源于宋《济生方》四磨饮（人参、槟榔、沉香、乌药），以枳实易人参，加木香。《世医得效方》则以五磨饮中枳实改为枳壳，又加大黄而名为"六磨汤"。按传统"实则枳实，虚者枳壳"之说，五磨饮子认证以实为主，本例虽然病史一载，但证候无明显虚象，前医用党参不合，用黄芪亦不效，且食后胀益甚，得嗳气、矢气则舒，亦属气胀实证。徐老所拟方，取四磨汤中三味，用六磨饮子之枳壳，似为改良的五磨饮子。不用沉香而改降香之因有二，主要是当时药房缺药，据云由于质量差而未购；其次考虑降香降气而兼行瘀，沉香归经为肾、脾、胃，降香入肝、脾、胃，故用降香亦切合病情。此药辛香性温，不宜久用，中病即止，故当服药10剂，症状改善后即去之。木香、乌药均为理气、顺气常用之药，加槟榔则善行滞气，诚如《用药心法》所云："槟榔苦以破滞，辛以散邪，专破滞气下行。"方中亦用白芍，寓有和阴养胃，刚中配柔之意，并制诸药辛温之性。以后去降香而加谷芽，亦属养胃、助运化之功用。

（徐丹华　罗斐和）

56. 补益脾胃，敛肝祛风法治慢性胃炎脘腹胀痛脾胃气虚，肝气失敛案

李某，男，25 岁。初诊日期：1991 年 2 月 27 日。

主诉：脘腹胀痛时作 2 年，加重 2 个月。

病史：病起 2 年许，脘腹胀痛时作，2 个月来发作加重。腹中鸣响殊甚，继而腹部胀满及于胃脘，甚则呕吐未消化食物，吐后脘腹疼痛，痛位不定，或呈抽痛，极为难忍。由于经常发作，饮食少进，食欲不振，形体消瘦，神倦乏力。大便量少而溏。因久治未愈而来求诊。

诊查：舌苔薄白，诊脉细而带弦。全腹部无明显压痛，唯叩之鼓音较著，肠鸣音正常。肝脾未触及肿大。血红蛋白 95g/L，血、尿淀粉酶正常，肝功能正常范围。B 超示胆囊壁稍毛糙，腹部平片及全消化道钡餐检查均未见明显异常，胃镜检查示慢性浅表性胃炎。

临床分析：此例脘腹胀痛，以胀为主，甚则呕吐，吐后疼痛，病名诊断属于“腹胀”“腹痛”。但胃脘亦痛，似与《灵枢·胀论》所述“胃胀者，腹满，胃脘痛”相符。病位在胃、脾与肝。初由饮食不当，以致脾胃消运不力，气滞不散，久则脾胃虚弱，肝气乘侮。阅前医所用处方，多为香砂六君子汤、金铃子散、枳术丸、天台乌药散、失笑散、保和丸、越鞠丸等，行气、破气之药亦屡屡服之，服后脘腹之胀不减，发尤加重。病虽不重，却是疑难之证。考虑此胀病之本在于脾胃气虚，肝气失敛，气散而不收。脘腹鸣响，时有抽痛，饮食少，或兼呕吐，颇似喻嘉言所论，胃中“空虚若谷，风自内生”。拟法补益脾胃，敛肝祛风。

处方：炒党参 15g，炒山药 15g，炒白术 25g，炒扁豆 10g，炙甘草 5g，五味子 5g，乌梅 10g，石菖蒲 6g，藿香 10g，防风 10g，桂心（后下）2g。

每日 1 剂，水煎服。

此方服后，患者颇觉舒服，脘腹胀满改善，疼痛亦渐控制，唯尚觉鸣胀，未见呕吐。连服 10 剂，腹不满，以后略事加减，如加入茯苓、茯神，去五味子而添白芍等，共服药 50 剂，饮食增，诸恙均平。

按语：本例脘腹胀甚而痛，初痛多实，久则虚多实少。初起气滞不散，久则气散不收。再用行气、破气，不仅尤损胃气，而且使气散加重，故服此类药甚多而胀更甚。药后症状改善，说明尚合病机。

方中参术扁豆甘草均属补益脾胃气虚之品，重用白术，守其中气，不升不走，健脾胃而燥湿。与防风相伍，以防风为使，培土宁风。乌梅、五味子柔肝制木，酸以敛之，与健脾甘药相配，亦寓酸甘化阴之意。藿香芳香祛浊，鼓舞肠胃，菖蒲醒脾而通阳，桂心辛甘暖其中宫。综观全方，甘、酸、辛相合，治脾与治肝相合，配伍有一定特点。

关于“胃风”，《素问·风论》记述“胃风之状……食饮不下，鬲塞不通，腹善满”。喻氏认为空谷生风，指出其虚弱病机，并提出用补益脾胃之方药为基础，还论述“胃风所传之病，变证有五”。清代王泰林曾立“培土宁风”治法。在脾胃病中，参考前人经验，颇有实践意义。本例腹中鸣响，胀满抽痛，均似属“风胜则动”之象。胃肠道功能紊乱，蠕动异常所引起的症状，参用治风之法，颇有良效，值得进一步探究其机理，充分发挥中医药治疗脾胃病的优势与特色。

（徐丹华　罗斐和）

57. 疏肝和胃，行气酸敛合法治慢性胃肠炎脘腹痞胀肝胃气滞案

包某，男，39 岁。初诊日期：2006 年 4 月 2 日。

主诉：脘腹痞胀鸣响间作 12 年。

病史：患者 12 年前因情志不畅而致脘腹痞胀鸣响，初起症情尚轻而未予重视，嗣后多次恋爱失败，加之工作不顺，脘腹痞胀鸣响发作频繁，程度也日见加重，无腹痛腹泻，无恶心呕吐等，饮食尚正常，于 1996 年在南京市鼓楼医院就诊，检查胃镜示慢性胃炎，幽门螺杆菌阴性，肠镜示结肠重度炎症，B 超示肝胆胰脾未见明显异常，予多潘立酮片（吗丁啉）、西沙必利、匹维溴铵片、整肠生、四磨汤等治疗，症情时轻时著。2004 年 3 月复查肠镜未见明显异常，并行小肠钡餐造影未见明显异常，予中、西药治疗仍未见改善。2005 年 9 月在江苏省人民医院行胃起搏治疗，脘腹痞胀鸣响未消，慕徐老之名前来求诊。患者长期受病折磨而情绪不稳。刻诊：脘腹痞胀，鸣响，夜间因胀而睡眠不佳，食欲不振，腑行通畅。患者 1993 年行阑尾切除术，1999 年左肾输尿管结石手术。吸烟每日 10 支，无饮酒嗜好。

诊查：全腹柔软，无明显压痛，肠鸣音 8~10 次 /min。舌质微红，舌苔薄

白，脉小弦而数。

临床分析：肝属木，主疏泄，性喜条达，患者长期情志不畅，疏泄失常，气机阻滞，乃致脘腹痞胀；肝为刚脏，体阴用阳，肝气不舒，失于条达，久郁伤阴，气散不收，致脘腹痞胀加重，反复不愈；本案既有肝气失于疏泄，气机阻滞之实，又有久病肝阴不足，气散不收之虚，虚实夹杂，治当兼顾。治宜疏肝和胃，行气酸敛合法。

处方：枳壳10g，制香附10g，白芍15g，甘草3g，鸡内金10g，佛手10g，绿梅花10g，木瓜10g，乌梅10g，谷麦芽各30g，刀豆壳20g，藿香10g，黄连2g，建曲10g，合欢花10g，山茱萸10g。水煎服，每日1剂。

二诊：脘腹痞胀12年，经久未愈，服药22剂，矢气不多，但得矢气可减，食欲不振，时有嗳气泛酸，大便日行。唇红，舌尖偏红，舌苔薄白，诊脉细弦。此为肝胃气滞不畅，治从疏肝解郁和胃。

处方：合欢皮10g，白芍15g，炙甘草3g，绿梅花10g，佛手10g，刀豆壳20g，炙鸡内金10g，莱菔英15g，谷麦芽各30g，木瓜10g，藿香10g，佩兰10g，薏苡仁30g，建曲15g。水煎服，每日1剂。

三诊：上方服用18剂，药后尚合，脘腹痞胀以左侧为主，常有鸣响，泛酸已少。察舌质微红，舌苔薄白，诊脉细弦。左右者，阴阳之道路也。左主血，右主气。而病久入络，复加腹部两度手术，气滞不畅，血瘀内停。治当疏和肝胃，行气活血。上方去木瓜、藿香，加炒川芎5g、丹参10g、五灵脂5g。水煎服，每日1剂。

四诊：服药10剂，脘腹偏左不适，痞胀已减，仍有腹鸣，大便日行1次。舌质微红，舌苔薄白，脉细弦。脾胃不和，气滞血瘀，病机复杂。治以疏肝和胃，理气行瘀，酸敛结合。

处方：柴胡6g，枳壳10g，青陈皮各6g，白芍15g，制香附10g，五灵脂6g，槟榔10g，莱菔英15g，白术10g，乌药10g，木瓜10g，石斛10g，藿香10g，神曲15g，地龙10g。水煎服，每日1剂。

五诊：患者服药10剂，食后半小时，腹痛欲便，便后则缓，腹胀腹鸣，嗳气，夜寐欠佳。舌尖红，舌苔薄净，脉细弦。肝胃不和，心神不宁。拟法和胃抑肝宁神。

处方：陈皮6g，法半夏6g，焦白术10g，白芍15g，藿香10g，刀豆壳20g，黄连1.5g，茯苓15g，焦楂曲各15g，夜交藤15g，橘叶15g，绿梅花10g。水煎服，每日1剂。另予黄芪口服液1支，每日3次。

六诊：服药18剂，腹胀腹鸣明显好转，偶有隐痛，饭后半小时为多，嗳气也少，矢气不畅，大便日行1次，成形，夜寐渐安，上方稍事加减，继服巩固。

按语：本案以脘腹痞胀为主诉，因胀以致影响食欲、睡眠，病逾10年，屡经药治而效不著，病在肝、脾、胃三经，脾运不力，胃气不和，肝气失调，既有疏泄不及，又有因久病阴伤而疏泄太过，故立方以健脾和胃，调畅气机。疏肝理气如制香附、枳壳、佛手、绿梅花，敛肝之气如白芍、乌梅、木瓜、山茱萸等，治疗后症状渐见改善，但脘腹左侧仍觉痞胀不适，按左主血，右主气之机理，以及叶天士久病入络之论，参用川芎、五灵脂、丹参等气中血药，调营和络而行血滞。而五诊时出现的症状则为典型的肝胃不调证，徐老认为应掌握有是证用是方的治疗原则，故改投抑肝和胃为法，药后十余年顽疾终有好转。上述特点，提示慢性胃肠病的辨证，必须随机运用，灵活变通，而不可墨守成规，一成不变。

（陆为民　徐丹华）

58. 清化理气法治慢性萎缩性胃炎脘腹痞胀湿热中阻，气滞不畅案

刘某，男，70岁。初诊日期：2005年5月9日。

主诉：脘腹痞胀甚2年余。

病史：患者2年前无明显诱因出现脘腹痞胀，胀甚则叩之如鼓，以左腹部为主，胃脘时有灼热感，嗳气、矢气则舒，右背酸痛。2004年11月在本院查胃镜示重度浅表性胃炎、中度萎缩性胃炎、幽门螺杆菌(+++)，B超示胆囊壁毛糙。服多潘立酮片（吗丁啉）、莫沙必利及中药等治疗，症情久治未减，病家深为痛苦。2005年3月查全腹CT未见明显异常，治疗月余，仍未见改善，乃求诊于徐老。刻诊：脘腹痞胀，胀甚如鼓，食后加重，嗳气矢气则减，无泛酸，稍有灼热，大便偏干，日行2次。患者吸烟20余年，每日2包，每日饮酒约150ml，已戒3年。

诊查：全腹柔软，无明显压痛，叩之鼓音。舌质淡红，舌苔厚白腻，脉弦小数。

临床分析：患者长期饮酒吸烟，脾胃受戕，运化失健，湿浊内生，气机阻

滞，故脘腹痞胀；气郁化热，故胃脘有灼热感；苔厚腻为湿浊内蕴之象。总属湿热中阻，气滞不畅。治当清化理气。

处方：黄连 2g，厚朴 10g，苍术 10g，法半夏 6g，橘皮络各 16g，鸡内金 10g，槟榔 10g，莱菔英 15g，石见穿 15g，谷芽 30g，建曲 12g，藿香 10g，草豆蔻 3g。水煎服，每日 1 剂。

二诊：患者服药 7 剂，舌苔白腻已化，脘腹痞胀未见改善，下肢微肿，按之凹陷，仍宗原法，兼以消肿利水，上方加连皮苓 15g、生薏苡仁 30g、泽泻 30g。

三诊：患者服药 10 剂，药后脘腹痞胀渐见缓解，下肢肿减，大便干，舌质淡红，苔薄白，脉细，原法治疗有效，守法继进，仍从化湿理气治之。病史已久，久病入血，兼以活血。

处方：黄连 2g，厚朴 10g，苍术 10g，法半夏 6g，橘皮络各 16g，连皮苓 15g，鸡内金 10g，炒枳壳 10g，莱菔子 10g，石见穿 15g，谷芽 30g，建曲 12g，藿香 10g，三棱 10g，莪术 10g。水煎服，每日 1 剂。

药后脘腹痞胀明显缓解，继用上方稍作增减，叠进 3 个月，上脘胀满基本消除，然仍时感中下脘及小腹胀满，大便 2 日一行，原方加入灵丑散（包）15g，坚持服用 1 个月余，脘腹痞胀消失，病情基本痊愈。

按语：患者脘腹痞胀，腹部叩之如鼓，似属气胀病。本案病历 2 年，曾服诸多中西药治疗，症情久治未减，当属顽症痼疾。徐老取王氏连朴饮之意，旨在清热化湿，用二陈平胃散法，化湿和胃理气，因其苔厚而腻，湿浊较盛，所以加用藿香芳香化湿，草豆蔻温燥化湿辟秽，用莱菔英、鸡内金、建曲健脾助运，石见穿清热活血，现代药理研究有抗肿瘤作用，徐老常用其治疗萎缩性胃炎及其胃癌前期病变。药后苔腻虽化，但脘腹痞胀未消，下肢水肿，病史已久，湿浊久羁，脾运难复，“治湿不利小便非其治也”，加生薏苡仁、连皮苓、泽泻利水渗湿。经治上脘痞胀渐消，但中下脘尚觉胀满，大便干，经云：“浊气在上则生䐜胀”，叶天士云：“久痛入络”，徐老认为：一胃分为三脘，上脘多气，中脘多气多血，下脘多血，中下脘胀，当兼气滞血瘀，加用灵丑散泄浊行瘀，灵丑散出自《章次公医案》，有泄浊行瘀作用，徐老借用于治疗顽固性腹胀，属浊瘀内阻的患者，也每收良效，药后腹胀明显改善，坚持治疗，终获痊愈。

（叶 柏）

59. 清热化湿，理气行瘀，健脾养营法治胃癌术后腹痛腹泻湿热气滞血瘀案

郑某，女，38岁。初诊日期：2006年1月11日。

主诉：腹痛10个月余，加重5个月，伴腹泻。

病史：患者2000年起出现左上腹疼痛，程度较轻，自服胃苏冲剂等可缓解，未予重视和诊治。2002年5月起因上腹部疼痛加重，发作频繁，于2002年7月3日查胃镜示：胃印戒细胞癌、低分化腺癌，并于7月18日行全胃切除术及食管空肠吻合术，术后行化疗6次，用药为5-FU、紫杉醇，又行4次腹腔灌注化疗。2005年3月腹部隐痛，时有包块，部位不定，可自行缓解，2005年9月起腹泻，大便日行10余次，时有脂肪泻，无黏液脓血，无发热，无里急后重，无恶心呕吐，为进一步诊治于2006年1月3日收住本院消化科，入院后经治病情稍有好转，请徐老会诊。患者1989年查为"小三阳"；1995年行剖宫产术；2002年7月18日行胃癌根治术，手术时有输血史；2005年5月因右侧输尿管结石行腹腔镜下"气压弹碎石术"。刻诊：腹痛时作，腹中时有瘕聚，腹鸣，便次增多，质稀，时有脂肪泻，大便漂有油花。

诊查：舌质红偏紫暗，苔薄腻，中根厚，黄多白少，脉细弦小数。上腹部可触及包块，左锁骨下淋巴结不肿大。

临床分析：患者壮年患痼疾，胃切除后气血不足，术后气滞血瘀，不通则痛；积于肠腑而成瘕聚，互为影响；胃切除后又兼化疗，脾胃受戕，运化不力，则致腹泻；气滞久则生湿蕴热，湿热并重，故苔厚腻；日久患者情志不畅，肝气郁结，肝经郁热，化火伤阴。治当标本兼顾。拟法清热化湿，理气行瘀，健脾益气养营。

处方：川黄连2g，厚朴10g，藿香10g，炒白术10g，猪苓15g，制香附10g，乌药10g，莪术10g，薏苡仁40g，太子参15g，炒当归10g，鸡内金15g，石见穿15g，合欢皮10g，焦建曲15g，仙鹤草15g。水煎服，每日1剂。

二诊：患者服药12剂，症状一度改善，但4天来下肢浮肿，小便淋沥，全身无力，1月21日晚突感腹部不适，疼痛不已，作胀，剧则腹部有瘕聚，腹鸣，矢气多，便次增多，呈水样便，日行6~8次，痛则欲便，便后痛缓，面色无华。近日又稍有咳痰。舌苔薄白，脉细。全胃切除术后3年半，痼疾

正虚，气血两亏，肝脾不调，气滞血瘀，调治为难。治拟消补兼施，佐以宣肃肺气。

处方：前胡 10g，桔梗 5g，杏仁 10g，焦白术 10g，白芍 15g，橘皮络各 6g，茯苓 15g，炙鸡内金 10g，藿香 10g，太子参 15g，莪术 10g，炒薏苡仁 30g，大腹皮 10g，焦建曲 15g，制附片（先煎）4g，石榴皮 15g。水煎服，每日 1 剂。

三诊：患者服上方 3 剂，药后尚合，症状精神好转，面白无华，腹痛已缓，腹部包块不著，食欲改善，昨日大便 5 次，量少，偶有粪条，小便通畅，小溲淋漓明显好转，下肢冷微肿。舌苔薄白，脉细。治法：消补兼施，宣肃肺气，佐以升提。原方去杏仁，制附片增至 5g，加炙升麻 3g。水煎服，每日 1 剂。

四诊：患者服药 10 剂再诊，患者症情尚平。徐老认为患者预后不佳，但中药治疗可减轻患者痛苦，改善生活质量，延长生存期。

按语：患者胃印戒细胞癌切除术后 3 年半，出现腹部疼痛，及于后腰背，伴有脂肪泻，应排除后腹膜疾病如胰腺疾患（胰源性腹泻），可查淀粉酶、脂肪酶、B 超、CT、MRI 等。此外患者有右肾积水，当查明何种原因所致。

本案方中用黄连、厚朴、藿香清热化湿，制香附、乌药、莪术理气行瘀，猪苓利湿而不伤阴，薏苡仁化湿消坚，石见穿、莪术可行瘀开胃，气滞血瘀重用鸡内金消食助运而消积，且鸡内金有化石之功。人以胃气为本，有胃气则生，无胃气则死，患者胃切除术后，胃气已虚，胃病及脾，则脾气也虚，运化不力而见泄泻；胃为水谷之海，气血生化之源，术后气血两亏，故用太子参、炒白术、炒当归健脾益气，养血和营。徐老认为，肿瘤患者多有情志不畅，故用合欢皮行气解郁安神。仙鹤草又名脱力草、泻痢草，补虚止泻，用于此最为恰当。全方配伍，针对患者病机特点，共奏清热化湿，理气行瘀，益气养营之功。

徐老指出，本案在扶助正气方面，养胃健脾用太子参，而不用黄芪，此乃遵“诸痛不可补气”之戒，黄芪甘温滞气，气机不畅则疼痛加重，而太子参以清补为主，则无此虑。二诊时患者有咳痰、肢肿，徐老佐以宣肃肺气，并加制附子以温通十二经。药后咯痰渐平，下肢浮肿渐消。

本案属肿瘤顽疾，有复发转移，徐老强调治疗当以辨证论治为主，切勿一见肿瘤，就投以大队清热解毒之品，反伤正气，于病无补。

（陆为民）

60. 疏肝理气，行瘀温中法治肺结核后腹痛阳虚寒凝，气机阻滞案

秦某，男，42岁。初诊日期：2004年12月23日。

主诉：腹痛间作3年余，再发7个月。

病史：患者3年前因咯血，诊断为肺结核，住院40余天时出现腹痛，经治疗好转，但时有发作，坚持服抗结核药3年后，因腹痛基本缓解，肺结核治愈而停药。2004年5月以来腹痛又作，走窜不定，甚则腰背、胸臂也痛，腹部作胀，畏寒怕冷，饮食尚可，大便日行，无低热盗汗、腹泻消瘦等症状。2004年9月与11月因腹痛两次住院治疗，查肝肾功能、血象均正常，全胸片及胸部CT示左上肺陈旧性结核，腹部CT无异常，胃镜示慢性浅表性胃炎，肠镜检查疑有肠结核，但终未确诊，MRI示腰椎间盘变性膨出，PET/CT示升结肠炎症、左上肺陈旧性结核，经服抗结核药、解痉药等效果不显，乃转中医治疗。

诊查：目眶色微黑，舌淡红，舌苔薄白、根微腻，脉不弦。心肺听诊无异常，腹平软，全腹均有压痛，以脐周及少腹明显，无反跳痛，肝脾肋下未及，肠鸣音正常。

临床分析：患者腹痛反复发作多年，痛无定处，痛时喜温敷，平素畏寒怕冷，舌质淡、苔薄白，曾服抗结核药3年。徐老认为，本例患者乃“苦寒”过度，中阳受损，阳虚生寒，寒凝经脉，气机阻滞，不通则痛，而发为腹痛。治当温通疏泄，先予附子理中汤加减治之。

处方：制附片（先煎）3g，白术10g，党参10g，高良姜5g，赤白芍各10g，炙甘草5g，合欢皮20g，制香附10g，青陈皮各10g，延胡索10g，马鞭草15g，麦芽30g，黄连2g。水煎，每日1剂，分2次服。

二诊：患者服药后症状未缓，大便日行1~2次，色黄成形，无黏液血便，畏寒，舌苔腻，黄白相间，以白为主，脉细小数而弦，余症尚平。此乃中焦湿阻气滞，络脉痹阻不通。治拟化湿行气，活血通络。

处方：五灵脂10g，制香附10g，乌药10g，延胡索10g，赤白芍各15g，炒

陈皮 10g,法半夏 10g,薏苡仁 30g,藿香 10g,厚朴 10g,石菖蒲 5g,降香 3g,小茴香 3g,麦芽 15g,炙甘草 3g。

三诊:患者舌之白苔已化,腹痛缓解 8 天,但昨日腹痛又作,满腹隐痛、胀痛,卧位减轻,汗出不著,饮食尚可,大便溏薄,日行 1 次,脉细小数。良由药毒日久而致气滞血瘀,中阳不运。治拟疏肝理气,行瘀温中。

处方:柴胡 6g,当归 10g,炒川芎 10g,赤白芍各 15g,五灵脂 10g,延胡索 10g,徐长卿 5g,乌药 10g,炒白术 10g,炮姜炭 5g,制香附 10g,炙甘草 6g,谷麦芽各 30g,川百合 30g,百部 10g。

四诊:患者全腹疼痛逐渐减轻,得温则腹中鸣响,矢气、嗳气较多,饮食尚可,大便微溏,舌苔薄白腻,自觉口苦,脉细弦小数。上方有效,守方续进。

处方:炙柴胡 10g,当归 10g,炒川芎 6g,制香附 10g,徐长卿 5g,煨木香 6g,乌药 10g,薏苡仁 30g,冬瓜子 30g,败酱草 15g,青陈皮各 10g,枸橘李 10g,白芍 20g,炙甘草 5g,党参 10g,黄连 1g。

五诊:患者腹痛显著减轻,苔腻已化十之八九,脉细小数。劳累后感腹痛隐隐,大便溏而量少。治参原法又续服中药 3 个月余,腹痛完全缓解,随访 1 年,病情未再发作。

按语:本案首诊取附子理中汤加减治疗,方中制附片辛甘大热,温阳散寒止痛;白术、党参、甘草益气健脾;改干姜为高良姜,且与制香附相配,取良附丸之意,重在温阳散寒,理气止痛;芍药甘草酸甘相合,缓急止痛;患者腹痛多年,疾病缠身,心情忧郁,故用青皮、陈皮、合欢皮、麦芽等疏肝理气解郁,选用麦芽疏肝,用量要大,一般 15~30g,且以生者为好;因患者久病入络,故佐以延胡索、赤芍、马鞭草活血祛瘀止痛,使以少量黄连,以防附子、高良姜温燥太过。首次服药后,患者症状改善不明显,且舌苔由白转黄,脉象由不弦转为细弦小数,此为寒有化热之势,故去附子、高良姜等温燥助热之品,同时增加理气活血止痛类药,调治 2 个月终获佳效。由此可见,临证时一定要注意临床症状及舌苔脉象的变化,及时调整治疗方案,方能取得满意的效果。

（周晓虹）

61. 化瘀行气法治阑尾炎术后肠粘连少腹痛气滞血瘀案

马某,男,46岁。初诊日期:1978年1月10日。

主诉:右下腹隐痛2年余。

病史:患者1975年10月患阑尾炎,经手术治疗,创口愈合良好。唯右下腹时觉隐痛,痛引阴部,行走时需微屈其身躯,不能直腰。经多种治疗效果不著,一直未能从事正常劳动。饮食、大小便均尚正常。

诊查:舌质淡红,苔薄白,脉细弦。腹软,右下腹轻度压痛,无明显包块。

临床分析:病属腹痛,徐老考虑此证可能由于术后气滞血瘀,瘀及少腹筋脉所致。拟法化瘀行气为主。取少腹逐瘀汤加减。

处方:炒当归10g,炒川芎10g,赤芍10g,延胡索10g,五灵脂10g,蒲黄10g,炙乳香10g,炒小茴香3g,制大黄5g,生薏苡仁30g,败酱草30g。每日1剂,水煎服。

服药5剂后少腹疼痛已轻。服药20剂时,腰部可以逐渐挺直,腹痛不著。调治月余,逐渐恢复正常劳动。以后在天阴之时少腹尚觉隐痛,于前方中去败酱草,服3~5剂,症状随即控制。随访至1985年春,宿疾未见发作。

按语:徐老认为,腹腔手术之后,合并肠管不同程度粘连者并不少见。患者常以腹痛腹胀、大便不畅或秘结为主症,少数重症有导致不完全性肠梗阻之可能。临床所见,一般肠梗阻总以气滞为主,且因腹腔手术常有余血留滞于腹内,成为瘀血,故其基本病机不外乎气滞血瘀。但气滞与血瘀的主次、轻重程度各有差异。且因肠腑气血不和,常可影响于胃,胃气不和,甚则上逆,则伴有胃脘痞胀、饮食减少、嗳气频多,甚则呕恶。脾胃升降失常,还可兼夹湿、热、食滞、寒凝等病理因素。日久则气血生化来源不足,影响精微转输敷布,导致不同程度的虚证。病久不愈,虚实夹杂,调治更为困难。然究其根源,每多由实致虚。故对症状较著,腹部胀痛,持续不解者,还当重在行气化瘀,并应据证而配以温中、化湿、清热、消导与和胃降逆等法,或兼顾补虚、益气或滋阴相配。

偏于气滞者,柴胡疏肝散为一般常用之方。偏于血瘀者,可用膈下逐瘀汤、少腹逐瘀汤、通瘀煎(《景岳全书》)等。临床所见慢性肠粘连患者,常由于某些诱因而发作加重,如饮食不节、劳倦、情志不畅、受寒等。故平素应注意防范，发作加重时亦应据证审因而治之。有的患者或由饮食生冷，或在气温骤降之时，也有在房事后腹部受凉，以致寒凝气滞，腹痛发作，畏寒喜暖。如遇上述诸因，温药祛寒、行气通阳之法，常可奏效。如由饮食生冷所致者配用丁香、肉桂、高良姜等；外寒引发者，宜酌配苏叶、桂枝、生姜、防风等；阴寒内盛者，需用肉桂、附子等。按肉桂温里祛寒、行气行血，凡腹痛属寒者，固为常用之品，即使有热象者，于清热通腑方中配用此药（如黄连、大黄等药加配肉桂），也有反佐之功。肉桂还可研成细粉，掺少许置于天枢、关元、气海等穴（选 1~2 穴）位皮肤上，外贴约 5cm × 4cm 胶布固定，每日换药一次。亦可再用热水袋温敷贴药部位。内服外治，更增其效。

本例手术后右少腹疼痛，位于手术瘢痕之部附近，与术后血瘀有一定关系。痛引阴部，腰不能挺直，恐与瘀滞筋经，影响局部气血运行有关，故以少腹逐瘀汤加减治之。处方中多种药物皆入厥阴肝经，能使气血俱通。加薏苡仁祛湿浊，败酱草解毒行瘀，诸药协同而见效机。

（徐丹华　罗斐和）

62. 抑肝健脾法治泄泻肝脾不调案

高某，男，38 岁。初诊日期：2006 年 1 月 5 日。

主诉：便溏间作 2 年余。

病史：患者 2 年余来经常便溏，日行 1~2 次，夹有黏液，腹痛而鸣，多矢气，无脓血便，无里急后重，近 3 个月右上腹又见疼痛，痞胀不适，未予诊查。1 年前曾在本院门诊服中药治疗，症状仍见反复，时轻时著，影响日常生活，不堪痛苦。刻诊：大便溏而不实，日行 3~4 次，稍夹黏液，腹鸣腹痛，痛则欲便，便后痛缓，饮食如常，体重未减。既往有慢性胃炎病史 2 年余，服中药治疗而愈。患者平素工作劳累，紧张，压力较大。

诊查：舌质淡红，舌苔薄白，诊脉弦。腹软，肝脾未触及肿大，右上腹及脐周轻压痛，无反跳痛，墨菲征（–），肠鸣音 12 次 /min。

临床分析：患者平素工作劳累，久则戕伤脾胃，复加情绪紧张，肝失疏泄，木侮中土，脾失健运，肠道传导失司。证属肝脾不调。治拟抑肝健脾。方选痛泻要方加减。

处方：焦白术 10g，防风 10g，白芍 15g，藿香 10g，蝉衣 5g，茯苓 15g，炙甘草 3g，山药 15g，鸡内金 10g，焦楂曲各 15g，黄连 2g。水煎服，日 1 剂。

二诊：患者服药 14 剂，药后脘腹疼痛减轻，痞胀未消，多矢气，便溏渐转实。今日 B 超示胆囊壁毛糙。舌质淡红，边多齿印，舌苔薄白，诊脉小弦。此为肝脾胃不调，中焦气机不畅。治当抑肝健脾，和胃理气。拟方三白汤加减。

处方：焦白术 10g，白芍 15g，白茯苓 15g，山药 15g，炙甘草 5g，藿香 10g，黄连 1.5g，鸡内金 10g，陈香橼 10g，焦楂曲各 15g。水煎服，日 1 剂。

三诊：患者服药 20 剂，腹痛便溏改善，大便日行 1~2 次，成形，脘腹尚有隐痛，效不更方，虑其右上腹隐痛，B 超虽无胆囊炎症，但有轻微压痛，故加海金沙以清利肝胆，加木瓜以助柔肝。又服药 20 余剂，腹痛下利明显改善，基本成形，日行 1 次，无黏液，原法加减巩固治疗。

按语：痛泻要方原名白术芍药散，方见《景岳全书》“引刘草窗方”，故又名草窗痛泻要方。有抑肝扶脾之功，适用于肝旺脾虚所致之肠鸣腹痛、大便泄泻等症，如《医方考》所云：“泻责之脾，痛责之肝，肝责之实，脾责之虚，脾虚肝实，故令痛泻。”本方用白芍抑肝柔肝，白术健脾化湿助运，陈皮行气化湿醒脾，防风散肝疏脾。四药全用，扶脾土而泻肝木，气机畅则痛泻止。局方三白汤（白术、白芍、茯苓）也寓白术芍药散之意，徐老常用此方作为治疗肝脾不调之主方。

本案病属久泻，伴有腹痛，泻责之脾，痛责之肝，本案病机关键在于脾虚肝郁，木侮中土，治宜健脾抑肝，方选痛泻要方、三白汤加减，徐老认为方中白芍、防风虽为抑肝健脾，然也寓久泻参用祛风之意，防风为祛风之药，辛温而燥，燥能胜湿，如李士材所言“地上淖泽，风之即干”，徐老常引此法，治久泻收效甚佳。具体运用时，徐老认为抑肝用防风、白芍力量似嫌不够，宜加蝉衣、木瓜、人中白、地龙、乌梅等以增其功，如本案加蝉衣能增强祛风之功，与防风、白术、白芍相伍，抑肝而兼调整肠管蠕动功能。

（陆为民　徐丹华）

63. 抑肝健脾助运法治胆囊切除术后泄泻肝脾不和案

王某，男，58 岁。初诊日期：2006 年 4 月 6 日。

主诉：便溏不实间作 9 年。

病史：患者1997年因胆石症反复发作行胆囊切除术，术后大便经常溏泄，日行4~6次，无黏液脓血，无里急后重，腹鸣时作，小腹隐痛，无发热，屡经中西药治疗，症状时有反复。患者为中学教师，平素精神紧张，工作繁忙，因病而影响工作，甚为苦恼，但患者害怕，一直未能行肠镜检查，乃求诊于徐老，要求中药治疗。刻诊：大便溏而不实，日行3~4次，无黏液脓血，时有腹鸣，便前小腹隐痛，便后则缓，鱼际色红。患者吸烟30余年，每日10支。

诊查：舌质淡红，舌苔薄白，脉弦。腹软，肝脾未触及肿大，脐周及小腹轻压痛，肠鸣音8~10次/min。

临床分析：患者久泻脾必虚，复加工作繁忙，脾气受戕，平素精神紧张，肝胆失于疏泄，湿热蕴结，日积月累，胆囊引起炎症或结石。手术后又加情绪不宁，顾虑重重，恐惧心理，以致肝郁加重，虽经胆囊切除，肝气失疏较术前益甚。终致肝病及脾，肝脾不和，脾虚失于健运，大肠传导失司，泄泻乃成。治当抑肝健脾助运。

处方：白芍10g，焦白术10g，山药15g，茯苓15g，炙甘草3g，藿香10g，鸡内金10g，焦薏苡仁30g，扁豆衣15g，焦楂曲各15g，白蒺藜12g，黄连2g。水煎服，日1剂。

二诊：患者服药14剂，大便成形，日行1~2次，腹痛腹鸣消失，胃气尚和，眠食尚安。舌质淡红，舌苔薄白微腻，脉小弦。原法治疗有效，效不更方。因患者平素工作紧张，木郁较甚，肝失疏泄，当添抑肝之品，以增其功；舌苔稍腻，佐以化湿。治法抑肝健脾，助运化湿。

处方：焦白术10g，白芍10g，陈皮10g，山药15g，茯苓15g，炙甘草5g，益智仁10g，法半夏10g，鸡内金10g，焦楂曲各15g，蝉衣3g，白蒺藜12g，藿香10g。

继服药20剂，患者大便日行1次，无特殊不适。

按语：本案患者平素工作紧张，肝失疏泄，复加胆囊切除术后情绪不宁，顾虑重重以及恐惧心理，以致肝郁加重；工作繁忙，脾气受戕，加之久泄，脾气益亏，终致肝郁脾虚之证，症见便溏不实，腹鸣隐痛。徐老治疗此类病者，仍取法于痛泻要方之意，然恐其抑肝健脾之力不足，又加白蒺藜平肝疏肝，蝉衣平肝息风解痉，山药、茯苓、薏苡仁、扁豆衣等健脾止泻；而黄连、藿香则是徐老治疗慢性泄泻常用之品，谓“黄连可清肠中潜在之湿热”，“藿香气味芳香，化湿止泻”。对本案胆囊切除术后肝郁脾虚、夹有湿邪之久泻效果显著。本案虽属胆囊切除术后所致泄泻，但临床徐老强调有是证，用是方，对慢性泄泻患者只要见有肝郁脾虚之证，即可使用本方。而其随证加减之用药经验尤其值得师法。

（陆为民）

64. 敛肝疏肝缓肝法治肠易激综合征腹痛泄泻肝脾不调案

沈某，男，47岁。初诊日期：1995年4月6日。

主诉：2年来泄泻时作，伴腹痛肠鸣，1个月来加重。

病史：患者2年前因饮食不当，啖冷菜而致泄泻。初时1日4~5次，经治疗2日而便泄控制。越1周又发作，大便1日2~3次，均伴有腹痛肠鸣，痛位于脐下少腹，便后得减或消失。以后每月发作3~4度，每发1~2日。病历2载，曾多次诊查，谓结肠无明显器质性病变，大便常规及培养多次亦阴性，诊为肠易激综合征。服多种中、西药物，效果不著，未能控制频发。1个月来发作较重，大便日行3~4次，量少而溏，甚则有时如水样，仍有脐下隐痛，腹鸣辘辘，早、中餐进食片刻，即有便意，且觉精神疲乏，影响工作与生活，乃来诊治。起病以来，无发热、恶寒，大便无脓血及黏液。不嗜酒辛。无结核病、肝炎、胰胆疾患等病史。

诊查：面色欠华，舌苔、舌质正常，脉象稍弦且数。心率86次/min，心律齐，两肺(-)。脐下轻度压痛，肠鸣音稍亢进。大便常规黄、软，余未见异常。钡灌肠X线检查未见异常（肠镜已查过2次，无明显器质病变，不愿再查）。

临床分析：本例诊断为泄泻（久泻）。泄泻病位在脾，伴有腹痛，少腹为肝经所络，故属肝脾不调之证。久泻脾必虚，脾虚必生湿，湿胜则濡泄。肝郁与脾虚并存，治当抑肝健脾利湿，然病历记载中参苓白术散、痛泻要方、五苓诸剂已屡服，当时见效，然常发，常服，效却不著。嘱患者回忆诱发因素，除饮食不当以外，与情志（紧张、郁怒等）因素亦有一定关系。参考此项问诊，结合脉象稍弦而数，考虑应从肝调治作为主法，抑制肝木之恣横，敛摄肝阴，疏调肝气，使肝气条畅，不致侮土，则可缓解症状，减少复发，以利康复。

处方：炒白芍20g，乌梅炭15g，炒木瓜15g，合欢花10g，合欢皮10g，麦芽30g，蝉衣3g，蚕沙（包）15g，乌药10g，炒防风10g，焦白术10g，茯苓15g，炒陈皮6g，炙甘草3g，红枣7枚，焦建曲15g。

每日1剂，3次浓煎分服。

此方服7剂，腹痛与便泄均见改善。再服7剂，大便未泻，每日1次，连续服35剂，大便保持每日1次，偶有2次，但微溏而不若已往之下利状。以后每周服3剂，历3个月，能维持疗效，大便逐渐成形，饮食如常，精神亦恢复，一直正常工作。

在此期间，经多次劝慰，注意情志因素，保持饮食有节，生活规律，以助药物之作用，患者能遵医嘱，配合治疗。

按语：本例久泻、肝脾不调（或肝脾不和），亦是常见之病证。已往所用方药，均合乎病机，当时亦能奏效，然而屡屡发作，不得巩固，且发作尤重。据徐老个人体会，治肝与治脾之主次轻重，应认真权衡。既往偏于治脾，现在以治肝为主，敛疏相合，不使太过、不及，药合病情，经治好转，初步证实此法比较恰当，说明医者构思之要。

处方中术、芍、陈皮、防风，乃痛泻要方。加入敛摄之乌梅、木瓜，开郁疏达之合欢、乌药。复加甘麦大枣之意，甘药以缓肝之苦急。至于蝉衣、蚕沙二味，与防风，白芍相配，对结肠过敏有效。蝉衣（蝉蜕）甘、咸，凉，入肝、脾、肺，功擅散风热，宣肺、定痉，《本草纲目》曾载“治皮肤疮疡风热，当用蝉蜕”，近代宗此意而化裁，治疗慢性荨麻疹，取效甚良。蚕沙甘、辛、咸，温，入肝、脾经，功效为祛风除湿、活血定痛，《本经别录》有“治瘾疹”的记载，《太平圣惠方》用此药“治风瘙瘾疹”，这些皮肤痒疹，包括过敏性病因在内。实践证明，蝉蜕、蚕沙对过敏性皮肤疾患确实有效，“内外相应”，过敏引起的腹痛、肠管功能失调，同样也可运用二药，其药效机理，当须进一步研究阐明。

（徐丹华　罗斐和）

65. 清肝抑肝，扶脾肃肺法治嗜酸性粒细胞增多症泄泻肝郁化火，脾虚木侮，木火刑金案

唐某，男，53岁。初诊日期：2005年10月24日。

主诉:慢性腹泻14余年。

病史:患者病起14年,常作腹痛腹泻,伴有腹胀,因程度不重,工作繁忙,未予重视和诊治。1998年6月9日至30日因“腹痛腹胀8年,加重10天,伴纳差”住院治疗,诊为嗜酸性粒细胞增多症、蓝氏贾第鞭毛虫病,脘腹疼痛,腹胀,曾有腹水(腹水检查为渗出性腹水),大便溏泄,腹鸣甚,予泼尼松治疗好转出院。2005年4月29日又因“反复腹痛腹泻14年,加重伴恶心呕吐20余天”住院治疗,入院后查血常规示白细胞 $10.2 \times 10^9/L$,嗜酸性粒细胞27.6%,大便常规示黄稀便,WBC 0~1/HP,隐血阴性,多次大便细菌及真菌培养均阴性,多次大便找寄生虫均阴性,2005年5月27日胃镜示浅表性胃炎伴胆汁反流伴糜烂,2005年5月24日肠镜示回肠末端炎症伴溃疡及糜烂,病理示有较多嗜酸性粒细胞浸润,仍诊为嗜酸性粒细胞增多症、蓝氏贾第鞭毛虫病,予甲硝唑、奥硝唑、左氧氟沙星、思密达、肠胃康、金双歧及中药等治疗后症情稍好转,但仍腹痛腹鸣,大便呈糊状,日行2~3次,于6月2日出院。有支气管哮喘病史20余年。其女患溃疡性结肠炎。刻下:便溏,日行2~3次,时有黏液,无脓血,腹痛腹鸣,腹胀,时有咳痰。

诊查:舌质暗红,舌苔薄白,诊脉沉细而弦。2005年10月18日复查血常规示:白细胞 $15.2 \times 10^9/L$,嗜酸性粒细胞 $7.59 \times 10^9/L$(49.9%),中性粒细胞31.6%,淋巴细胞16.6%,血小板 $314 \times 10^9/L$,血红蛋白163g/L。

临床分析:患者就职于铁路公安部门,工作辛劳,情绪急躁,每日吸烟35支,饮酒不多。四诊合参,本案当属肝脾肺不和之久泄。患者情绪急躁,肝郁化火,木火刑金,肺失肃降,则见咳嗽咯痰;劳倦过度则伤脾,脾虚木侮,失于健运,而肺与大肠相表里,肺失肃降,肠道传导失司,则见便溏、腹痛、腹鸣等症。病机总属肝脾肺不和。治法拟清泄肝胆,抑肝健脾,和胃肃肺。方拟桑丹汤合痛泻要方加减。

处方:桑叶15g,丹皮10g,北沙参10g,百合30g,白芍20g,炒防风6g,焦白术10g,山药20g,苦参5g,益智仁10g,茅根30g,蝉衣5g,黄连2g,焦楂曲各15g,鸡内金10g,鹿衔草10g。水煎服,日1剂。

二诊:患者服上方14剂,症情减轻,又继服30剂,药后腹鸣减轻,稍有盗汗,时有尿频,淋沥不尽,余症不著。复查嗜酸球细胞16%。舌质暗红,舌苔薄白,诊脉沉细而弦。血压140/95mmHg,左锁骨下淋巴结一枚直径0.5cm。此为肾虚湿热,原方加车前草20g、山茱萸10g益肾清利。水煎服,日1剂。

三诊：患者服药1个月，咳痰未愈，腹中鸣响又见显著，大便夹有白色条状物，小便淋沥不爽，血压偏高，服复方罗布麻片控制，哮喘未发，查体：左锁骨下淋巴结变小而软。此为肺失宣肃，脾失健运。治法：肃肺化痰，健脾和中。

处方：桑叶皮各10g，杏仁10g，黄芩10g，薏苡仁30g，冬瓜子30g，茯苓15g，白术10g，鸡内金10g，合欢皮10g，仙鹤草15g，紫草10g。水煎服，每日1剂。

四诊：患者工作辛劳，常随火车外出执勤，饮食睡眠失调。上方服药1个月，夜间咳嗽，时有少量黄痰，平时劳累后下肢易肿，昨日工作一夜，下肢肿甚，按之凹陷，腹中鸣响，疼痛不著，动则易汗，大便黏液已消失，近日胸腹胁时有窜痛。左锁骨下淋巴结未触及。舌苔根薄黄，诊脉沉细。此为肺失宣肃，脾失健运，水湿内停。治法：肃肺化痰，健脾和中，佐以淡渗利湿。

处方：桑叶10g，杏仁10g，南沙参10g，伏苓15g，白术10g，山药15g，藿香10g，鸡内金10g，黄连2g，蝉衣3g，野料豆20g，白芍15g，炙甘草5g，玉米须15g，炒薏苡仁30g。水煎服，每日1剂。

五诊：上方服用14剂，患者症状逐渐改善，2006年2月6日复查血嗜酸性粒细胞9%，中性粒细胞62%，淋巴24%，单核5%，尿常规正常，饮食有味，大便成形，腹中鸣响，饮水则作，动则易汗，耳鸣，舌质偏红，苔燥而干，脉细。原方去南沙参、杏仁，加益智仁6g，温肾健脾摄涎。继服20余剂，腹中气滞，略有下坠感，大便一日2行，登楼气短，易汗出，咳痰未作。舌质偏红，苔燥而干，脉沉细。今日复查嗜酸球细胞8%。此为性情急躁，肝经郁火，加之工作辛劳，脾气戕伤，肝木侮脾。治法：清泄肝胆，抑肝扶脾为主。仍拟桑丹汤为主，合三白汤加减。

处方：桑叶10g，丹皮10g，茯苓15g，白术10g，白芍15g，薏苡仁30g，冬瓜子30g，山药15g，藿香10g，建曲15g，蝉衣3g，苦参3g，茅根30g，木蝴蝶5g。水煎服，每日1剂。

六诊：患者坚持服药近2个月，其间外出工作多日，曾有便泄黏冻1天，腹中仍有鸣响，咳嗽未作，下肢微肿而酸重。舌质红，舌苔薄白，根微腻，诊脉细。5月11日先令氏分类：中性69%，淋巴22%，嗜酸球细胞6%，单核3%。此为肝胆郁火渐清，肝郁脾虚依然。治法：抑肝健脾，巩固疗效。痛泻要方加减。

处方：焦白术10g，山药15g，茯苓15g，炙甘草3g，藿香10g，防风10g，蝉衣6g，苦参3g，仙鹤草15g，陈皮10g，法半夏10g，泽兰泻各15g，薏苡仁30g。水煎服，每日1剂。

按语：桑丹汤出自叶天士《临证指南医案·咳嗽》，用治肝阳逆行，乘肺犯胃之咳嗽、不饥不纳。桑叶轻清宣肺，善清肝胆气分之热，丹皮凉血清热而行瘀滞，善清肝胆血分之热，两药合用，达清泄肝胆郁火之功，尤适用于肝经郁火之证。本案患者性格急躁，加以工作辛劳，心情抑郁，久则肝胆郁火内生，劳倦过度则伤脾，脾失健运；肺有宿疾，肺气本虚；肝木侮脾，木火刑金，故见便溏、腹痛腹胀、腹鸣、咳嗽咯痰等症，取桑丹汤合痛泻要方，切中病机，取效甚佳。本案初诊时嗜酸性粒细胞达49.9%，症状明显，用泼尼松及其他多种西药效不著。中医从肝、脾、肺三脏同治，并加入紫草、苦参、蝉衣、仙鹤草等，症状好转，能坚持正常工作，历经半年治疗，复查嗜酸球细胞为6%，基本正常，其间未服其他药物，久病顽疾得以控制，理法方药思路均录于此，以资借鉴。

（陆为民）

66. 先汤后散，培土生金法治肺门淋巴结核后泄泻脾胃气虚，运化失职案

卜某，男，34岁。初诊日期：1992年6月20日。

主诉：大便溏泄近发1个月余。

病史：原患肺门淋巴结核，低热、咳嗽5个月，消瘦、食少、血沉快。服抗结核药（三联）3个月，上述症状逐渐好转。唯食欲不振，食量仍少，多涎水，迄未改善。询知其10年前曾患泄利，以后经常发作，2年前查肠镜谓慢性结肠炎。虽经断续治疗，症状仍然存在，未予重视。1个月前大便溏泄又见反复，日行3~4次，腹胀鸣响，畏寒、神倦。因症状加重，故前来求诊。

诊查：舌质淡红，舌苔薄白。诊脉三部细弱。腹部无明显压痛、包块，无面团感。肝肋下触及，轻度触痛，质Ⅰ~Ⅱ度，脾（-）。大便常规未见异常，肝功能检验正常。

临床分析：患者原患便泄，脾气早虚，未经治愈，正气亏乏。此次发现肺门淋巴结核，咳嗽、低热，病位在肺。经抗结核治疗，结核渐获控制，但饮食少，食欲甚差，腹胀鸣响，便泄日行3~4次，显然病在脾胃，病机属脾胃气虚，中气不足，脾虚运化失职，胃虚受纳腐熟功能障碍。古有“培土生金”之治则，患者脾胃中气虚馁，肺疾即使目前有所控制，日后亦恐复萌，肺疾之生成，原与脾土不足有关。

当前治则，宜补益脾胃。根据症、证，可投健脾和胃，升阳助运，姑以参苓白术散、补中益气汤加减治之。

处方：炒党参15g，炙黄芪15g，炒白术10g，炒山药15g，云茯苓15g，炙甘草3g，炙升麻5g，益智仁10g，建莲子15g，炙鸡内金10g，焦建曲15g，荷叶15g，谷芽30g。

每日1剂，水煎服。

服药4剂，腹胀鸣响减轻，大便每日1~2次。服至10剂，食欲改善，食量渐增，大便日行1次，偶有2次，逐渐成形。续服至1个月，上述诸症均渐向愈，精神好转。时值夏暑，改用散剂，巩固前效。

处方：炒党参60g，炒白术60g，炒山药150g，云茯苓100g，炙甘草20g。上药和匀，研成极细粉。另以白米800g，研磨成细粉。

服法：药粉15g，加白米粉30g，加水和匀，文火煮搅成米糊状，稍加白糖调服，每日1次。服完续配2剂，症状均消失。

随访1年，饮食尚可，大便已基本正常，恢复正常工作，减少外出。关于肺门淋巴结核，仍在专科医院治疗，据云病灶已稳定，正在停药观察。

按语：《素问·经脉别论》云：“饮入于胃，游溢精气，上输于脾，脾气散精，上归于肺……水精四布，五经并行……”此语对脾胃之生理，概括颇为简要，为医家所熟知。“土能生金”，在脾胃与肺之间的密切联系，亦为临床实践所证明。胃为气血之海，脾为精微之源，脾胃为后天之本，其重要性，不需赘言。然而，本例原有便泄之症，脾胃已有不足，继患肺疾而服抗结核药之“二联”“三联”，不同程度有损脾胃之可能。若能在服抗结核药之同时，适当配服一些健脾和胃之品，可望增强药效而防其损伤肝、脾、胃等脏腑功能。

患者食少而便溏，“入少出多”，气血精微之源亏乏，中气不足，脾胃气虚，理当健脾和胃，升阳助运。方选补中益气汤，因便溏易泄，故不用当归。

参苓白术散中，取其健脾益气之常用药，加入益智仁以温脾肾，“摄涎”而涩肠治泻，《素问·宣明五气》载：“五脏化液……脾为涎。”此“涎”不仅指唾液腺分泌之涎液，也包括消化道唾液腺以外的腺体分泌液。大便溏泄经久不愈，当属脾运失职，一则小肠吸收功能不全，二则结肠之腺体分泌有余，两者均有可能，故用益智仁以兼顾之。

方中升麻用量10g，据徐老个人体会，较他方之量稍大，其故何在？此乃升麻与参、芪相伍，补气升阳，升麻尚有鼓舞元气之功，也是补中益气具有特色药物之一。此外，升麻甘辛微苦性平，功擅解毒，《普济本事方》升麻汤中，升麻配桔梗、薏苡仁等药，治疗“肺痈吐脓血”。《备急千金要方》犀角散中有升麻，为历来救治“急黄”（急性重症肝炎）之主方，可见其“解毒”之功甚佳。患者因肺门淋巴结核，出现低热咯痰而服抗结核药，因“毒”而致病，抗结核之药亦有一定副反应，亦属有“毒”，两“毒”俱存，对脾胃已有所损伤，故配以升麻，用量稍大，旨在解毒，又兼补气升阳，健和脾胃，此一举而数得也。

经服药调治，注意饮食护理，病渐向愈之际，改服散剂。《圣济总录》曾有“散者，渐渍而散解，其治在中”之说，意即在胃中逐渐溶散而易在小肠吸收，适用于中焦脾胃之病，可防可治。本例所用，药粉与白米粉之比为1∶2，谷食以养脾胃，药食相兼，利于防治。唯宜配后即服，即配即服，不宜一次研制大量，万一受湿霉变，反致病情加重，得不偿失。此法药粉与米粉适量煮服之法，徐老运用已历数十年，特为介绍，以供参考。

（徐丹华　罗斐和）

67. 健运脾肾，化湿止泻法治胆囊切除术后泄泻脾肾阳虚，湿邪内蕴案

徐某，男，37岁。初诊日期：1991年10月12日。

主诉：大便溏稀1年余。

病史：1年前胆囊炎兼胆结石频发，手术摘除胆囊。手术前后曾运用多种抗菌药物，术后不多日继患下利，日行5~6次，便前腹痛，便下如浆糊状，或如水样，屡治未效，前来求诊。视前医所用之方药，中药香连、理中、参苓白术等，西药如大蒜素、制霉菌素、氧氟沙星等均已遍尝。大便仍多次查到

霉菌,症状仍未改善,且兼胃纳减少,神倦乏力。来诊之时虽为10月中旬,天气仍热,但患者仍着厚衣而有畏寒之症,动则易汗,大便仍日行5~6次,下腹冷痛绵绵。

诊查:面色少华,精神欠振,形体偏瘦,腹软,脐周轻压痛,肠鸣音不亢进。舌质淡白,边有紫齿痕,舌苔薄腻,两脉均细。

临床分析:徐老细析本案,下利日久,脾气虚弱,脾阳不振,由脾及肾,命火不足,脾病而胃气亦虚,运化无权,结合大便如浆糊或稀水,湿浊必盛,且有霉菌病原,亦符合阳虚湿浊之病机。故拟方当以温药补其脾肾,健运脾肾,化其湿浊。取桂附藿香合理中汤加减。

处方:肉桂(后下)6g,制附片(先煎)10g,炒党参15g,焦白术10g,炮姜炭6g,炙甘草5g,炒山药15g,广藿香15g,炒白芍15g,焦楂曲各15g。每日1剂,2次浓煎分服。

二诊:此方服后,患者大便次数即减少,腹痛亦减轻。计服6剂,大便每日1~2次,且渐成型,唯汗出仍多,汗后畏风,气虚而卫弱,乃于原方加入黄芪12g。

三诊:续服10剂,患者诸症均安,胃纳亦渐旺,大便每日1次,黄软不稀,多次查大便找霉菌及培养均阴性。随访3个月,下利未发,体力已渐恢复。

按语:治疗久泄,一般以健运脾土、抑调肝木、温肾助火等法,随证视其主次而投之。若兼湿热内恋或伤络耗气者,参以化湿、清热、理血、行气之品。结合西医学理化检验、病原体培养等检查,对疾病性质、原因能进一步了解,有利于辨病,同时亦有助于辨证之参考。本案属霉菌性结肠炎,西医治疗效不佳,参用肉桂,重用藿香,颇有良效。

此例辨证不难,然其病因有其一定特点,良由劳倦饮食不当,复因胆病时发,正气尤受其伐,抗菌之药,苦寒难免,脾虚胃弱,阳气渐衰,阴寒内盛,脾虚生湿。阴湿之处,犹似“霉”境,故宜温药助阳。阳气渐振,阴寒之霾自散。藿香辛温芳香,抗霉菌之效甚著,与肉桂相合,尤增其功。此等经验,值得推广。

(徐丹华　罗斐和)

68. 化湿清热，温运脾肾法治胆囊与食管癌术后久泻脾肾阳虚，湿蕴化热案

胡某，男，73岁。初诊日期：2001年4月7日。

主诉：大便溏泄3年余，加重半年。

病史：患者于1981年因胆囊结石行胆囊切除术，1997年复因食管中段恶性肿瘤而手术，术后经多次化疗，体力日衰，饮食甚少，形体消瘦，大便溏泄，半年来症状加重，动辄泄泻，长期休养治疗，服多种中西药物，并经支持治疗，便泄迄未好转，不能啖荤饮奶，以致形瘦骨立，精神萎靡，卧床少动，少气懒言，大便日行4~5次，腹鸣不痛，无里急后重及脓血便。

诊查：形体羸瘦，面色微晦，目不黄，舌质淡白，舌苔黄腻，两脉沉细。体温低于36.5℃，心率78次/min，律整，心音低，两肺呼吸音低，胸腹两处手术瘢痕，腹壁凹陷如舟状，无肿物及明显压痛，肠鸣音稍亢进，两下肢轻度水肿。血常规检查呈轻度贫血，大便常规示稀水样，伴未消化物，未见红、白细胞，培养阴性，近期曾查胸腹部CT，未发现占位性病灶，患者因故未查肠镜。

临床分析：患者以大便溏泄，继而泄泻，经久未愈。诊断属于泄泻之久泻。大便次数增多，如水样，可能为结肠与小肠病变，曾服用多种抗炎、抑制肠蠕动、调整肠道菌群等西药及参苓白术散、四神丸、补中益气汤、升阳益胃汤等汤、丸，均未见明显改善，可见症情不同一般。

久泻脾必虚，穷必及肾，脾气、脾阳及肾阳均虚，湿蕴于中，久郁有热化之象，故舌质淡白而舌苔黄腻，湿热不祛，脾胃之功能难复。阳虚寒郁则运化无权。水谷精微无以奉养周身，故气血日衰，精气不足，精神委顿，鉴于此证为本虚标实，当从标本同治，化湿清热与温运脾肾并用。

处方：藿香15g，黄连3g，制川朴10g，炒陈皮10g，炒薏苡仁30g，炙内金10g，炒党参10g，焦白术10g，炮姜炭6g，益智仁15g，诃子15g，补骨脂10g，茯苓15g，炙甘草5g。每日1剂，水煎服。

上方服7剂，每剂煎浓汁2次，服后闭目端坐半小时许，服至第5日，大便每日2次，渐有成型之粪，而无水泄之症。续服7剂，大便每日1次，舌苔黄腻已化，乃于原方去黄连、川朴，藿香改为10g，加炒山药15g、谷芽30g。续服7剂，饮食稍渐增加。5月8日饮牛奶200ml，大便又复清利数次，

翌日即止。以后于原方中加焦山楂、焦建曲各15g,去炮姜炭,不饮牛奶,大便每日1次,基本成形,饮食稍增,精神渐振。

按语:本例老年久泻,胆囊与食管两度手术,恙久体虚,泻下有水液,腹痛不著,脾气、脾阳及肾阳俱虚,兼有湿热,故先从标本同治,化湿清热,温阳运脾,待湿热渐祛,专从脾肾同治。首次处方化湿清热以连朴同用,加藿香、陈皮、薏苡仁、茯苓等品。黄连与厚朴擅祛中焦湿热,苦寒与苦温相配,藿香辛苦而微温,《本草正义》谓"善理中州湿浊痰涎,为醒脾快胃,振动清阳妙品",上述三药,不仅能祛脾经之湿热,亦兼清化胃中湿热,祛邪而鼓舞脾胃,止泻而利于胃气之来复。薏苡仁甘淡,化湿清热而健脾胃,利小便,陈皮燥湿理气和胃,茯苓健脾渗湿,上述6味,化湿清热,虽属治标之品,然甚重要,湿浊困遏不祛则脾阳尤难振运,湿热病邪不除,有碍健脾温肾扶正。

方中兼用理中汤以温阳健脾,更加温肾摄肠之益智仁、诃子与补骨脂三药,据徐老个人体会,三药合用则止泻效果明显。

患者服药14剂后泄泻基本控制,舌苔黄腻已化,中焦湿热渐清,故去连、朴,减藿香之量,加入山药、谷芽,健脾养胃,方药对证,而病情渐见改善,长期未愈之泄泻得以控制。

(徐丹华 罗斐和)

69. 化湿健脾,温肾抑肝,结合灌肠法治慢性结肠炎久泻脾肾两虚,湿盛肝郁案

邵某,男,45岁。初诊日期:1991年1月16日。

主诉:大便溏泄近2年,加重2个月。

病史:病起于1989年春,受凉又兼饮食不当,以致便泄,每日3~4次,下腹两侧隐痛,便后腹痛得缓,畏寒喜暖。2个月来食欲不振,脘痞腹胀且痛,大便溏泄不已,口黏且苦,神倦乏力。曾服多种抗菌药及中药,效果不著。素嗜烟酒。性情较急躁。

诊查:视其面色萎黄,舌苔甚腻,边白中黄。两脉细,关部弦。上腹按之不适,两下腹均有压痛,无癥积。曾行各种检查,大便有黏液及脓球,培养3次阴性。胃镜检查谓慢性浅表性胃炎,纤维肠镜查见回盲部充血、水肿,有脓性分泌物,黏膜脆,易出血,诊谓慢性结肠炎。

临床分析：病属久泻，脾气已虚，湿郁兼化热而以湿盛为主，肠腑脂膜内损。治以化湿健脾为主。

处方：炒白术10g，炒山药20g，云茯苓20g，炙甘草5g，炒苍术10g，制川朴10g，炮姜5g，炒陈皮6g，黄连3g，仙鹤草30g，炒白芍20g，焦楂曲各15。每日1剂，水煎服。

另用地榆30g，石菖蒲15g，白及10g，每日1剂，浓煎成150ml，每晚保留灌肠。灌5日，停2日，再灌5日。

二诊：自投上方以来，患者脘痞腹胀减轻，食欲改善，口黏且苦已不著。大便1日2~3次，溏而量多，自觉腹部抖动，下腹部冷痛连及腰际，自汗，乏力。舌苔黄白之腻已化，舌质偏淡，脉仍细弦。大便常规未见黏液及脓球。据证分析，湿热已得清化，久泻脾气甚虚，由脾及肾，肾阳不振，土虚木乘，治宜健脾温阳，佐以抑肝。拟方以附子理中汤合痛泻要方加减。

处方：制附子（先煎）5g，炒党参10g，焦白术15g，炮姜5g，云茯苓20g，炙甘草5g，炒防风10g，炒白芍30g，益智仁10g，补骨脂10g，炒陈皮5g，焦楂曲各15g，黄连2g。每日1剂，水煎服。保留灌肠方同前，每周灌肠5日。

三诊：患者经服上方35剂，灌肠15剂，腹痛显著减轻，亦无冷痛及腰之感，自汗已愈，大便成形，每日1次。舌上又见薄白而腻之苔，二脉均细弦。肾阳得振，脾气久虚，不易全复，故脾虚运化不力，易生内湿，腹痛轻而未除，肝气未得全平。拟方再从健脾化湿与抑肝相合。

处方：炒白术10g，炒山药15g，云茯苓20g，炙甘草5g，藿香10g，制川朴10g，炒陈皮6g，炒白芍25g，炒防风10g，谷麦芽各15g，白及10g，焦楂曲各15g。每日1剂，水煎服。停用灌肠法。

上方服15剂，诸症显著好转，饮食渐增，腹痛不甚，大便日行1次。舌苔薄白不腻。大便多次检查正常。纤维肠镜复查回盲部正常，唯见乙状结肠黏膜轻度充血、水肿。久泻基本向愈，慢性结肠炎显著好转。

按语：本案在初诊时症状较重，腹痛而泄，舌苔腻，黄白相兼，湿热较重。故在健脾抑肝法中佐以平胃散苦温化湿，黄连、仙鹤草清其里热，以化湿为主，清热为辅。药后湿热渐祛，时值严寒，肾阳不振，方以附子理中汤加益智仁、补骨脂健脾温肾固涩，久泻渐见好转。三诊时又见薄白腻苔，足见脾虚未复，内湿不易廓清。脾虚当健，有湿必化，但当湿蕴化热之际，不宜固涩，此治法用药特点之一。

久泻脾虚，常易及肝，肝气不调，气机不畅，有碍升降。患者下腹疼痛，且曾有抖动之感，均属肝邪乘脾之征。当重用白芍，配以防风。白芍两顾气阴，舒挛定痛。防风祛风，亦能胜湿，与白芍相配，刚柔并济，不论脾气虚、脾阴、脾阳虚而症兼腹痛，痛甚欲便者，均可参用。本例三方均用白芍，二诊时苔腻已化，故白芍用30g，一诊、三诊方中用20g。此治法用药特点之二。

泄泻伴有腹痛，痛甚之时，虽有脾虚，健脾切忌过温、过多，以免滞气。据徐老个人经验，一般以白术、山药、茯苓、甘草为好。舌苔腻甚，不用党参，更不宜用黄芪。这是用药特点之三。

至于保留灌肠之方药，各家均有验方，徐老所用地榆、石菖蒲亦属经验方。石菖蒲止泻，可以内服，方书曾有记述。保留灌肠利于直达病所。加白及者旨在“护膜、宁络”。且需掌握正确的方法，诸如液量，温度，插入肛门之深度，灌药速度，患者体位等（相关病案中已述，可资参考）。此例患者从肠镜所见，回盲部病变严重，灌肠后渐渐侧向右卧位，以后再平卧。注意病变部位，调整体位，这一点亦颇重要。

（徐丹华　罗斐和）

70. 运脾温中，化湿化痰法治急性细菌性痢疾愈后痰泻脾虚失运，痰湿内蕴案

李某，女，40岁。初诊日期：1994年4月7日。

主诉：3年来大便溏泄，常排白色黏冻，近3个月来加重。

病史：3年前夏季患腹痛下利，在南京某医院诊为急性细菌性痢疾。经治疗基本痊愈，但2个月后大便溏泄，每日2~3次，带有白色黏冻，无腹痛、里急后重之症。又经诊治，服抗菌药物数月，大便每日1~2次，仍不时便中有白色黏冻。近3个月来因工作劳累，便次每日2~4次不等，排白色黏冻较多。检查大便多次，均谓“黏液”，未见红、白细胞。培养3次均未见细菌生长。啖荤食则白冻尤多，故常以素食为主，精神差，易疲劳，服中、西药物多种，症状依然，故来诊治。胃脘略有痞胀，食欲稍减退。起病以来，无咳嗽、咯痰、寒热等症。已往健康。月经正常。

诊查：面色略呈萎黄，舌质淡红，舌苔薄白，中根白腻，脉细。两肺正常，腹无压痛，肝脾不肿大。大便肉眼可见溏软，有多量白色黏液如稠涕状，镜

检未查到红、白细胞及脓细胞。

临床分析：此例起于痢疾之后，大便溏泄，次多而带多量白色黏冻，无腹痛、里急后重，诊断应属泄泻，但与一般泄泻不同，似以痰泻更为确切。急性痢疾多以肠腑湿热内蕴，损及脂膜，气血不和所致，经及时治疗而症状基本向愈。当时症状、舌脉不详，唯从所述用药判断，纯服西药以抗菌为主，当属苦寒之列。以后大便出现白色黏液，便溏次多。现在舌苔中根白腻，结合便溏白黏，良由脾运失职，升降失常，脾虚生湿酿痰，故治宜运脾温中，化湿化痰。

处方：炒苍术 10g，焦白术 10g，制川朴 10g，炒陈皮 10g，法半夏 10g，炒薏苡仁 30g，冬瓜子 30g，桔梗 10g，荷叶 15g，炒防风 10g，云茯苓 15g，炙甘草 5g，焦楂曲各 15g。每日 1 剂，水煎服。

此方连服 10 剂，大便逐渐成形，便中黏液逐渐减少，每日排便 1~2 次，舌苔根部白腻渐化，食欲基本正常。原方去制川朴，改苍术为 6g，加炒党参 10g，炒山药 15g。隔日 1 剂，服 10 剂，精神、饮食正常，大便日行 1 次，成形，未见黏液。逐渐进食荤菜（低脂）亦能适应。随访 7 个月，症状稳定未发。

按语：本例以大便溏泄，带有白色黏冻为主症，诊断为“痰泻”比较确切。一则在形态上似痰，二则从病理因素认识为痰，治法从化痰化湿入手。通过治痰方药而取得效果，初步能证明此诊断的可行性，亦说明理、法、方、药的一贯性和辨证施治的重要性。曾参阅病员已往病历记录，治法以消炎、清热为主，中、西药物均颇多苦寒之品。中药如黄连、黄芩、白头翁等，西药如诺氟沙星、黄连素（小檗碱）等，疗效不著而影响食欲。临床思考方法总是从“炎”、从“火”、从“热”着想，此亦时下治疗类似疾患的误区之一。

“痰泻”之名，早见于明代李梴《医学入门》。痰乃病理因素或病理产物，通过治痰而可取效，亦可窥见前人之创见。据徐老个人经验，亦尝遇到此类患者近 50 例，其中约 2/3 查肠镜为慢性结肠炎（轻度），1/3 临床诊为肠功能紊乱（肠易激综合征），根据大便溏泄而多白黏冻，腹不痛而按痰泻论治，常获良效。至于白色黏冻，可因结肠慢性炎症所致，亦可能由于过敏性因素而致肠腺分泌黏液过多。总应以辨证为主，诚如张仲景《金匮要略·五脏风寒积聚病》所载“大肠有寒者多鹜溏，有热者便肠垢”。此谓“肠垢”是指便中之脓血，一寒一热，界限分清。至于大便溏薄，病位在里，脾与大肠。有寒亦包括有湿，湿性属寒、属阴，湿、饮与痰本属一体，因病位、病机有异而形态有所差别。属寒宜温,属热宜清,失之毫厘,自将影响疗效,甚则反致流弊。

此例处方宗运脾温中、化湿化痰之法,故以平胃二陈汤加减。苍术与白术同用,运脾与健脾相伍。陈皮、半夏、薏苡仁、冬瓜子、桔梗、茯苓均为化痰常用之品。加防风祛风以胜湿,荷叶升其清阳,山楂、神曲以助脾胃运化,甘草和中,药均平淡无奇。其中桔梗用10g,一则宗"升举"之意,二则对大便黏液的清除效果较好,故用量略大。

(徐丹华　罗斐和)

71. 抑肝健脾,温化痰湿法治肠易激综合征痰泻脾虚肝郁,痰湿内停案

何某,男,43岁。初诊日期:2006年2月16日。

主诉:黏液鱼冻样便7个月余。

病史:患者2005年7月无明显诱因出现少腹隐痛,腹部怕冷,腹鸣,受寒则甚,大便日行1次,有黏液,如鱼冻,有泡沫,查大便常规示黏液(++),白细胞(-),脓细胞(-),予抗菌药、调整肠道菌群等治疗后可以改善,但停药则发。2006年2月7日至南京鼓楼医院肠镜检查未见明显异常,患者考虑西药治疗效果不满意,乃求治于中医。刻诊:大便日行1次,质溏,黏液较多,甚则如鱼冻,色白,无脓血,腹鸣,稍有腹部隐痛,受寒后诸症加重,纳谷欠香,体重未减。患者平素工作压力较大,应酬频繁。

诊查:腹软,小腹轻度压痛,肠鸣音无亢进。苔薄白微腻,舌淡红,脉细弦。

临床分析:患者检查肠镜未见明显异常,从临床诊断来看,应属肠易激综合征,患者平素应酬频繁,酒食不节,脾胃受戕,脾运失司,湿邪内生,停而成痰,蕴于肠道,传导失司,则大便溏,夹有黏液;压力较大,肝气失疏,脾虚肝木乘之,则腹鸣隐痛。总属脾虚肝郁,痰湿内停之候,病位在肠,于肝脾密切相关,治当标本兼顾,予抑肝健脾,温化痰湿。先予痛泻要方合二陈汤加减治之,以观疗效。

处方:焦白术10g,炒白芍15g,茯苓15g,炙甘草3g,藿香15g,防风6g,陈皮10g,法半夏10g,薏苡仁30g,冬瓜子30g,黄连2g,焦楂曲各15g,高良

姜5g,莱菔英15g。水煎服,每日1剂。

复诊:服药10剂,药后尚合,大便未见黏液,日行1次,腹鸣,少腹痛稍减轻。舌质淡红,舌苔薄黄,中有裂,诊脉濡。治从原法,佐以养脾阴。

处方:太子参15g,焦白术10g,茯苓15g,炙甘草5g,煨木香6g,藿香10g,黄连2g,鸡内金10g,陈皮6g,佛手10g,车前草20g,薏苡仁30g,炙乌梅10g,焦楂曲各15g。水煎服,每日1剂。

服药半月,大便正常,日行1次,无腹痛腹鸣等,在此基础上,稍事加减,中药2天服药1剂,症情平稳。并嘱其改变生活方式,调畅情绪,减少应酬。

按语:本例患者大便溏泄7个月,属中医"泄泻"范畴,因大便带有鱼冻样黏液又可诊断为"痰泻"。痰湿的产生与脾关系密切。脾主运化,脾运失健,升降失常,水谷不化精微,酿湿生痰,故云"脾为生痰之源"。痰、湿为阴邪属寒,"病痰饮者,当以温药和之",故可采用温中化湿之法。

本例泄泻7个月未愈,腹部怕冷,受寒则甚,舌淡,脉细既有脾阳不足,痰湿内蕴的一面,又有少腹疼痛、脉弦等表现,《医方考》谓:"痛责之于肝,泄责之于脾,肝责之于实,脾责之于虚"。所以还有肝郁气滞的另一面,证属肝郁脾虚,痰湿内蕴。治疗则需要标本兼顾。用痛泻要方疏肝健脾,用二陈汤燥湿化痰,用焦楂曲、莱菔英健脾助运,用高良姜温化痰湿,用薏苡仁、冬瓜仁健脾化痰,反佐黄连,以制高良姜之温燥。

徐老治疗痰泻常用陈皮、半夏、薏苡仁、冬瓜仁、桔梗、茯苓等药物,运脾与健脾相结合,常用方剂为平胃二陈汤。

(叶 柏)

72. 温阳健脾,清肠利湿法治气利痰泻肺脾肾虚,湿热蕴肠案

殷某,男,76岁。初诊日期:1998年2月23日。

主诉:腹鸣隐痛,大便溏泻次多2个月,加重1周。

病史:2个月前因饮食不洁而出现腹痛下利,诊为急性肠炎。经服诺氟沙星等未见明显好转,仍大便溏泻,每日少则2~3次,多则8~9次,带有白色黏冻,伴腹鸣辘辘,脐周隐痛,无里急后重,状如气利。多次查大便常规

均为“黏液”，未见红白细胞，3次大便培养均为阴性，肠镜检查未见明显异常。1周来诸症加重，纳差、乏力、消瘦明显，慕名来诊。素有慢性支气管炎、咳喘病史多年。

诊查：高龄慢性病容，面色萎黄，舌苔薄黄腻，舌质淡红，脉细弦。腹软，脐周轻压痛，肝脾未及肿大。

临床分析：患者以便泻次多为主苦，当属中医“泄泻”范畴。高年体虚，饮食不洁，更伤脾胃，脾肾两虚，脾阳不振，肾阳不足，运化不力，故大便溏泄，腹鸣矢气，如气利状，以后大便夹有白色黏冻，兼有咳喘咯痰，肺脾两伤，肺失宣肃，脾不运湿，酿生痰浊，状如“痰泻”。治当温阳健脾，清肠利湿。

处方：炮姜炭5g，焦白术10g，炒山药15g，白茯苓15g，炙甘草3g，煨诃子10g，益智仁10g，炒薏苡仁30g，败酱草15g，焦楂曲各15g，黄连3g，车前子15g。每日1剂，水煎服。

二诊：药后尚合，患者大便次数减少，上、下午各1次，腹鸣气利，薄黄腻苔已退，宗《金匮要略》诃黎勒散主之，加重剂量。原方改焦诃子15g、炒山药20g，加藿香10g。

三诊：患者药后大便1日2次，夹白色黏液如痰，矢气已少，状如痰泻，稍有咳嗽，舌淡苔薄白，脉弦。少腹中下腹均有压痛，高年下利，拟再化痰健脾温肾。

处方：陈皮6g，法半夏6g，黄芩炭10g，枇杷叶10g，鱼腥草15g，炒山药20g，焦白术10g，藿香15g，益智仁10g，煨诃子15g，建曲15g，黄连3g，仙鹤草15g，薏苡仁30g，冬瓜子30g。每日1剂，水煎服。

四诊：患者气利有好转，大便日1~2次，粪中白色黏液较前减少，舌淡红，苔薄白，脉细弦。原法有效，守法再进。上方加补骨脂10g、炙升麻10g、桔梗6g。迭进14剂，气利症状基本消失，大便每日1次，未见黏液。随访1年，症状平稳未发。

按语：气利乃腹胀排气时大便即随之而下，多由中气不陷，清阳不升，肠虚不固所致，《金匮要略》曰：“气利者，诃黎勒散主之。”方中炮姜炭、补骨脂、白术、山药、茯苓、甘草、益智仁、薏苡仁、楂曲，健脾、温补脾肾而止泻，黄连、败酱草、车前子，清肠利湿以祛邪，防“闭门留寇”，重用诃子温补脾肾而涩肠止泻。三诊时泄泻次数明显减少，泻下如白色黏液，又兼咳喘，《医学入门》称之为“痰泻”，乃肺脾两虚，徐老常于方中加入陈皮、半夏、枇杷叶、桔梗、冬瓜子等化痰止咳之品，不仅可治肺疾咳痰，亦可祛除粪便中的黏液或脓样便。

（周晓波）

73. 化湿消滞，清热护阴法治急性肠炎泄泻湿滞中焦，阴虚内热案

江某，男，78岁。初诊日期：1990年12月30日。

主诉：腹泻3周。

病史：患者于3周前外出返回后，次日起腹泻、腹胀，日泻稀水便数次，且有低热。查血常规示：WBC 10.0×10^9/L，N 82%，L 18%；大便培养阴性，专家会诊后，先后给予诺氟沙星、小檗碱、止泻灵、盐酸洛哌丁胺等药，症状不减，仍便溏不爽，肛门坠胀，烦热，纳呆，后邀某中医诊治，认为高年正虚为主，投以人参及养阴清热之剂，症状依然，且腹胀更甚，转请徐老诊治。刻诊：患者脘腹甚胀，便溏，颜面潮红，失眠，烦躁，心悸多汗，食少神倦。

诊查：腹软，脐周轻压痛，无反跳痛，肠鸣音稍活跃。舌苔白腻厚，脉濡。

临床分析：病起于劳倦和饮食不当，湿滞中焦，气机不畅；脾胃不和，运化不及。治宜先化湿消滞，佐以清热护阴。

处方：黄连2g，制川朴10g，炒陈皮6g，法半夏10g，藿香10g，炙鸡内金10g，炒薏苡仁20g，云茯苓20g，焦楂曲各10g，炒白芍15g，炙甘草3g。4剂。每日1剂，水煎服。并嘱其停服人参，饮食以清淡为宜。

二诊：患者服上方3剂，舌苔厚腻已化，大便转实，食欲稍增。而手足心，咳痰少而黏稠，身重倦怠。脉象左细右滑。因高年气阴不足，肺气失于宣肃，中焦气机欠畅，宜再宣肃肺气，调理中州。

处方：前胡6g，杏仁20g，浙贝母10g，法半夏10g，麦冬15g，北沙参10g，冬瓜子15g，云茯苓15g，金银花10g，炙鸡内金8g，焦六曲10g，炙甘草5g。3剂。

三诊：患者周身、五心烘热之状大减，咳痰亦少，脉象已无滑数之象，夜能安寐。唯口干，舌中薄腻微黄。因病起胃肠不和，湿热内蕴，仍宜养阴清热，化湿和中调理。

处方：北沙参10g，麦冬20g，石斛10g，冬桑叶10g，杏仁10g，黄连2g，

炙鸡内金 6g，炒陈皮 6g，谷麦芽各 15g，茯神 15g，夜交藤 20g。3 剂。

此方服后，诸症均瘥，起居渐趋正常。

按语：本例患者由于湿滞中阻，脾胃运化无权，湿滞不去，徒止其泻，症状焉得改善，故脘腹胀甚而便泻不已。初诊方中藿、朴、陈、夏芳香苦温化湿，鸡金、楂、曲消其食滞，佐以黄连、白芍清热护阴，湿滞渐去，苔腻渐化，诸症亦相应改善。徐老认为肠腑湿热积滞不去，舌苔白腻之际，不可以年高正虚而妄用人参补气之品。二诊以宣肺之方佐消滞和中之品。三诊时舌苔薄腻微黄，口干、咳嗽已显著减轻，大便已经正常，脘腹痞胀不著，故以养阴清热宁神为法，善后调治，悉渐安康。

（徐丹华　罗斐和）

74. 健脾温肾补督法治慢性结肠炎泄泻脊背恶寒脾肾两虚，阳气不振案

患者蔡某，女，44 岁。初诊日期：1995 年 2 月 23 日。

主诉：大便溏泄 4 年，脊背恶寒 5 个月。

病史：4 年来经常便溏，每日 2~3 次，便前腹鸣，左下腹略有不适。经 2 次纤维肠镜检查，均为结肠轻度充血水肿。服中、西药物多种，症状一时见有好转，但因影响胃纳，上腹不适而停药，便溏依然，每日 2~4 次，无黏液脓血便。精神欠振，乏力，体重减轻，虽仍间断服药，便溏迄今未痊愈。5 个月来脊背恶寒，甚则酸痛及于腰脊，均以中线为主，厚衣不温。小便无异常。经水按月来潮，经量稍多，色淡无血块。

诊查：面色不华，舌质淡红，舌苔薄白，诊脉濡细。两肺无异常，全腹无明显压痛。脊柱无固定压痛。B 超肝、胆、胰、脾未见异常，腰椎摄 X 线片，轻度骨质增生。

临床分析：患者数年来大便溏泄，病位在足太阴脾经。腹痛不著，便中无脓血黏液，似属脾虚运化无权，而久则及肾，肾失温煦，不能熟谷，以致久利、乏力。继现脊背恶寒，甚则及腰，厚衣不温，脊属督脉，督脉隶于肝肾，脾虚及肾，肾阳不振，命火不足，督脉虚寒。舌淡红，脉濡细，均属偏虚无邪。治法当从健脾温肾补督入手，药宜甘、辛、温为主，方选附子理中汤加减。

处方：制附子（先煎）5g，干姜 5g，炒白术 10g，炒山药 15g，鹿角霜 10g，

补骨脂10g，金毛狗脊15g，炒归身10g，炒陈皮6g，法半夏6g，炙内金10g，焦建曲15g，仙鹤草15g。

每日1剂，水煎服。白昼服后仰卧半小时，晚上睡前服。

上方服7剂，大便每日1~2次，便前腹鸣减轻，脊背仍恶寒。原方加淫羊藿10g，续服14剂，大便每日1次，偶有2次，渐成形，食欲、精神均有改善，背脊恶寒症状亦有减轻，舌象、脉象如前。原方去附子、干姜，加炒党参10g、谷芽30g。再服14剂，诸症均见改善，背脊恶寒亦明显改善，唯在入夜之际略有恶寒之状，乃嘱上方间日服1剂。10剂后症状基本消失。气候亦渐暖，后未再来诊治。1年后因外感咳逆诊治，云上次便泄、背脊恶寒病症未发，月经正常，食欲颇佳。

按语：此例脾肾两虚，阳气不振，督脉失于温养。脾胃运化不力，又兼经量较多，色淡、冲任不调，总属不足之证。虚则宜补，处方以附子理中汤加减，附子、干姜以温阳，白术、山药以补气健脾，陈皮、半夏化湿，鸡内金、建曲健脾胃而助运化，仙鹤草补虚而治泻利，尚加鹿角霜、补骨脂、狗脊、归身以温经补督。

鹿角霜为熬制鹿角胶后剩余的骨渣，功用为补虚助阳，治肾阳不足，腰脊酸痛，脾胃虚寒，食少便溏。《圣济总录》载有鹿角霜丸，用以“治肾虚羸瘦，生阳气，补精髓”。其功用虽不如鹿角胶，但煎煮方便，为临床所常用。补骨脂补肾助阳，暖土治久泻，补骨生髓，配以狗脊补肝肾，强腰脊，当归养血补肝，诸药相合，通补督脉，对脊背恶寒，脊腰酸痛而由于阳虚脾肾不足之证，颇为适用。

此例经纤维内镜检查，结肠病变不重，临床似属轻度结肠炎症，而伴肠功能紊乱或肠易激综合征。中年之人，腰椎轻度骨质增生者甚多，但不至于引起脊背恶寒。经长期治疗而效不著，通过辨证运方，从健脾温肾补督而病情逐渐向愈，亦说明从整体着眼，辨证施治之优越性。

（徐丹华　罗斐和）

75. 健脾抑肝温肾法治泄泻脾虚肝郁，火不暖土；疏肝解郁法治泄泻后耳鸣肝气郁结案

刘某，男，48岁。初诊日期：1990年10月25日。

主诉:慢性泄泻反复发作 3 年,加重 1 个月。

病史:病起于 3 年前仲夏,因饮食不当,腹痛下利,经治好转。但每遇饮食不慎、劳倦、受寒等因素,泄泻复作。泻前腹痛隐隐,泻后痛减,1 日下利 3~4 次,脘痞食少,神倦乏力,曾予参苓白术散、香连丸、藿香正气散等为主处方治疗,效果不著。1 个月来发作较重,经服中西药物多种未效,乃来诊治。

诊查:面色萎黄无华,舌质偏淡,舌苔薄白,诊脉细中带弦。经查大便稀而有少量黏液及白细胞,培养多次阴性。钡灌肠 X 线检查未见明显异常。

临床分析:久泻脾虚,由脾及肾,火不暖土。但泻前腹痛,肝气不达,恙及三脏。当从健脾、抑肝、温肾三法并投。

处方:焦白术 10g,炒山药 20g,云茯苓 15g,炙甘草 5g,炒白芍 20g,炒防风 10g,炒陈皮 6g,煨木香 6g,益智仁 10g,补骨脂 10g,仙鹤草 20g,焦楂曲各 12g,高良姜 6g。每日 1 剂,2 次浓煎分服。

上方服后,腹痛便泄渐见好转,服至第 6 剂时,大便日行 1 次,溏而不实。服至 12 剂,饮食渐增,脘痞腹痛均显著好转,精神亦振,大便维持每日 1 次,粪检阴性。原方略事增减,继续调治巩固,共计服药 40 剂。

至 12 月 20 日来诊,谓泄泻已基本向愈。唯近 15 日来突患耳鸣,终日不已,鸣声颇响。伴有头昏,饮食尚可,大便日行 1 次,夜间因耳鸣而影响睡眠。无咳嗽、咽痛、发热等症。经五官科检查未发现咽炎、中耳外耳等疾患,听力略有减退。诊脉仍呈细弦,舌苔薄白,舌质淡红。

考虑本例在泄泻发作经久之际未诉耳鸣,泄泻好转,却出现耳鸣,恐非脾虚清阳不升,亦难以肾虚解释。再询其诱因,方知耳鸣之前心情不佳,抑郁不欢,乃由气郁所致。姑拟疏肝解郁之法。

处方:柴胡 10g,制香附 10g,炒川芎 10g,广郁金 10g,石菖蒲 6g,川通草 3g。

每日 1 剂,煎 2 次,饭后 1 小时服,嘱其服药后平卧不少于半小时。服药 3 剂,耳鸣几减其半,续服 5 剂,基本已愈。

按语:此例泄泻病久,脾气自虚,由脾及肾,复因肝木乘侮,肝、脾、肾三经同病。类似久泻患者甚多,徐老每从三经同治入手。一般健脾少用参芪,以妨碍其肝气之调畅。益智仁温肾摄涎,与山药相配,实脾治泻之效颇良。白术炒焦与白芍,同用健脾之效尤增。方中参以痛泻要方抑木扶中,防风兼可祛风胜湿，仙鹤草补虚止血而擅治泻痢，用以为伍。处方平淡，尚能切含病机。

泄泻好转后出现耳鸣，无风热上干征象。处方以王清任通气散全方为主，此方名“通气”，实为疏肝行气解郁之品。加郁金以增开郁之效，加菖蒲、通草通窍，为佐与使。药后症状改善，亦见王氏立方用药，源于实践。

（徐丹华　罗斐和）

76. 养阴健胃，行气助运法治慢性胃肠炎胃痞便溏脾胃气阴俱虚案

陈某，男，31岁。初诊日期：1994年4月1日。

主诉：脘腹痞胀、便溏已历4年，伴食少，加重3个月。

病史：1990年3月起病，因饮食不当，以致胃脘疼痛、痞胀，食后尤甚，渐而空腹时亦有胀痛。经胃镜检查示：慢性浅表性胃炎。至秋，下腹隐痛，大便溏泄，每日2~3次，迭经诊治，服多种中、西药物，效果不理想。饮食渐少，口干欲饮，脘痞似饥，体重减轻，神倦乏力。3个月来症状加重，查肠镜示：慢性结肠炎（横、降、乙状结肠均有炎症）。

诊查：形体消瘦，面色不华。舌质红，舌苔薄白，脉象濡缓。上、中脘轻度压痛，肝脾不大，下腹轻度压痛，尤以左下腹为著。轻度贫血血象。大便见未消化食物，白细胞少许。生化及肝肾功能基本正常，胸透（-），心电图示窦性心动过缓，B超未发现肝、胆、胰等异常征象。

临床分析：病起4载，脾胃气虚，又兼气滞，气虚及阴，尤以脾阴亏虚为著。阴虚胃中失濡，故口干欲饮，脘痞似饥。脾阴虚而运化不力，故大便溏薄，舌质显红，形体逐渐消瘦。阅以前所服方药，治胃偏于辛燥，治脾偏于补气，温肾。5个月前舌质淡红，3个月来均记录舌质红。良由病久，气虚而及阴虚。脾阴亏乏，水谷精微不足，况且本虚而兼气滞，升降失调，气机不畅。当前诊断，应属胃痞、泄泻，脾胃阴虚气滞证。治法宜养脾胃之阴，健脾胃之气，行其气滞，助其运化。

处方：太子参15g，炒山药15g，炒白术10g，炙黄芪10g，建莲肉15g，麦冬15g，炒白芍15g，川石斛10g，绿萼梅10g，炙鸡内金10g，炒枳壳10g，煨木香6g，谷芽30g，炙甘草3g。

每日1剂，水煎服。

此方服7剂，口干、脘痞隐痛减轻。续服7剂，腹痛、便溏均改善，原方略事加减。服至1个月，饮食渐增，胃中渐和，大便日行1次，已成形，精神体力均有好转。视其舌红转淡，诊脉亦渐有力。以后改为隔日1剂、3日1剂，续服40日，巩固前效。随访半年，症状基本消失，体重增加1.5kg。复查血、大便常规均多次正常。复查胃肠镜示浅表性胃炎由重度转为轻度，结肠炎症亦有改善。随访2年，症状不著，生活、工作均正常。

按语：本例先患胃病，继患脾病，胃痞与泄泻同病。胃与脾相合，不易截然分割，仅是有些症状出现有先后或各有侧重而已。

脾胃之病，临床常见。病久气虚及阴，脾阴、胃阴俱不足，在治疗上有其特点。然脾阴虚一般以脾气虚为基础，每以气虚为先，气虚而致阴虚。故治疗大法当以养脾胃之阴与健脾胃之气相结合，相对地以养阴为主。选药以甘凉、甘平为宜。滋养脾阴以山药、扁豆、莲子、太子参为主，石榴皮、白芍、甘草为辅，神曲、谷芽为佐。本例泄泻次数不多，故未用石榴皮，因兼气滞，故不用扁豆。加麦冬、川石斛以养胃阴，用少量黄芪，补气健脾。太子参甘平微凉，益胃养阴而兼健脾，属于“清养”之品。方中所用炒枳壳、绿萼梅为行气和胃之品，不致伤阴耗气，加炙鸡内金以助脾胃运化之功能。方药并不复杂，亦较平淡，能得取效，贵在辨证。

古今方剂中，单纯补脾阴者极少。局方参苓白术散为一般习知并常用之方，其中补脾阴而健脾气的，仅山药、扁豆、莲子，他如党参、白术、茯苓、甘草等仍为补益脾气药。较为合适的滋养脾阴方，恐推《慎柔五书》之养真汤，其中除山药、莲子以外，尚有白芍、麦冬、五味子等敛阴、养阴之品。然仍有黄芪、党参、白术、茯苓、甘草等补益脾气之药。本例处方的指导思想，即是参照慎柔养真汤而随证加减。根据主证，选择恰当的方剂，非常重要，养真汤不仅针对脾阴虚，也兼顾胃阴虚，故徐老个人常喜用之。

（徐丹华　罗斐和）

77. 清肠化湿，调和气血法治溃疡性结肠炎下利低热肠腑湿热，气血不和案

杜某，女，54岁。初诊日期：1992年12月2日。

主诉:6年来腹痛下利反复发作,近2个月来加重。

病史:患者自1986年4月起病,下腹隐痛大便稀溏,带脓血,肛门有里急后重感,下利每日3-5次,经某医院诊治,服药后症状逐渐控制。翌年秋又有类似发作,历3个月,经治好转,但以后腹痛便溏等症一直存在,如此迁延反复,已经6年余。2个月来伴有发热,形寒,身微热,体温38~38.5℃,上午轻,下午重,稍有汗出,头昏神倦,食欲不振,旬日来大便1日10余次,溏而带脓血,白多红少,下腹隐痛,经某医院查治,肠镜检查谓慢性溃疡性结肠炎,曾用多种药物(包括口服泼尼松),症状仍反复未愈,大便仍每日7~8次,腹痛便前为著,2年来体重减轻较著,由62kg降至56kg。

诊查:面色略呈萎黄,舌质淡红,舌苔薄黄。诊脉细弦小数。体温37.8℃,心率92次/min,律整。肝脾无肿大,下腹偏左有压痛,大便常规有少量脓细胞,培养3次阴性。纤维肠镜检查为慢性溃疡性结肠炎。

临床分析:按患者主症,腹痛下利赤白,里急后重,当属痢疾,病经六载,反复发作,似久痢或休息痢。目前仍有发热,热不高而缠绵不退,颇似内伤发热,良由肠腑湿热未尽,气血不和,营卫失调。病久脾胃虚弱,气血生化之源不足,本虚标实,虚实夹杂。考虑此病似宜先标后本,清化肠腑湿热,调和营卫气血。

处方:白头翁15g,北秦皮15g,苦参10g,煨木香10g,炒白芍20g,炒当归10g,地榆15g,仙鹤草15g,炒防风10g,青蒿15g,焦楂曲各15g,炙甘草3g,谷芽30g。

每日1剂,水煎服。

上方服10剂后,身热形寒症状好转,体温下午为37.3C,晨间36.4C。大便每日5~6次,脓血显著减少,但腹痛仍然,便前为著,里急后重减而未除。舌象同前,脉数不著。原方中加石榴皮20g、炮姜炭5g,苦参改为5g,去炒防风、炒当归,每日1剂。续服14剂后,体温正常,大便每日2~3次,无脓血及里急后重,腹痛也有显著好转,精神食欲亦见改善,舌质偏淡,舌苔薄白,脉细。考虑肠腑湿热渐除,久利脾虚,命火不足,转从健脾益气,佐以温肾抑肝与清化之品治之。

处方:焦白术10g,炒山药20g,云茯苓15g,炙甘草3g,焦扁豆衣15g,炒白芍20g,藿香10g,地榆15g,仙鹤草15g,益智仁10g,补骨脂10g,黄连2g,焦建曲15g。

此方初时每日1剂,10日后隔日1剂,3次煎服。共服30剂,诸症均平,食欲显著改善,腹痛不著,大便每日1次,偶有2次,已逐渐成形。以后,每周服2剂,巩固疗效,历3个月停药。自诊治以来,慎饮食起居,配合甚好。随访1年余,其间仅反复1次,因2个月前饮食稍冷而致便泄数次,腹微痛,大便无脓血,服最后方药5剂后,症状均得控制。

按语:本例症状为腹痛下利赤白,里急后重,当属痢疾范畴。病史多年,平素便溏腹痛而无脓血便及里急后重,似属久痢。《金匮要略》“下利”之名,包括痢疾、泄泻在内,临床上有些病例界于痢疾、泄泻之间,亦可诊为“下利”,反而比较实际。

患者久病复发,发则治标,痢无补法,当务之急宜以清化湿热,调和气血。但究属久痢反复,腹痛隐隐,舌苔不甚腻,肠中积滞不甚,故不必祛积导滞如槟榔、枳实、硝黄之类。

初诊处方,取白头翁汤、香参丸、芍药汤复方加减。香参丸系叶天士《临证指南医案》所载,药仅2味,苦参与木香,原为治痢之方。苦参为豆科植物苦参的根,苦寒有小毒,入大肠、小肠、胃、肝、心经。功擅清热燥湿,祛风杀虫,可用治湿热痢疾、黄疸、癥瘕、疳积、肠风痔血、赤白带下、瘰疬等病症。现知其总黄酮苷有抗心律失常类似奎尼丁的作用,故心动过缓者忌用。常用量为3~9g。据徐老个人体会,有腹痛下利红白,里急后重症状明显,或病久复发,一般用药而效果不著者,脉不缓,无歇止,短时用苦参,量可稍大,服5~10剂,即宜减量,巩固疗效,与煨木香相配,其效优于香连丸。

既用苦参,即不必再用黄连、黄柏,故白头翁汤仅选用白头翁与秦皮两味。重用白芍,配以当归、甘草、木香,取洁古芍药汤调气缓急和血。加防风以祛风胜湿,伍白芍则抑肝而鼓舞脾胃。青蒿和解清热。楂曲、谷芽消滞健脾养胃。

服药后症已改善,肠腑湿热气滞等病理因素已渐缓解,乃减苦参之量,加石榴皮、炮姜炭酸辛相合,敛温并配。继以健脾益气为主,佐以益智仁、补骨脂温脾肾而助命火,从本图治。复加少量黄连,以制温药之性而寓反佐之意,药后尚合病机,病情显著好转。

患者经纤维内镜检查,为慢性溃疡性结肠炎,病灶在脾曲上下,未即考虑配合药物灌肠,拟先服药,若不效则即配用。曾用泼尼松等药物,疗效不著,病虽不重,却属疑难病之例,故录备参考。由于患者曾两次检查肠镜,诊断相同而查时腹痛较著，故症状显著好转后，嘱其复查未允。

（徐丹华 罗斐和）

78. 清化湿热，健脾行瘀法治溃疡性结肠炎久痢肠腑湿热，气滞血瘀案

李某，男，26岁。初诊日期：1992年4月16日。

主诉：脓血便反复3年，伴腹痛腹泻，加重1个月。

病史：患者3年前夏季发病，腹痛、腹泻，继而出现脓血便，经服用诺氟沙星、小檗碱等曾一度好转，但经常在无明显诱因下，反复发生腹痛、腹泻、里急后重，治疗后均可缓解，却不能根除，于1991年11月查肠镜示溃疡性结肠炎（左半结肠为主，慢性复发型）。1个月前又见反复，并出现脓血便，日趋加重，日行3~5次，转请徐老诊治。

诊查：形体不丰，面色萎黄，舌质暗红，苔薄黄腻，脉细弦。腹软，肝脾无肿大，左侧腹部轻度压痛，无反跳痛，肠鸣音不亢进。

临床分析：徐老认为本病为“久痢”“休息痢”，病机为肠腑湿热，气滞血瘀，脾胃受戕。治法：清化湿热，健脾行瘀。

处方：黄连3g，黄芩10g，苍白术各10g，炒薏苡仁30g，党参15g，茯苓10g，炙甘草3g，炒当归10g，白芍10g，仙鹤草30g，三棱10g，丹参10g，建曲12g，补骨脂10g。

另以石菖蒲15g，地榆30g，白及20g，山药20g，败酱草30g，黄连5g。保留灌肠。

二诊：患者服药1周后，症状明显缓解，大便日行2次，腹痛腹泻及脓血便改善，苔腻渐化，方药对症，守法继进。上方去黄芩、苍术，加炒山药15g、炒芡实15g增健脾止泻之功。

上方服用20天，大便日行1次，无腹痛腹泻，脓血便消失，徐老在原方基础上加减调治3个月，症情平稳。

按语：此例患者为溃疡性结肠炎，利下脓血便，里急后重，中医归于“久痢”“休息痢”范畴。本案主要症状有腹痛腹泻反复，大便带脓血，肛门有里急后重感，下利每日3~5次，病已三载，反复迁延难愈。徐老认为本病多本虚标实，虚实夹杂，发作时宜先标后本，清化肠道湿热，调气和血，病久脾

胃受戕，阴络内伤，故应配用健脾行瘀。本方用黄连、黄芩苦寒，苦以燥湿，寒能制热清肠腑湿热。用白芍、甘草、当归取洁古芍药汤意，调气缓急和血。补骨脂温肾而助命火，从本图之。苍术、白术、薏苡仁、党参、茯苓、建曲、甘草健脾化湿。仙鹤草具有止血作用，兼能治泻止痢。三棱、丹参活血化瘀消积，本案运用活血化瘀药是其特色，对久治不愈的患者可参用本法。

配合灌肠法，主要功能为清肠化湿护膜，以达药液直达病所。具体的操作方法如下：中药浓煎100~150ml，每天晚上8时令患者排空大、小便后，取左侧卧位，臀部垫高约20cm，肛管插入约15cm，将药液保持38~40℃，以60滴/min的速度滴入灌肠液。灌肠毕，拔去肛管，左侧卧位10分钟，再平卧10分钟，再右侧卧位10分钟（如回盲部也有病变则右侧卧15~20分钟）以后平卧，按此法一般均可保存留较长时间，药液几乎可全部被结肠吸收。每日1次，连续5天，停1~2天，再灌5天，一般灌肠20~30次即可。如溃疡较大，出血多，加入云南白药或三七粉、白及粉、锡类散适量，务使溶散在药液中，不使阻塞管腔。凡服药加保留灌肠者，有效率较单纯服药者高，说明从直肠给药确是值得推广应用的方法。

（邵　铭）

79. 益气养脾，调和营卫法治溃疡性结肠炎慢性下利低热气阴两虚，营卫不和案

方某，女，33岁。初诊日期：2008年11月12日。

主诉：下利黏液血便间作5年，再发1年，伴午后低热。

病史：5年前因人工流产大出血诱发起病，出现下利黏液血便，日行5~6次，便后腹痛，痛势绵绵，查肠镜诊断为溃疡性结肠炎慢性复发型。服用西药柳氮磺胺吡啶、双歧三联活菌胶囊、复方谷氨酰胺胶囊等治疗，但病情反复发作并加重。近1年来大便黏液脓血，白多赤少，日行4~7次，脐周隐痛，伴午后低热，体温37.3~37.7℃，头昏乏力，目涩口干，关节不适，下肢重着。转至徐老处求治。

诊查：舌红，少苔，脉细数。腹软，肝脾肋下未及肿大，脐周及左下腹轻压痛，无反跳痛，肠鸣音不亢进，无皮疹、结节红斑等。

临床分析：本案中医诊断属慢性下利、内伤发热。患者病起于小产后，

荣血不足，脾虚不运，脂膜内损，以致大便黏液及血，便次增多，脐腹隐痛，便后不解。1年来伴有低热，神倦腰酸，头目昏晕，目涩口干，舌红少苔，脉细数，乃脾之气阴两虚，营卫不和所致。总属脾虚气血不足，脂膜内损，营卫不和。治当益脾气养脾阴，调和营卫。

处方一：黄芪15g，山药20g，白术10g，白芍15g，五味子5g，麦冬15g，地榆15g，仙鹤草15g，陈皮6g，桔梗6g，荷叶15g，白薇10g，青蒿15g，百合30g，麦芽30g，炙甘草5g。每日1剂，水煎分2次服。

处方二：黄柏30g，地榆20g，苦参10g，石菖蒲20g，白及10g，白头翁30g，紫草30g，锡类散1.5g。每日1剂，浓煎成150ml，晚间保留灌肠。连续灌5天，停2天。如此循环。

二诊：治疗14天，症情明显改善，大便次数减少，日行2~3次，夹少量血丝，偶尔脐腹隐痛，时有腹鸣，低热未发，舌质暗红，苔薄白，脉细小数。脾虚气阴不足，热入血分。治拟健脾益气养阴，凉血宁络。

处方：山药30g，白术10g，茯苓15g，白芍15g，麦冬15g，地榆15g，侧柏叶15g，仙鹤草15g，防风10g，白及10g，丹皮10g，赤小豆30g，当归10g，荆芥10g，紫草15g，焦楂曲各15g，谷芽30g，炙甘草3g。每日1剂，水煎分2次服。

保留灌肠继续。

三诊：治疗7天，大便不实，日行1~2次，未见黏液血丝，时夹不消化食物残渣，腹痛腹鸣未作，仍感头昏乏力，舌质淡红，苔薄白，脉细弱。脾虚气血不足。

处方：黄芪15g，党参15g，山药20g，白术10g，茯苓15g，陈皮10g，炒当归10g，白芍15g，阿胶珠15g，焦楂曲各15g，谷芽30g，炙甘草3g。每日1剂，水煎分2次服。仍配合保留灌肠治疗。

3个月后随访，症情平稳。

按语：患者素体气血不足，低热为虚热，足太阴脾虚，故以补虚为主，重在益脾气养脾阴，调和营卫。方中重用黄芪、山药、党参、白术、茯苓健脾益气，白芍、五味子、麦冬、百合、当归、阿胶等调营养血。营主血，卫主气，调气血亦即和营卫。地榆、仙鹤草、陈皮、桔梗、荷叶、白薇、青蒿等清肠止泻退热，丹皮、赤小豆、当归、荆芥等凉血宁络，白及护膜。下利日久，必致脾虚，常易及肝，肝气不调，气机不畅，易见腹痛。脐腹疼痛常属肝邪乘脾，故徐老常在方中加用白芍、防风。白芍用以抑肝舒挛定痛，而防风既能祛风，亦能胜湿，两药合用，刚柔并济，不论脾气虚，脾阴、脾阳虚而兼腹痛，痛甚欲便者，均可参用。

外用保留灌肠方是徐老的经验方，利于直达病所。方中石菖蒲芳香化湿治泻甚良，地榆、黄柏、苦参清热，白及护膜宁络。配合口服用药，可以提高疗效。

（周晓波）

80. 健脾养肺，清化行瘀法治溃疡性结肠炎下利肺脾两伤，肠腑湿热案

张某，男，18岁。初诊日期：2009年11月18日。

主诉：下利赤白次多间作2年余。

病史：患者于2007年4月初发下利脓血便，日行5~6次，伴左下腹疼痛，神倦乏力，面色少华，形体消瘦，发病以来，体重下降超过10kg，以致休学。2007年6月查肠镜示溃疡性结肠炎慢性复发型，历经中西医治疗，症情仍反复，患者及家属焦急万分，2009年9月8日再次复查肠镜报告示：肠腔出血，狭窄，病位在回盲末端及直肠，为进一步治疗收住本院消化科，住院时请徐老会诊。患者自幼易感外邪，平时常咳嗽少痰。

诊查：舌淡红，苔薄白根微腻，脉沉细不数。形体消瘦，精神不振，面色无华。腹软，肝脾肋下未及肿大，右下腹轻压痛，无反跳痛，肠鸣音不亢进。入院后查血红蛋白98g/L，CRP 112mg/L。

临床分析：本案患者自幼体弱，易外感咳嗽，年未及冠，腹痛下利赤白，病已2年余。饮食水谷精微，不能充养肌肤，故形体偏瘦，面色萎黄无华，神倦乏力，舌淡红，苔薄白。素体肺气不足，肺与大肠相表里，主病虽为下利，乃肺脾两伤，脏毒痢疾，肝脾不和，肠腑湿热内蕴，久病入络，脂络受损所致。属中医慢性下利之范畴。治当健脾养肺，清化湿热，兼以行瘀。

处方一：山药30g，白术10g，黄芪15g，百合30g，玉竹15g，黄连2g，藿香10g，紫草15g，丹皮10g，当归10g，赤芍10g，白芍15g，炮姜炭6g，阿胶珠15g，焦神曲15g，仙鹤草15g，合欢皮30g。水煎服，每日1剂。

处方二：黄柏30g，地榆20g，苦参10g，石菖蒲20g，白及10g，白头翁

30g，紫草30g，锡类散1.5g。每日1剂，浓煎成150ml，晚间保留灌肠，连续灌5天，停2天。如此循环。

配合灸治：气海、足三里、三阴交、命门等穴位交替进行。用平补平泻法。

二诊：治疗14天，舌苔白多黄少，舌淡红，脉细濡数。脾胃湿热未尽，湿重于热，濡则为脾气虚，数则为虚热，阴虚而生热，肠中有热。患者症状显著改善，唯腹痛未除，位于下脘、左上腹、右下腹，病及胃、脾、肝。患者面色㿠白，耳郭前庭禀赋不足，因久利脾胃升降失常，水谷精微不足，以致气血亏虚。治法仍以健脾抑肝和胃，清化湿热。

上方去百合、玉竹、丹皮、当归、赤芍、炮姜，加陈皮10g、半夏10g、薏苡仁30g、木香6g、鸡内金10g、丹参10g。每日1剂，水煎分2次服。同时配合保留灌肠和灸法。

三诊：治疗14天，腹痛已缓减，舌苔不腻，重在调补，补肾生髓化血则正气充旺，邪气自衰，扶正以祛邪。

处方：黄芪15g，当归10g，山药30g，白术10g，茯苓15g，炙甘草3g，阿胶珠15g，紫河车15g，补骨脂6g，紫草10g，仙鹤草20g，黄连3g，薏苡仁30g，谷芽30g，焦山楂15g，神曲15g。配合保留灌肠和灸法。

出院3个月后随访，症情稳定。

按语：本案特点：①病史不长，但消瘦明显，神倦乏力，似虚劳，健脾重用怀山药，补脾气养脾阴，古方有薯蓣丸，以山药为君。黄芪、当归并用，含当归养血汤之意。黄连与阿胶并用，清肠腑之湿热，补营血之亏虚。古方脏连丸，方中就有黄连与阿胶。炮姜与白术并用，健脾温中。仙鹤草、丹皮、赤芍行其瘀血，紫草凉血止血，有助于溃疡愈合。②禀赋不足，肺脾失养，不耐外邪，运化不力，饮食水谷不卫肌肤，故补益肺脾，固本之法获效。③灸治气海、足三里、三阴交、命门，以健脾温肾。脾虚及肾，命火不足，火不暖土，影响气血生化功能。配合灸治可以缓解症状，提高和巩固疗效。

（周晓波）

81. 酸甘敛阴，祛风胜湿法治慢性结肠炎下利肝阴不足，气散不收案

边某，女，36岁。初诊日期：1991年3月27日。

主诉：腹痛下利3年，发作3个月。

病史：患者初因饮食不洁而发病，下腹疼痛，以左侧为甚，腹鸣且痛，便泄稀黏状，次多而里急后重，以此为苦，数载迁延。已服多种中西药物治疗，并曾用野菊花、明矾等煎剂保留灌肠1个月。目前症状显著，头昏神倦，食少，口干欲饮，腹部胀痛而时时鸣响，大便日行4~5次，呈胶冻状，有里急后重之感。

诊查：形体消瘦，舌质微红而干，舌苔薄净，脉细。脐下按之觉胀痛不适。血红蛋白85g/L，红细胞2.81×10^{12}/L。多次查大便常规有红细胞少许，脓细胞(+)~(++)，培养4次阴性。上消化道钡餐示：胃下垂，小弯在髂脊下3cm。肠镜检查示升、横、降、乙状结肠及直肠均见慢性炎症。

临床分析：病已三载，下利腹痛屡发渐重。初时由食滞而导致气滞，湿热蕴结，肠腑脂膜内损。选用苦寒之剂，湿热虽渐清化，脾胃难免受伐。加以热渐伤阴，苦燥耗液，脾病而肝亦受其影响，肝气不调，肝阴不足。治法：柔肝敛阴和胃，佐以祛风胜湿理气。

处方：炒白芍20g，炙乌梅10g，木瓜10g，炒谷芽20g，炙甘草5g，白芷6g，炒防风10g，炒枳壳10g，槟榔10g，煨木香6g，小青皮6g，乌药10g。

每日1剂，水煎服。

上方服7剂，诸症改善，大便每日2次，胶黏状液显著减少，里急后重不著。乃去槟榔，加仙鹤草20g，焦楂曲各10g。共服21剂，腹痛胀鸣响不著，大便每日1次，渐成形，饮食亦渐增，精神好转，舌红转润。随访4个月，大便仍维持每日1次，余症亦不著。

按语：本例似泻似痢，诚如张仲景《金匮要略》所称“下利”。经治已久，曾投健脾止泻而腹胀腹痛加重，选用苦寒之芩、连、白头翁等品，下利未愈而反碍胃气。观其舌红口干少津、腹部胀痛不已，良由肝阴不足，腹中之气散而不收，滞而不祛。故方用白芍、乌梅、木瓜，配谷芽、甘草，酸甘相合，柔肝和胃，化生阴液。胃肠得濡，胃气得养而利于肠中浊邪下泄。白芷辛香，配防风祛肠中之风而能胜湿。乌药利气，《证治准绳》“异功散”治下利腹胀痛之方中，即以乌药、白芷、白芍相配，行气而鼓舞脾胃，又善柔摄。此例病久未愈，非一般之方所能胜任，故拟以敛散、甘酸辛相合。药后得效，说明辨证选方构思务细，巧为配伍。

（徐丹华　罗斐和）

82. 清宣肺热，滋阴润肠法治便秘肺阴不足，肠腑失濡案

刘某，女，44岁。初诊日期：1998年7月6日。

主诉：大便秘结6年余。

病史：患者6年余以来大便秘结，质干难下，甚则大便硬如羊屎，4~6日一行，平素常服番泻叶、果导等泻药，并配用开塞露等方解大便，十分痛苦，既往曾行肠镜检查未见异常，但1998年6月10复查肠镜示大肠黑病变，因害怕癌变，情绪焦虑。近来里热心烦，鼻腔燥热，咽干而痛，腹胀，时有便意，欲解不得。乃求治于中医。询问月经量偏少，周期正常。

诊查：舌红，咽后壁淋巴滤泡增生，充血，苔薄黄，脉细小数。腹软，小腹部按之硬，左下腹可触及肠管，按之稍有隐痛。

临床分析：患者便秘经久不愈，症见鼻腔燥热，咽干而痛，当属肺阴不足，兼有郁热之候，肺与大肠相表里，肺热移于大肠，肠腑失濡，传导失司，故见大便秘结。故治当清宣肺热，养阴通腑。

处方：炙紫菀10g，桑叶15g，杏仁10g，黄芩10g，沙参10g，麦冬15g，郁李仁20g，火麻仁20g，生地10g，玄参10g，枸杞子10g，麦芽30g，生甘草3g。

二诊：患者服药后大便稍畅，口干消失，继续用上方14剂，大便通畅，每1~2日一次。随访半年未复发。

按语：本例便秘10年之久，历经多方治疗，未有转机。徐老细审病机，见其鼻燥咽干，运用中医“肺与大肠相表里”这一传统理论，使用“釜上揭盖”之法，以紫菀、桑叶、黄芩等清宣肺热，沙参、麦冬等润肺生津，枸杞子、郁李仁、火麻仁滋阴润肠通便，使热除津充，宣降正常，则肠道滑利，即所谓“开上窍通下窍”也。

（周晓波）

83. 利肺滋液，润肠通便法治便秘肺气不利，肠腑失濡案

王某，男，72岁。初诊日期：1990年5月9日。

主诉：便秘10余年。

病史：病起10余年，大便秘结难解，约5~8天一次，腹部痞胀不适。2年来隔日用开塞露通导，已成依赖性。虽经多方服药调治，饮食配合，效果不著，仍离不开局部用药。来诊时兼有咳嗽，咳虽不甚，痰亦不多，登楼自觉气短，饮食正常。

诊查：舌质略呈暗红之色，舌苔薄净，脉象弦缓。近查X线钡剂灌肠，升横降结肠均未见异常，乙状结肠显示清晰，较粗大而长，直肠正常，印象为乙状结肠冗长。

临床分析：本案主要疾患为便秘，年逾七旬，气阴本虚，肠腑失濡，传送无力。肺与大肠相合，肺气不利，腑行难畅。故治当利肺滋液，润肠通便。

处方：紫菀15g，白杏仁15g，麦冬20g，川百合15g，全当归10g，前胡10g，桃仁15g，郁李仁15g，火麻仁20g，枳壳15g，炙甘草5g。

每日1剂，水煎服。

服上方10剂，隔日大便自解一次，不必再用开塞露。续服14剂，咳嗽症状消失，大便仍可隔日自解。乃于原方去前胡，改百合为30g。配7剂药，大锅同浸一宿，翌日煎取药汁三次，浓缩至较稠时，加蜂蜜7食匙，收膏。每日冲服2匙。7剂药熬膏可服14~16日，既方便服用，又能维持通便疗效，服完再配再熬。至10月每日服一匙即可，已不再用开塞露。

按语：本例为乙状结肠冗长，可能属于先天性，然症状都见于老年时期，说明气虚而肠腑失濡，传送无力，以致大便干结难解。肺气不利，不能降气，亦使便秘加重。故治从上焦肺金，用紫菀、前胡、麦冬、百合，宣补相合，调畅气机。并取《世医得效方》五仁丸意，加杏仁、桃仁、郁李仁三味。配东垣润肠丸去羌活，复方图治。阅患者已往所服之药，后2方均已屡屡用之，但其效不著。加入治肺之法，大便自解，可见治法有别，其效亦殊。

习惯性便秘虽非大病，若诸药少效，长期依赖开塞露，不仅生活上不便，精神上不宁，且由于腑浊不得自降，容易滋生他恙。一次处方，配药7剂，一次浓煎，加蜜熬膏，每日冲服少量，巩固疗效，此法方便服用而又节约药材，一举两得。

（徐丹华 罗斐和）

84. 健脾助运，益气理肺法治过敏性结肠炎泄泻、便秘交作脾肺气虚，传运不力案

徐某，男，58岁。初诊日期：1994年11月9日。

主诉：大便泄利或便秘交替5年。

病史：患者于5年前因不慎饮食，且兼受凉，遂致泄泻，日行7~8次，腹鸣而疼痛不著。经治疗5日，泄泻止，以后3~5日无大便，脘腹痞胀，又服通便药庶得如厕。2个月后，时值严寒，大便泄利，每日2~3次，服药少效。历月余，神倦乏力日著，利止后又复便秘。如此常呈交替之状，但无规律，总以便溏、便泄占多，3~5日或7~8日。便秘时腹胀不适，动则气短。近来发作较频，便利8日未愈，量少次多，粪质稀，但无黏液脓血。2次查肠镜，诊为"过敏性结肠炎"，有诊谓"肠易激综合征"。曾服多种中西药物，效果欠佳，服小檗碱、诺氟沙星、乳酸菌制剂等药甚多，据云效果甚微。平素稍有咳嗽，无咯血、发热等症。

诊查：面色稍萎黄，舌质淡红，舌苔薄白，两脉细弦。腹部无明显压痛，大便常规未见明显异常。B超肝、胆、胰、脾无明显异常征象。胸部X线检查，除两肺纹理稍增粗外，余无异常。

临床分析：该例主症为泄泻，间有便秘，病属久泻为主。久泻者脾必虚，脾虚则易生湿，湿胜则濡泄。泻利之后，脾气尤虚，传化失司，肠腑空虚，故2~3日无排便，本不足为奇，奈患者不明其故，急于通便，曾服麻仁丸之类药物，清热通腑润肠，大便虽通，却不知脾气更受其戕，如此互为因果，互相影响，以致延久不愈，呈泄泻与便秘交替之状。

大便泻利，便中从无脓血黏液，可见肠腑之热与湿均不重。泄泻之时无明显腹痛，与一般肝邪乘脾之病亦有差异。平素稍有咳嗽，虽无咯血、发热等症，病久动则气短，肺金清肃之令难免有所不足。况年近六旬，脾气虚，肺气亦有不同程度亏虚，肺与大肠相表里，故治脾固属首要，而治肺亦须考虑。

根据此证既有泄泻，又易便秘，姑拟两方。甲方以健运脾气为主，用于刚有便泄症状出现之时。乙方以健脾益气，宣肃肺气为法，用于便秘之际。

处方甲：炙黄芪15g，炒党参10g，焦白术10g，炒山药15g，云茯苓15g，炙甘草3g，北五味子3g，炙升麻5g，荷叶10g，炒防风10g，焦建曲15g。

处方乙：麦冬15g，太子参15g，炒山药15g，炙黄芪15g，黄芩10g，紫菀

15g，杏仁 10g，浙贝母 10g，云茯苓 15g，炙甘草 3g，炒枳壳 10g，全当归 10g。

以上甲、乙两方同时配好各 5 剂，服时均为每日 1 剂，水煎服。

初诊时配药共 10 剂，当时系泄泻，日 3~4 次，服甲方 5 剂后，大便正常，日行 1 次。7 日后大便不畅，3 日未排便，服乙方 1 剂，翌日即有大便 1 次，再服 4 剂，每日大便 1 次。以后仍按甲、乙两方配药，按主症分别煎服。1 个月后，大便基本正常，患者自己将甲、乙方交替隔日服 1 剂，既无泄泻，亦未见便秘。调治 3 个月，基本向愈。随访 1 年余，病未发作，退休在家，更注意饮食起居，体力亦较前好转。

按语：本例症状特点，以泄泻为主，泻止后出现便秘，似有“交替”之征，不同于一般泄泻。便泄而无明显腹痛，不属“痛泻要方”之常见证——肝邪犯脾。便中无脓血黏液，亦非湿热交结肠腑所致。症状不时发作，初因饮食不慎，兼受寒邪，以后诱因大致亦有相似，然往往并无明显诱因而泻利亦作。据患者回忆，其发作或加重与进食鱼虾、荤腥或情绪等因素均无明显关系。故分析其病机，恐因脾气虚弱，运化不力，水反为湿，谷反为滞，所以不时发作。泻止以后，气虚传送无力，肠腑空虚，继因肺气失于宣肃，抑兼肺气不足，脾肺气虚，以致大便多日不解。病位在脾与肺。

徐老诊治此疾，拟予两方，分为“甲、乙”，后者脾肺兼顾。泻时治以健脾助运，佐以升阳胜湿，不用涩肠之品，方中用四君子汤加黄芪、怀山药，系《医方集解》之“六君子汤”。加五味子酸收以止泻，敛脾肺之气，升麻、荷叶升清阳，防风以祛风胜湿，建曲以助脾胃之健运。便秘多日，则嘱服“乙方”。仍用黄芪，补益脾肺，配以山药、太子参之甘、平，益脾胃之气，麦冬与黄芪相伍，补益肺气之功尤著。更用黄芩、杏仁、浙贝母清肃肺金，紫菀温化利肺，佐枳壳行气，当归养血润肠，甘草调和诸药。两方交替服用，果然药对病证，症状渐趋好转。此法比较妥当，而且比较主动，嘱咐病员随症及时服药，停服其他药品，以免杂药乱投，更损脾气。

关于紫菀一药，徐老早年参读《宋人医方三种》，记述三位宋时医家经验。史载之列于首位，其经验特点之一，即用紫菀通便。所载患者患便秘多年，诸药乏效，史载之审证而用紫菀，取得意外奇效，此例印象殊深，常能记住。故遇本例询知平素时有咳，虽非主症，但病位兼在肺经，故用紫菀等肺药，与入脾之药相配，脾肺同治。因此，徐老常告诫为医者应善于学习，人之一生苦短，点滴之经验载于方书者，供学习参考，以利继承发展中医学术，以利防治顽疾，解除患者疾病痛苦。

（徐丹华 罗斐和）

85. 清肝和胃法治慢性乙型肝炎胁痛肝经郁热，胃气不和案

王某，男，33岁。初诊日期：2006年2月13日。

主诉：右胁隐痛不适间作5年余。

病史：患者1984年发现乙肝表面抗原阳性，2001年始经常右胁隐痛不适，胃脘痞胀，乏力，纳谷欠香，检查发现谷丙转氨酶升高，经治症状时轻时著，转氨酶升高经常反复。2006年2月5日复查肝功能示：AST 204IU/L，ALT 313 IU/L，G 36.5g/L，γ-GT 202IU/L，TBil 21.8μmol/L，B超示肝损害、胆囊壁毛糙，予甘利欣、古拉定、亮菌甲素等治疗，症状改善不著，延请徐老诊治。刻诊：右胁稍隐痛，胃脘痞胀，食欲欠振，嗳气、矢气频多，唇红，头昏，小溲黄，寐少梦多。父母均有乙型肝炎病史。

诊查：舌尖红，苔薄白，脉细弦。面色晦暗欠华，全身无蜘蛛痣，无皮肤黄染，无肝掌，腹软，肝脾未触及肿大，脐部无静脉曲张。

临床分析：肝主疏泄，喜条达而恶抑郁，肝郁不舒，气机阻滞，不通则痛，发为胁痛。气郁日久，化火伤阴，阴血亏虚，神失所养，则见头昏、寐少梦多、小溲黄、唇红、舌尖红、脉细弦等症状；肝郁气滞，横逆犯胃，胃气不和，则胃脘痞胀、嗳气矢气频多、食欲欠振等。病位在肝，与脾胃密切相关，证属肝经郁热，胃气不和。治当清肝和胃。

处方：青陈皮各6g，法半夏6g，炙鸡内金10g，佛手片10g，谷麦芽各30g，平地木10g，炒当归10g，炒白芍15g，水牛角6g，海金沙（包）15g，茅根30g，夏枯草10g，败酱草15g，生甘草5g。水煎服，每日1剂。

二诊：患者服药14剂，食欲改善，夜寐多梦，咽中不适，脘腹痞胀不适，小溲偏黄，ALT升高。察舌尖红，苔薄白，诊脉细弦。证属肝经郁热未清，胃气未和。治拟和胃清肝，兼祛郁热。

处方：陈皮10g，法半夏6g，炒白芍15g，鸡内金10g，夏枯草10g，败酱草15g，蒲公英15g，水牛角6g，丹皮10g，茅根30g，土牛膝10g，茯苓15g，生甘草3g，莲子心5g，绵茵陈15g。水煎服，每日1剂。

三诊:患者服上方4周,症状改善,3月23日复查肝功能示:ALT 48IU/L,γ-GT 41IU/L,G 37.2g/L,面部红蕾又发,舌红,苔薄白,脉细弦。仍以清肝治疗为主。

处方:绵茵陈15g,夏枯草15g,蒲公英15g,凤尾草15g,生甘草5g,石斛10g,水牛角6g,茅根30g,炒谷芽30g,炒当归10g,党参10g,鸡内金10g,神曲15g,白鲜皮10g。水煎服,每日1剂。另黄芪口服液1支,每日2次。

四诊:患者服药14剂,胃脘痞胀不著,小溲微黄,面部红蕾渐消,舌质红,根苔薄黄,脉细弦。原方有效,守法再进,以资巩固。

处方:绵茵陈15g,夏枯草10g,蒲公英15g,海金沙(包)15g,石斛10g,紫丹参10g,茅根20g,鸡内金10g,炒当归10g,麦冬15g,枸杞子10g,神曲15g。水煎服,每日1剂。

上方继服1个月,症状消失,复查肝功能正常。

按语:《素问·刺热论》云:"肝热病者,小便先黄……胁满痛,手足躁,不得安卧。"《灵枢·五邪》言:"邪在肝,则两胁中痛……恶血在内。"本案患者以右胁隐痛为主诉,病属胁痛,病位在肝,肝气郁结,气郁化火,肝胃不和是本病的病机关键,治疗当以疏肝清热,理气和胃为法,方中用青皮、佛手、合欢皮、麦芽疏肝理气解郁。对肝气郁滞,气郁化火,热伤阴血者,徐老常选用青皮、佛手、合欢皮(花)、白残花、玫瑰花、八月札等理气而不伤阴之品;配以夏枯草、败酱草、蒲公英、茵陈、金钱草、平地木等清泄肝热;肝为刚脏,体阴用阳,故配用白芍、当归、麦冬、石斛等以养阴柔肝,并可防理气香燥伤阴之弊;肝病病久,常有齿衄,多为热伤血络所致,故用水牛角、白茅根清热凉血止血,有齿衄者可止血,无者可防出血。《难经·七十七难》说:"见肝之病,则知肝当传之与脾,故先实其脾气。"对肝病治疗,在治肝的同时,徐老非常重视健脾,脾主运化,脾虚不运,则生痰生湿,故用党参、莲子心、神曲、谷麦芽、半夏、茯苓等健脾益气,化湿和胃药物,则已病可治,未病可防。

(周晓虹)

86. 养肝健脾,清热解毒法治慢性乙型肝炎胁痛湿热久稽,肝脾两伤案

高某,男,41岁。初诊日期:2003年10月20日。

主诉：患者右胁隐痛间作5年余。

病史：5年前患者无明显诱因出现右胁隐痛，时有作胀，纳差乏力，乙肝五项检查示：HBsAg、HBeAb、HBcAb阳性，肝功能示ALT 106U/L、AST 76U/L，诊为慢性乙型肝炎，叠经中西医治疗，右胁隐痛时作时止，转氨酶波动，病情缠绵不愈。徐老诊时，患者症见右胁隐痛，神倦乏力，头昏目涩，耳鸣腰酸，口干且苦，大便溏薄，日行1~2次，小溲黄赤，舌苔薄黄，脉细。肝功能示：ALT 80U/L，AST 67U/L，白/球蛋白比例倒置，HBV-DNA 3×10^4/copies，B超提示为肝损害。

临床分析：患者病延5年余，感染乙肝病毒之邪，中医属湿热久稽，肝阴暗耗，肝体阴而用阳，肝阴不足，疏泄失常，气机郁滞，不通则痛，发为胁痛；肝病及脾，脾失运化，则见便溏不实。证属湿热久稽，肝脾两伤。拟法养肝健脾，清热解毒。

处方：当归10g，白芍15g，枸杞子15g，北沙参15g，黄精10g，炒白术10g，茯苓15g，山药15g，蒲公英10g，凤尾草15g，炙甘草5g。

二诊：患者服药半月，症状明显改善，精神好转，胁痛腰酸、头昏耳鸣诸症均减，便溏转实。治疗有效，后以原方加减，坚持治疗半年余，诸症消失，复查乙肝五项检查虽仍为小三阳，但肝功能、HBV-DNA均正常，蛋白比例倒置得以纠正，已坚持上班，随访半年，肝功能无异常。

按语：本案以右胁隐痛主症，常法当以疏肝，但其本质乃病延日久，乙肝湿热久留不去，肝阴暗耗，肝失润养，气机不畅所致，徐老取王旭高《西溪书屋夜话录》之"柔肝"一法，认为用理气行气，则疏之益甚。而便溏不实，神倦乏力，当属脾虚之象，《金匮要略》有云"见肝之病，知肝传脾，当先实脾"，故用白术、茯苓、山药健脾益气化湿，是为养肝健脾同治之法。又见有口干溲黄、舌苔薄黄等热毒内恋之象，故佐清热解毒之品，贯穿始终。蒲公英甘寒清热而不伤胃，凤尾草既能解毒又具健脾止泻之功，两药久用，无损脾胃，佐以甘草，顾护脾胃，调和诸药，收效甚佳。清代费伯雄《医醇賸义》中述曰："天下无神奇之法，只有平淡之法，平淡之极，乃为神奇。"徐老以平和之法，用平和之药，治平常之病而达到非常之效的临床经验，值得进一步学习体验与借鉴。

（陆为民）

87. 解酲清热,养肝行气法治酒精性肝硬化胁痛郁热伤肝,阴虚气滞案

杨某,男,54岁。初诊日期:1990年8月20日。

主诉:右胁隐痛反复3年余。

病史:患者平素工作较忙,3年来应酬频繁,常饮白酒,并常酣醉,渐致右胁隐痛,神倦乏力,食欲欠振,口干欲饮,夜寐多梦。多次查肝功能示白球蛋白比例为1∶1,蛋白电泳示γ球蛋白30%左右,乙型肝炎抗原抗体均阴性,B型超声检查提示肝硬化征象。

诊查:面部微红,略有红缕。舌质红,苔薄净,诊脉细弦。

临床分析:患者病属胁痛,析其病机,良由劳倦饮酒过量,郁热伤肝,气滞失疏,肝阴不足所致。治以解酲清热,滋养肝阴,佐以行气。

处方:葛花10g,枳椇子10g,水牛角15g,白茅根30g,生甘草5g,炒当归10g,杭白芍15g,枸杞子15g,川石斛10g,延胡索10g,砂仁(后下)1.5g,炙鸡内金10g。

二诊:患者服药7剂后,右胁痛减轻,食欲改善,唯仍觉口干欲饮水。乃于原方去砂仁,改川石斛15g,加玉竹15g,再服14剂。

三诊:患者服药后右胁疼痛渐除,口干减而未消,舌质红,苔薄净,脉细弦。徐老认为酲毒渐祛,肝阴未复,拟予一贯煎加减。

处方:大生地15g,枸杞子15g,麦冬15g,白芍15g,川石斛15g,怀山药15g,玉竹15g,黄精15g,水牛角15g,白茅根30g,川楝子6g,炙鸡内金6g。

服10剂,症状均消失,面部潮红不著,舌红之色转淡,口干亦减轻。复查肝功能均正常,白蛋白41g/L,球蛋白29g/L,白球蛋白比例正常,蛋白电泳γ球蛋白18.4%。续予原方加减调治,至1990年11月19日再复查肝功能,白蛋白45g/L,球蛋白28g/L,蛋白电泳γ球蛋白20%,随访至1991年4月,症状不著,正常工作,已戒酒不饮。

按语:本例患者病因与饮酒有关,酒毒伤于肝,郁热伤于阴,故先参以解酲,取葛花与枳椇子二味,配以清热养肝理气和胃。清热取水牛角善清血热。肝为藏血之脏,酒性辛热而善入血分,故徐老常从清营凉血考虑而选用水牛角。一贯煎为养肝滋阴之常用方,阅前医所投方药,亦以此方此法为主,但单用此法,不仅症状未改善,复查肝功能白球蛋白及γ球蛋白也

无变化，而加入解醒一法，临床症状及肝功能均显著改善，可见解醒之品可能起到祛除病因之作用，足征中医解醒一法之可贵。

解醒是中医治疗因酒所伤的治法，东垣立葛花解醒汤，以葛花为方名，另有枳椇子亦专治酒毒疾患。此二味是解醒专用药物，配入砂仁、蔻仁、陈皮、干姜、神曲等理气宽胸膈而和胃，茯苓、泽泻以利水渗湿，使醒毒从小便下泄，治疗醉酒后胸脘痞胀，不思饮食，小便不利之证。确因饮酒所伤，酒毒内蕴，即使已距酒醉有一定时间，有些患者仍可据证而参用解醒之品。或先予解醒，后补其虚，有利于清除病因，杜绝病机演化，改善其病变和症状。从治疗学范畴而言，似属于治本之法，符合“治病必求其本”的原则。

（徐丹华　罗斐和）

88. 疏肝和中，兼清郁热法治早期肝硬化胁痛木侮中土，肝经郁热案

杨某，女，66岁。初诊日期：2009年2月25日。

主诉：右胁胀痛18年，引及肩背。

病史：患者18年来右胁作胀隐痛，及于肩背，进食油腻加重，查乙肝五项检查为小三阳，谷丙转氨酶及谷草转氨酶偏高，B超示胆囊结石、肝损害，于1995年7月行胆囊切除，术后右胁胀痛未改善，曾予多种中西药治疗症状仍有反复，易疲劳，食欲欠振，2009年1月8日复查AST 69U/L，ALT 44U/L，ALP264 U/L，GGT174 U/L，TBil19.1μmol/L，B超示早期肝硬化、胆囊切除术后、胆总管壁粗糙。患者有高血压、冠心病史20年，糖尿病病史18年。

诊查：舌质淡红，苔薄白，左脉弦，右脉细弦。

临床分析：患者有慢性乙型肝炎病史18年，渐发展为早期肝硬化，肝病传脾，木侮中土，肝脾不调，临床表现为右胁胀痛，引及肩背，治疗不仅要疏肝清热，而且要实脾。方选《景岳全书》柴胡疏肝散合二金汤加减。

处方：炙柴胡10g，苏梗10g，枳壳10g，炒白芍20g，生甘草5g，制香附10g，鸡内金15g，海金沙（包）15g，焦白术10g，茯苓15g，夏枯草10g，半枝莲15g，丝瓜络10g，酒大黄5g。

二诊：经治胁痛明显缓解，复查肝功能正常，舌淡苔薄白，诊脉细弦，拟

方疏肝健脾，清肝活血。上方去大黄，加党参 10g，桑叶 15g，丹皮参各 10g。

再服 21 剂，患者诸症渐平，在本方基础上加减治疗半年余，症状稳定，坚持上班。

按语：徐老认为苏梗功擅疏肝、理气、解郁，“能使郁滞上下宣行，凡顺气诸品，惟此纯良……宽胸利膈，疏气而不迅下”（《百草崇原》）。凡肝郁证或肝胃气滞证表现为胸脘痞闷，隐痛及胁，口不干苦，舌苔薄白等症可选苏梗、柴胡同用。本病胁痛病史 18 年，叶天士云“初病在经，久痛入络”，肝郁气滞，病久入络者可以配用通络法，如丝瓜络、路路通、当归须、炙乳香等，所以方中加入丝瓜络以通络。二诊时加党参，配合白术、茯苓、甘草，为四君子汤，可增健脾益气之功，加桑叶、丹皮增清肝之力，丹参活血养血，对肝硬化的治疗甚为恰当，也符合肝体阴而用阳之生理特性。由于药证合拍，症状改善明显，多年顽疾好转。本案体现了徐老治疗肝郁气滞证的用药特点。

（叶　柏）

89. 行气化瘀，散结通利法治疗胆石症胆绞痛气滞血瘀，络脉瘀阻，胆腑湿热案

林某，男，58 岁。初诊日期：1991 年 1 月 23 日。

主诉：上腹绞痛时作近 4 个月。

病史：患者病起于 1990 年 10 月 1 日，因饮食荤菜肥腻过多，心下疼痛甚剧，冷汗出。当即去某医院急诊，诊断为胆囊炎、胆石症。经抗感染、解痉止痛等多种药物治疗，剧痛得缓。但以后仍不时发作，痛位在心下及偏右胁下，胸脘痞闷且胀，得嗳气则舒，饮食减少，口不干渴，大便通畅。近 1 个月来持续服中药，并用抗菌药物，然上腹绞痛时作，常需用异丙嗪、阿托品、654-2，甚则用杜冷丁等止痛，稍能缓解。曾服如四逆散、四金汤、大黄、木香、延胡索、青陈皮等，其效不著。

诊查：两目少神，巩膜不黄，但较混浊，舌苔薄白，舌下脉络微有紫瘀之征。两脉均呈细弦，关部弦象较显。剑突下按之不适，按重则诉疼痛，腹无癥积。参阅近来检查资料，血、尿、大便常规正常。肝功能包括蛋白电泳、血淀粉酶均在正常范围。乙肝抗原抗体均阴性。B 超查谓胆囊炎，多发性

胆结石，最大一枚 2.1cm × 1.4cm，胆囊长 12cm，宽 3.3cm。CT 检查示：胆囊结石，胆囊颈部结石嵌顿，肝、胰、脾未发现异常。

临床分析：此例病情，痛在心下及右胁下，属脘痛、胁痛范畴。病位在肝、胆与胃。病理因素初由食滞、气滞，继而气滞血瘀、疏泄不及，络脉瘀阻，胆腑湿热，蕴久成石。曾用大剂清化湿热之品，然结石既大，且有阻滞嵌顿征象，当从行气化瘀，散结通利试服观察。

处方：苏梗 10g，炒枳壳 15g，白芍 30g，制香附 10g，佛手片 10g，炙鸡内金 10g，麦芽 30g，王不留行 10g，蜣螂 10g，通草 3g，川牛膝 10g，生甘草 5g。

每日 1 剂，水煎服。

上方服 3 剂，心下及右胁下疼痛渐减轻，未见剧痛绞痛发作。续服上方共 20 剂，饮食稍增，疼痛显著改善，已不需要再用哌替啶、阿托品、654-2 等解痉止痛药。药既对证，原法扩充再进，方中王不留行改为 15g，并加入皂角刺 10g，炙甲片 15g，玉米须 30g，芦根 30g，去川牛膝。此方一直服至 1991 年 4 月下旬，疼痛已不著，起居饮食如常，精神亦渐恢复。B 超复查胆囊炎症征象改善，胆囊体积长 9cm，宽 3cm，结石最大仍为 1.9cm × 1.3cm。病情显著改善，胆囊炎症发作已获控制。

按语：本例胆道结石发作，剧痛绞痛，原本每日均需解痉止痛剂，而且逐步“升级”。一则有一定副反应，患者甚感不适，且多用则耐药或成瘾。自服上列处方后，疼痛渐缓解，不再用解痉止痛剂，说明中药有良好作用。

本例原已服用中药，所用药物均为类似疾病常用之品，且均属有效之方。然本例痛剧不减，参考物理仪器检查结果，结合“久痛入络”之病机演化，故治以行气化瘀，散结通利。行气选用苏梗、枳壳、制香附、佛手片。化瘀散结通利选用王不留行、蜣螂、通草、鸡内金等药。芍药甘草取其舒挛缓急定痛，牛膝取其达下、行瘀，玉米须、芦根取其甘淡、甘凉以通利经隧之水液。再加入皂角刺、炙甲片亦属散结化瘀软坚之品。总之，选方用药以辨证为主，参考辨病，了解以前服用之方药，细心辨析，对证遣药，方能合乎病机，改善病痛。至于本例胆结石较大，且 CT 显示已有嵌顿征象，从临床症状来看，明显好转，B 超复查胆囊炎征象改善，但结石仍然，欲化其石，还需继续较长时间服药。

（徐丹华　罗斐和）

90. 健脾养正,清利肝胆,行气活血法治胰头癌伴胆总管狭窄黄疸脾虚失运,肝胆湿热,气滞血瘀案

鲍某,男,67岁。初诊日期:2006年1月5日。

主诉:左侧腰背痛1年,伴皮肤黄染半月余。

病史:患者1年前无明显原因出现左侧腰背部疼痛,未予重视,2005年9月起加重,经腹部CT、MRI及相关血液等检查,确诊为胰头癌,因肿块浸润侵犯血管等原因,无手术适应症,于2005年9月24日及10月18日两次介入化疗,2005年10月26日行γ刀治疗,每日1次,连续12次,12月26日又因"消瘦乏力4个月伴皮肤黄染10天"住某医院,查腹部CT示胰头4.2cm×3.1cm,主胰管不规则扩张,诊为"胰头癌伴胆总管下段阻塞",于12月29日行ERCP术,术中见肝内胆管及胆总管明显扩张,胆总管下段狭窄,行EST、气囊扩张后,置入金属支架内引流。治疗后皮肤黄染减而未除,神倦明显,血糖偏高,又转至本院住院治疗,延请徐老会诊。刻诊:身目黄染,周身肤痒,左侧腰背仍感疼痛,神倦乏力,常欲卧床,夜中不适则汗出,饮食不多,大便日行,小便色黄如浓茶。既往常饮酒,每日2~3两,吸烟10余年,每日20支。

诊查:形体消瘦,皮肤巩膜轻度黄染。腹软,左上腹压痛,无反跳痛,腹水征(–)。舌质淡红而紫,舌苔薄白,微腻,诊脉细数,重取无力。

临床分析:患者常年嗜酒,伤肝损脾,肝失疏泄,气滞血瘀则腰背疼痛;脾失健运,生湿蕴热,熏蒸肝胆,胆汁不循常道,外溢肌肤则身黄目黄,下趋膀胱则尿黄。复加术后气血受损,中焦气滞血瘀,络脉受阻,则疼痛、黄疸难愈。病理性质乃本虚标实,治当标本兼顾,拟法健脾养正,清利肝胆,行气活血。

处方:炒党参10g,当归10g,山药15g,鸡内金10g,海金沙(包)20g,厚朴10g,通草5g,猪茯苓各20g,白鲜皮10g,莪术10g,败酱草15g,薏苡仁30g,谷麦芽各30g,山茱萸10g。水煎服,每日1剂。

复诊:服药7剂,巩膜黄染减轻,肤痒、疼痛改善,加秦艽15g、茵陈15g清利肝胆湿热,加半枝莲15g抗肿瘤,药后黄疸明显减退。

以后多次住院,均请徐老会诊,因胸胁及左上腹隐痛未除,在原方基础上调整,并加乳香、路路通、丝瓜络等行气活血通络之品,治疗5个月余,病

情尚稳定。

按语：本案患者胰头癌晚期失去手术机会，行介入化疗、ERCP 术，胆总管置入金属支架后，黄疸仍不能消退，患者目黄、身黄、小便黄当属“黄疸”范畴。《金匮要略》提出：“黄家所得，从湿得之”，患者常年嗜酒，伤肝损脾，肝失疏泄，气滞血瘀则胁痛；脾失健运，生湿蕴热，熏蒸肝胆，胆汁不循常道，外溢肌肤则身黄目黄，下趋膀胱则尿黄。《金匮要略》谓：“黄疸之病，当以十八日为期。治之十日以上瘥，反剧为难治。”徐老认为，患者系胰腺癌晚期导致的梗阻性黄疸，时日已久，病根已深，预后不佳。γ 刀治疗、ERCP 术后，气血两虚，脾气受损，如一味疏利肝胆，行气活血，则正气更加受戕，脾土衰败，病势危矣，所以徐老采用益气养血，健脾扶正为主的治疗方法，辅以清利肝胆，行气活血，缓以图治。其中取炒党参、山药、当归益气养血；二金汤（鸡内金、海金沙）清利肝胆湿热；薏苡仁、谷麦芽健脾化湿助运，其中薏苡仁有抗肿瘤作用；白鲜皮祛风燥湿，清热解毒，《本草纲目》谓：“白鲜皮气寒善行，味苦性燥，为诸黄风痹要药。”莪术活血化瘀，现代研究该药抗肿瘤作用；山茱萸补肝肾之阴。药后气血得补，胃气得复，病情得以控制，加茵陈、秦艽清利湿热，半枝莲清热解毒抗肿瘤，以后因胁痛加路路通、丝瓜络等行气活血通络。治疗 5 个月，病情得以稳定。

二金汤出自《温病条辨》，由鸡内金、海金沙、厚朴、大腹皮、猪苓、白通草组成。《温病条辨》谓：“由黄疸而肿胀者，苦辛淡泄，二金汤主之。”徐老常用其治疗湿热黄疸，胆囊炎、胆石症患者，该方鸡内金必须重用，一般为 15~20g，少则无效，配合茵陈、马鞭草、玉米须、黑丑等药，既能消黄疸，又能消胀满。

徐老认为肿瘤患者多属本虚标实，临证需分清标本虚实轻重，辨证施治，要重视扶正，重视顾护胃气，不可仅仅根据现代药理研究，而大剂量给予清热解毒药，以犯“虚虚之戒”，损伤胃气。可以在扶正基础上适当加用一两味抗肿瘤药。本病属晚期肿瘤，胰头癌恶性程度极高，预后不良，经徐老治疗 5 个月，病情能够平稳，患者生活质量得到很大改善，实属不易，也体现了中医药治疗肿瘤的优势。

（叶　柏）

91. 解郁疏肝，养阴通络法治黄疸久治不退肝胆湿热，胃气不和案

崔某，女，60岁。初诊日期：2005年11月7日。

主诉：目黄肤黄反复发作17年，再发3个月。

病史：患者有关节炎病史20余年，时服消炎痛等治疗。17年前因悲伤致皮肤巩膜轻度黄染，1987年、1994年因黄疸，住某医院诊治未退，后至本院服中药治疗而愈，其间查病毒指标、免疫指标等均为阴性，排除了病毒性肝炎、免疫性肝病，考虑与胆道感染有关。2005年8月因情志不畅黄疸又起，曾在本院服中药治疗，胆红素虽已正常，但仍有巩膜黄染，肝功能转氨酶反复异常。刻诊：皮肤巩膜稍有黄染，食欲不振，脘胁痞胀，胃脘怕冷，口苦，右背疼痛，夜间尤甚，影响睡眠，大便次多量少，不成形。

诊查：巩膜皮肤轻度黄染，无皮疹，腹平软，中上腹部无压痛，右上腹按之不适，肝脾肋下未及肿大。苔薄黄，质暗红，脉细。

临床分析：患者平素情志不畅，肝失条达，肝气郁滞，疏泄失常，胆汁不循常道而溢于肌表，且肝气犯胃则胃气失和，复加久病伤中，胃阳不振，故见皮肤巩膜黄染、食欲不振、脘胁痞胀、胃脘怕冷、口苦、右背疼痛之证候。病为黄疸，辨证总属肝胆湿热，胃气不和。治当解郁清化和胃，方拟解郁合欢汤化裁。

处方：合欢花皮各10g，郁金10g，橘皮络各6g，法半夏10g，鸡内金10g，佛手10g，莱菔英15g，海金沙（包）15g，路路通10g，丝瓜络6g，枸杞子10g，夏枯草10g。水煎服，每日1剂。

二诊：患者服药17剂，巩膜皮肤微黄，食欲改善，脘腹痞胀减轻，背微痛，生气则加重，口苦较著，口干好转，嗳气，小溲微黄。舌暗红，苔薄白，脉细弦。仍从解郁疏肝利胆治之。

处方：合欢皮花各10g，郁金10g，茵陈15g，海金沙（包）15g，鸡内金10g，制香附10g，丝瓜络10g，路路通10g，薏苡仁30g，麦芽30g，刀豆壳20g，猪苓15g，建曲15g。水煎服，每日1剂。

三诊：患者服药14剂，右胁轻度胀痛，痛及后背，大便不畅，小溲微黄，巩膜轻度黄染，黄疸经久未消，舌质暗红，少苔，脉沉细小弦。患者肝胆湿热久留伤阴，络脉瘀阻。治从清利肝胆，兼以养肝通络。

处方：茵陈15g，白鲜皮10g，秦艽6g，鸡内金10g，海金沙（包）15g，路路通10g，水牛角6g，茅根30g，当归10g，枸杞子10g，白芍10g，玉米须15g，泽兰泻各10g。水煎服，每日1剂。

四诊：患者服药3周，症状改善，唯右胁胀而不适，肤色尚黄，目不黄，面部微晦，复查肝功能均已正常，ALT 21U/L，TBil 15.4μmol/L，舌下系膜略黄，舌质暗红，苔少，脉沉细小弦。仍从上法，养阴清利为主，拟方费伯雄茵陈玉露饮化裁。

处方：茵陈15g，石斛15g，玉竹15g，海金沙（包）15g，炙柴胡6g，制香附10g，秦艽6g，地肤子15g，丝瓜络10g，合欢皮10g，酸枣仁15g。水煎服，每日1剂。

五诊：前投茵陈玉露饮3周，患者服药后脘胁疼痛改善，小溲微黄，巩膜轻度黄染，牙龈有血，复发性口腔溃疡，饮热则痛，苔薄黄，质暗红，脉细弦。2006年1月18日肝功能示ALT 20U/L、AST 32U/L、ALP 93.6U/L、γ-GT 18U/L、TBil 20.3μmol/L，乙肝五项检查及其他肝炎病毒标志物均为阴性。此乃肝经瘀热未净，胃热上干。治当清泄肝胃，佐以健运中焦。

处方：黄连1.5g，生地15g，丹皮10g，茅根30g，当归10g，水牛角6g，茵陈15g，海金沙（包）15g，太子参15g，山药15g，茯苓15g，炙甘草3g，平地木10g，建曲15g。水煎服，日1剂。

按语：解郁合欢汤出自清代费伯雄《医醇賸义》，由合欢花、郁金、沉香、当归、白芍、丹参、柏子仁、栀子、柴胡、薄荷、茯神、红枣、橘饼等药组成，功能清火解郁，养血安神。患者情志不舒，肝气郁结，疏泄不利，胆汁外溢肌肤则皮肤巩膜俱黄。肝郁化火，且肝气犯胃则胃气失和，复加久病伤中，脾阳不振，故见食欲不振，脘胁痞胀，胃脘怕冷。其病机主要为肝气郁结，胃气不和。徐老用解郁合欢汤合二金汤加减，取疏肝解郁之功效，以合欢皮、郁金、鸡内金、海金沙为主药，加橘皮络、佛手以增疏利肝胆之功效，合半夏、莱菔英理气和胃，路路通、丝瓜络疏肝通络兼清热利尿。中医认为，肝之生理，其体为血，其用为气，胁痛长期不瘥，即如叶天士所云之“久病入络”，故用活血通络之品使其通利。且《金匮要略》云“诸病黄家，但利其小便”，故治疗黄疸，应重视通利小便。患者久病，肝肾不足，加用枸杞子滋养肝肾，使通利而不伤阴，夏枯草清肝胆，使循经上炎之郁火直折，还可起引经作用，引诸药直达病所。患者服药后症状改善，改投茵陈玉露饮加减，加强健脾利湿退黄之功。茵陈玉露饮也出自《医醇賸义》,由茵陈、玉竹、石斛、天花粉、茯苓、萆薢、葛根、栀子、陈皮、半夏、薏苡仁组成,功能养阴清利、健脾和胃。徐老用茵陈、玉竹、石斛为主药,配以海金沙清热利胆,柴胡、制香附疏肝理气,秦艽、地肤子、丝瓜络祛湿通络,合欢皮、酸枣仁解郁安神。经过一段时间的调治,患者病情日趋见好,黄疸渐退。

(周晓虹)

92. 清瘀化湿,肃肺清金法治急性戊型肝炎黄疸瘀热内留,肝胆失疏,肺失清肃案

董某,女,65岁。初诊日期:1998年3月11日。

主诉:恶心纳差近1个月,目睛黄染20天。

病史:患者2月中旬受寒出现恶寒发热,自服对乙酰氨基酚后热退,但一直感食欲不振,恶心,20天前发现巩膜黄染,小便色黄,来我院求治。查尿胆红素(+++),尿胆原(+);肝功能ALT、AST、ALP、γ-GT、TBil、DBil、TBA均升高,经保肝等治疗症状缓解不著,为进一步诊治而收入病区。入院时身目黄染,乏力纳差,时有恶心,时有咳嗽,小溲色黄,大便量少,质偏稀,色黄。请徐老会诊。

诊查:全身皮肤黏膜重度黄染,双侧巩膜黄染。化验检查:TBil 500μmol/L,DBil 128μmol/L,TBA 32μmol/L,ALT 663U/L,ALP 406U/L,γ-GT 82U/L,ALB 36g/L。尿胆红素(+++),尿胆原(+)。乙肝五项检查:抗HBC(+)。B超、CT示:胆囊炎、胆石症,肝门区低密度影。右脉弦滑而数,左脉弦细而数。

临床分析:本案属中医湿热黄疸,患者瘀热内留,肝胆失疏,同时患者伴有咳嗽,肺失清肃,治当清瘀化湿退黄,佐以肃肺清金。

处方:茵陈15g,栀子10g,水牛角10g,鸡内金10g,海金沙(包)15g,金钱草15g,广郁金10g,黄芩10g,柴前胡各10g,桑皮10g,芦根30g。

二诊:患者服药2剂,黄疸略所消退,饮食渐增,小便仍黄,肝功好转示TBil 318μmol/L,DBil 44μmol/L,TBA 64μmol/L,ALT 94U/L,ALP 254U/L。尿胆红素(++),尿胆原阴性。药证相合,原方继进。

三诊:患者黄疸明显减退,饮食亦可,无恶心呕吐,大便每日一行,质正

常，小溲色深黄，皮肤巩膜中度黄染。原方加制军 6g 继服。

四诊：患者黄疸渐退，纳谷亦增，小便偏黄。肝功明显好转，复查为 TBil 69μmol/L，DBil 17μmol/L，ALP 147U/L，余均正常。血查戊肝抗体阳性。诊断明确为“急性戊型肝炎。”原法治疗效佳，继服原药巩固。于 3 月 30 日出院。出院后继续服本方，10 天后复查肝功均已正常。

按语：此例最后证实为“戊型肝炎”，戊肝是一种经消化道传染的疾患，多呈急性过程。该案治疗之初，病因未明，重度黄疸，但徐老根据中医辨证施治之原则，合理准确地用药，其病很快向愈。方中主药为茵陈，利湿退黄，配栀子、黄芩清肝胆之热，加四金汤（金钱草、海金沙、鸡内金、广郁金）疏肝利胆化湿，用水牛角清热解毒凉营，前胡、桑皮、芦根兼顾患者有咳嗽，清金肃肺。因此，徐老强调，中医治病是认“证”识“证”，即使在诊断未完全明确的基础上，也应抓住时机，及时治疗，可缩短病程。这才是中医治病的特色，在目前临床上，有许多疾病很难明确诊断，但中医只要有证可辨，就能取得较好的效果。

（邵　铭）

93. 清金制木，养阴祛水法治乙肝后肝硬化失代偿期臌胀阴虚水停案

金某，女，58 岁。初诊日期：1991 年 1 月 30 日。

主诉：腹部膨胀 1 个月余。

病史：患者于 1990 年 12 月中旬发病，大便色黑，经诊查谓上消化道出血，用常规止血治法，出血渐止。旋觉腹胀，日益加重。诊为乙肝后肝硬化失代偿期，腹水。自 1 月 12 日起，中西医结合治疗，中药如健脾养肝，行气利水之剂，每日 1 剂。配用氨苯蝶啶或安替舒通口服，静脉输入血制品（白蛋白）等，效果不著。腹部膨胀日甚，饮食少，食欲不振，略有咳、无痰，大便干结，小溲甚少，下肢轻度浮肿。

诊查：面色萎黄，目不黄，形瘦腹大，腹部按之有波动感，腹围 81cm，体重 54kg。舌质红而干，舌苔薄白呈花剥状，脉象细弦微数。血查肝功能白蛋白 30g/L，球蛋白 29g/L，HBsAg 1∶2^4，胸透示右侧少量胸水。B 超示肝硬化、脾肿大、腹水。胃镜查为食管静脉曲张，慢性浅表性胃炎。妇科检查未

见明显异常。腹腔抽液查腹水系漏出液。

临床分析:患者出现症状虽仅月余,然而臌胀之成,积渐乃生。良由肝脾两虚,肝因邪毒所伤,肝病传脾、脾气渐虚,摄血无权,以致阴络内损,骤然便血色黑。出血虽止,正气受伐,臌胀症状始渐显露。肝阴亏耗,真水日虚而邪水日盛,脾虚运化不力,肺虚不能制木。前经投药,健脾养肝而未曾清其金气,故肝木横逆未驭。治当仿丹溪法,清金以制肝木,养其真阴,祛其邪水。

处方:北沙参12g,麦冬15g,川百合15g,川石斛10g,桑白皮15g,白茅根30g,楮实子10g,穞豆衣15g,鸡内金10g,路路通10g,泽兰泻各15g,玉米须30g。

每日1剂,水煎服。

上方服3剂,自觉腹胀减轻,饮食稍增,咳嗽不著,大便通畅,小溲渐增。续服10剂,精神渐增,胀势已松,下肢不肿,每日尿量由原来1200ml增至1800ml。继用原法,加黄芪15g。服药至1991年2月20日,症状不著,腹胀全消。腹围从81cm减为64cm,腹部无移动性浊音。复查肝功能白蛋白34g/L,球蛋白28g/L,余亦正常。1991年4月2日复查X线胸水已全吸收,肋膈角清晰。随访半年,病情稳定。

按语:此例患者形瘦舌红而干,腹部膨大,病属臌胀中最棘手之阴虚证。一方面是阴津不足,一方面是水湿潴于腹腔。若误以为只需健脾分利而过用甘温补气,则阴虚愈甚而水无从下,故仿丹溪清金制木一法,养肺之阴,清肃金气,投以沙参、麦冬、百合、桑皮。楮实子养肝肾之阴而不滋腻,穞豆衣养阴而行于皮里膜外,借路路通以宣通隧道,鸡内金消胀助运,泽兰、泽泻行水通络。再加茅根、玉米须甘淡渗利,利水而不伤阴。全方养真水而祛邪水,甘凉而不碍脾气,分利而不致伤阴。类似验案甚多,姑举此例,以示梗概。

(徐丹华 罗斐和)

94. 温通清热,调气行瘀法治胰腺炎后腹背痛寒热夹杂,气滞血瘀案

余某,女,41岁。初诊日期:1993年10月14日。

主诉:“急性胰腺炎”后,左腹背痛2个月。

病史:患者于2个月前因上腹疼痛、发热,呕吐,住院治疗,诊为急性胰腺炎。禁食并经中西药物合并治疗,5日后诸症次第缓解,2周后出院。唯左上腹仍一直有痛感,及于腰背,时轻时重,坐卧均痛。食欲不振,神倦乏力,大便溏而不畅,畏寒喜暖,不欲饮水。迄今已2个月,遍服多种中、西药物,左腹背疼痛仍不得改善,仍以卧床为主,生活不能自理,特为求诊。

诊查:面色稍呈苍白无华,舌质偏淡,舌苔薄白,诊脉沉细无力。左上腹及腰部均有轻度压痛,皮色无异常。血象呈轻度贫血,白细胞正常,血淀粉酶不高。大小便常规无异常。B超示胆囊壁稍粗糙。胰腺大小在正常范围。

临床分析:根据患者“出院记录”所载,患者住院时急性胰腺炎、单纯性,诊断已明确。当时禁食约7日,中药以大柴胡汤为主,兼用抑制胰腺分泌药物,抗感染、补液等措施。从效果而言,急性炎症幸得及时控制,但左上腹及腰背疼痛迄今未见好转。单纯性亦即水肿型,亦称间质型,良由胰腺间质水肿、充血和炎性细胞浸润,可能有渗液外溢,侵蚀胰腺邻近组织,因卧床而往往流蚀及于后腰背部,局部的疼痛可能与之有关。经及时治疗,胰腺炎症已好转向愈,但周边组织间之病损尚未痊愈。

按中医诊断,基本上属于腹痛。急性期后,气滞血瘀也是基本病理因素。胰属脾,初由湿热蕴结、气滞食积,不通则痛,病邪充斥,少阳不和,故寒热、呕吐。经及时治疗,湿热渐清,但经脉肌膜之气滞血瘀未获缓解,余邪亦难免留滞未尽。治法似宜疏调气机,行其瘀热。

从现症分析,畏寒,面白,舌质偏淡,脉沉细无力,综观诸症,属于阴寒之证。大便溏而不畅,脾阳不振,运化未得正常。故从病机而言,似属寒热夹杂之证。寒之因,可能因病后禁食、发热、呕吐,正气戕伤,抑兼用药大黄、芩、连,苦寒之剂连用,加以抗菌之诸药亦属苦寒之性,难免损伤阳气,寒自内生。

综上初步分析,拟法宜温通,温通经络、脏腑,疏调气机,行其瘀滞,清其余热,寒温兼投。

处方:制附子(先煎)5g,炒当归10g,炙柴胡10g,炒枳壳10g,炒白术10g,延胡索10g,赤芍10g,白芍10g,紫丹参10g,炙甘草5g,制大黄5g,生薏苡仁30g,败酱草15g,路路通10g,丝瓜络10g,谷芽30g。

每日1剂,水煎服,服药后偏左侧卧。

此方服5剂后,左腹腰部疼痛即有所改善,无坐卧不安之状,大便畅而仍微溏,进食少,大便量亦少。原方又服10剂,疼痛又有减轻,畏寒、乏力、食欲不振等症亦有改善,生活可以自理,白昼不必卧床。原方柴胡改用6g,制附子改为3g。再服10剂,左腹腰痛基本消失,余症亦不著,从事轻工作。随访7个月,云病已向愈,未再服药,饮食起居颇为注意,以防复发。

按语:多年来徐老诊治类似病例颇多,寒热兼夹,气滞血瘀。关键之一,医者应客观地认知有寒象,理宜用温药,勿以为"炎症"而仍一味用苦寒之品,离开辨证,走入误区,不利于病。

上方比较复杂,既有附子大黄汤意,又是四逆散合薏苡附子败酱散加减。附子与制大黄同用,其意不在通腑,而在温经导瘀。四逆散疏调气机。患者上腹痛在左侧,胁之下,为肝经所络,不论左、右,胁下均为肝之分野。薏苡附子败酱散系仲景方,见于《金匮要略》治肠痈所用,薏苡仁泄脓除湿,附子振其阳气,辛热散结,败酱草行瘀排脓。本例并非肠痈,但其炎性渗液,不论其在腹腔内、外,亦可用之,而实践证明其有效,故徐老认为此方(薏苡附子败酱散)对腹腔炎性疾患所致不少病证,均可据证选配。特别是有一定的寒象者,附子实为良药。此方原量,三药为10∶2∶5,其比例亦比较恰当。

上方四逆散中加白术,顾及脾气,又有当归,气血、肝脾双调,加路路通、丝瓜络,取其通络为佐,伍以延胡索、赤芍、丹参,协同通络行瘀定痛之功。按理,当归应以归须为好,惜当今配方已无归须。尚有行瘀通络之新绛,现也久已缺药,姑言以志之而已。

(徐丹华 罗斐和)

95. 补肺培土,佐以清宣法治感冒后久咳不愈肺脾气虚案

赵某,男,36岁。初诊日期:2006年1月16日。

主诉:咳嗽8月。

病史:患者2005年5月因感冒而致发热,咳嗽剧烈,咯痰量不多,无胸痛咯血,伴咽痒咽痛,自服诸多抗生素,发热咽痛消失,但咳嗽咽痒未止,曾至本院呼吸科求诊,查全胸片未见明显异常,予中药治疗效不著,后至本院

五官科,查为慢性咽炎,又予利咽止咳等中药治疗仍未效,遂来求诊。刻诊:咳嗽,咯痰量不多,咽痒,夜寐欠佳。既往有便溏反复2年余。

诊查:咽微充血,两侧扁桃体不肿大,两肺呼吸音清,未闻及干湿性啰音。舌质淡红,舌苔薄白,左脉细,右脉斜飞。

临床分析:患者便溏2年余,本次咳嗽因外感而发。脾气本虚,不能卫外,易感风邪,风舍于肺,则令人咳,证属脾肺气虚。治当补肺培土为主,佐以清宣。

处方:麦冬15g,玉竹15g,百合20g,太子参15g,山药20g,白术10g,茯苓15g,蚤休10g,杏仁10g,枇杷叶20g,黄芩10g,炙甘草5g。水煎服,每日1剂。

二诊:患者服上方10剂,药后尚合,夜寐欠佳,咽弓充血显著改善。舌苔薄白,舌质淡红,脉细。仍从脾肺治之。

处方:太子参15g,白术10g,山药15g,茯苓15g,百合30g,南北沙参各15g,麦冬10g,桔梗5g,炙甘草3g,枇杷叶15g,杏仁10g,百部20g,谷芽30g,神曲15g。水煎服,每日1剂。

三诊:患者续服上方约20剂,咳嗽向愈,夜寐渐安,腑行正常。舌淡红,苔薄白,脉细。肺气虚弱,拟再补肺清金。

处方:北沙参15g,麦冬15g,百合30g,生地10g,白及6g,枇杷叶15g,冬瓜子30g,法半夏10g,橘皮6g,瓜子金10g,阿胶珠15g,茯苓15g,合欢皮15g。水煎服,每日1剂。嘱其不饮酒,避风寒,室内多通风,多休息。

四诊:前投补肺清金,患者服药14剂,药后尚合,咳嗽已愈,夜寐欠安。舌尖微红,苔薄白。拟法补肺培土,益心肾。

处方:北沙参15g,麦冬12g,百合30g,山药15g,太子参15g,茯苓15g,炙甘草3g,炒陈皮6g,鸡内金10g,神曲15g,合欢皮10g,黄精15g。水煎服,每日1剂。

按语:肺脾两脏在生理上相互联系,在病理上相互影响。脾胃位于五脏中央,是脏腑之气出入升降的枢纽,脾胃中土,万物皆生化于土,人身五脏六腑皆赖脾胃生化之水谷精微。脾胃与肺,具有土金相生之母子关系,脾为肺之母,肺主气而脾益气,肺所主之气来源于脾。故前人有"脾为生气之源""肺为主气之枢"之论。脾运的强弱就决定了肺气的盛衰,肺气不足亦多与脾气虚弱有关。本案患者慢性腹泻2年余,素体脾气虚,久而导致肺气不足，平素易见体倦乏力，少气懒言，易于感冒。当土病不能生金，或金病致土虚时，用补脾土的药物治疗，借以调补中州，益气生血，实后天，于是中气足，气血旺，从而使肺脏受益，防御外感，即培土生金法，此法是中医常用的治疗方法之一，是根据中医五行相生理论及脏腑学说而形成的一种治疗肺脾亏虚病证的方法。

徐老的经验，一般培土生金法分甘温、甘凉两法，临床上需视证候不同，灵活应用。本案则以肺脾气阴两虚，复外感风邪所致。故徐老以益气养阴、健脾补肺，佐以清宣合法。药用太子参、白术、茯苓、山药、甘草等益气健脾，用沙参、麦冬、五味子、玉竹、百合等养阴补肺，用蚤休、杏仁、枇杷叶、黄芩等清宣肺气，而获疗效。

（周晓波）

96. 清肝宁络法治不明原因咯血肝火犯肺，阳络内损案

赵某，男，17岁。初诊日期：2005年9月26日。

主诉：咯血间作3个月余。

病史：患者2005年6月以来无明显诱因出现咯吐鲜红色液体，每次出血量多则100ml，少则10余ml，稍有咽中不适，无咽痛、无咳嗽、无上腹痛、无泛酸、无黑便、无发热、无胸痛等，曾在宿迁当地及江苏省人民医院多次住院，行4次胃镜，4次支气管镜，1次喉镜及1次胸部CT等检查均未见出血病灶，原因一直未明，住院治疗效果不著，乃转诊求治于中医。刻诊：时有咯吐鲜红色血液，夜间易汗出，饮食如常，精神尚可，无面色苍白。患者每因情志不畅而发。

诊查：咽不充血，扁桃体不肿大，两肺呼吸音无异常。腹软，全腹无压痛。舌尖微红，苔薄白，诊脉细数。

临床分析：参合四诊，徐老诊为肝火犯肺，阳络内损之咯血。患者素体阳气内盛，复因高考临近，心理压力徒增，劳累劳力易伤肺气，加以情绪激动，肝气郁结，久则化火，气逆火升，循经犯肺，阳络内伤则血上溢，发为咯血。治宜清肝宁络。

处方：丹皮10g，桑叶皮各15g，土牛膝10g，水牛角6g，黄芩10g，藕节炭30g，侧柏炭15g，制军5g，石斛10g，生地12g，花蕊石15g，茅根30g，碧

玉散(包)10g。水煎服,每日1剂。另给予三七粉、白及粉各2.5g、藕粉10g,调服。

二诊:患者服药9剂,大便溏泄,前额痛,心烦。察其舌尖微红,苔薄白,诊脉细数。仍从清肝宁络,佐以平肝祛风为法。

处方:桑叶皮各10g,丹皮10g,黄芩6g,藕节炭30g,白芍10g,焦白术10g,茅根30g,水牛角6g,焦建曲12g,生甘草3g,蔓荆子10g,白蒺藜10g,莲子心5g。水煎服,每日1剂。另给予三七粉、白及粉各2.5g,藕粉10g,调服。

三诊:患者又服药7剂,药后尚合,未见咯血,近来食欲欠振,大便日行。舌尖微红,苔薄白,诊脉细数。治参消食助运。前方加谷麦芽各30g、鸡内金10g。11月10日咯血少量,约20ml,有块,稍有咳,头昏,食欲欠振,脐周隐痛,大便时溏,苔薄白,尖微红,脉细弦小数。情志不畅,木火刑金,阳络未宁,胃气不和。

处方:桑叶15g,丹皮10g,水牛角6g,碧玉散(包)10g,黄芩10g,生地12g,花蕊石15g,侧柏叶15g,仙鹤草15g,谷麦芽各30g,鸡内金10g,焦楂曲各15g,合欢花皮各15g。水煎服,每日1剂。

服药14剂后,未见咯血。随访4个月,症情稳定。

按语:由于脏腑的相互关联,咯血虽出于肺,而其因未必在肺。如肝郁气滞,日久化火,循经犯肺,木火刑金,则肺失清肃,甚则迫血妄行而咯血。

本案的特点有:①青年男性,屡次咯血。②发作与劳累和情绪激动有关。③发作时无咳嗽,但咯血鲜红伴头痛面赤。④饮食正常,大便正常,脉象小数,舌尖微红,舌苔无显著改变。素体阳气内盛,复因劳累、劳力易伤肺气,加以情绪激动,肝气易结,肝火易升,气逆火升,循经犯肺,阳络伤则血上溢,所以血从口出,发为咯血。治疗宜平木清金,徐老常以黛蛤散、龙胆泻肝汤等方加减。并配合散剂:白及粉、三七粉各1至3g,一般1日3次,出血量多者增量至6小时1次,以温开水调成糊状服,服药前后半小时不饮水。白及性微苦微寒,补肺止血,生肌敛疮效好,该药含胶质成分,富有黏性。三七,又名参三七,甘微苦温,有止血散瘀消肿定痛之功,历来治出血病证,曾有“金不换”之称,近从动物试验证实,具有缩短凝血时间,降低毛细血管通透性等作用。至于服法,徐老强调用开水(或汤药)调成糊状吞服,否则会影响止血的效果。

(周晓波)

97. 开郁行气，宁心安神法治胃病郁证肝郁不达，胃阳不振案

方某，女，52岁。初诊日期：2006年6月1日。

主诉：胃脘觉冷5个月余。

病史：患者2005年11月因外感发热服药治疗后渐胃中觉冷，畏寒喜暖，便溏次多，自觉头顶有凉气并移行至胸咽、胃脘，纳谷尚正常，无胃脘胀痛，无嗳气泛酸等，头目昏晕，心悸，夜不得寐，腰酸。曾先后服中西药治疗未效。患者2003年发现子宫肌瘤，2006年1月17日行全子宫摘除术，平素情志不畅。本次发病与外感风热，多药伤中有关。

诊查：腹软，胃脘部无压痛，肝脾未及肿大。舌质淡红，舌苔薄白，诊脉细。2006年1月查B超肝胆胰脾未见明显异常，胃镜检查示慢性胃炎，幽门螺杆菌阴性。

临床分析：患者平素心情抑郁，肝失条达，气机不畅，阳气内郁，不能外达，复加本次外感风热，多药伤中，中阳益损，心神不宁，故见胃中觉冷、畏寒喜暖、便溏、心悸、夜不得寐等肝郁不达，胃阳不振之证候。病属胃病郁证。治宜开郁行气，宁心安神。方拟解郁合欢汤化裁。

处方：合欢花皮各10g，郁金10g，制香附10g，绿梅花10g，百合30g，生麦芽30g，龙齿15g，白芍15g，炙甘草5g，鹿衔草15g，老鹳草15g。水煎服，日1剂。

二诊：患者服药7剂，胃中觉冷好转，渐有温热之感，但仍觉巅顶及两侧头部有冷气窜入，直至脘腹，头晕，汗出，大便日行2次。舌质淡红，舌苔薄白，脉细。巅顶属厥阴所主，加藁本6g、凌霄花10g，一温一寒，寒温并用，皆能上行巅顶，而疏达厥阴郁滞；因患者时有汗出，加山茱萸10g、白蔹10g滋阴敛汗。水煎服，日1剂。另嘱：金针菜每次50g，可当菜吃，4~5日服1次。

三诊：患者又服药18剂，胃气已和，胃脘无明显不适，自觉巅顶痛，有冷气，时有汗出。舌质淡红，苔薄白，脉细。治当解郁疏调气机。

处方：藁本6g，凌霄花10g，白蔹10g，白芍15g，五味子5g，蔓荆子10g，土牛膝10g，当归10g，麦芽30g，百合30g，陈皮6g，炙鸡内金10g，佛手10g。水煎服，日1剂。

继续服药15剂，诸症消失。

按语:郁证表现多端,本案以胃脘觉冷为主要症状,一般认为乃胃寒所致,或为虚寒,或为实寒,然究其根源,实因患者子宫肌瘤术后,心情抑郁,肝失条达,气机不畅,阳气内郁,不能外达,复加外感风热,多药伤中,中阳益损,胃阳不振,心神不宁。病理关键在于肝郁不达,阳气内郁,故见胃中觉冷、畏寒喜暖等症。病属胃病郁证。治当遵《黄帝内经》“木郁达之”之旨,以开郁行气,宁心安神为法,郁解气畅,则阳气自能外达,胃脘觉冷可愈。

解郁合欢汤出自清代费伯雄《医醇賸义》,由合欢花、郁金、沉香、当归、白芍、丹参、柏子仁、栀子、柴胡、薄荷、茯神、红枣、橘饼等药组成,功能清火解郁,养血安神,是治疗“所欲不遂,郁极生火”(郁火)之主方。具体运用时,徐老认为当随证施治,根据兼症不同加减药物,方能取得异曲同工之效。本案则取解郁合欢汤之主药郁金、合欢以疏肝解郁行气,加制香附、绿梅花以增其功;生麦芽最能疏肝;白芍养血和血;百合、龙齿宁心安神;鹿衔草温而不燥,兼助胃阳;炙甘草补益中气,调和诸药。全方合用,可使郁解气畅,阳气外达,血和神安。另徐老对待此等患者,嘱其常服金针菜,有调节自主神经功能的作用,于病有益。徐老谓,金针菜又名“黄花菜”“萱草”“忘忧草”,西晋·嵇康《养生论》云:“合欢蠲忿,萱草忘忧”,合欢与萱草同用,实为治疗郁证之良品。

(陆为民)

98. 疏肝解郁,甘缓辛散法治胃病郁证肝气郁滞案

江某,女,40岁。初诊日期:1993年11月17日。

主诉:胸闷短气,不思饮食,胃中抽动5个月。

病史:5年前曾患胃痛隐隐,经多次服药,症状基本缓解,但不时仍小有反复。5个月前因情志不畅,郁而不伸,遂致胸宇窒闷,短气,善叹息,不思饮食,无饥饿感,进食甚少,饮水亦少,胃脘部常有抽动感,无规律,神疲乏力,体重逐渐减轻。2个月来休息在家,屡经治疗,效果不著。已婚,生育1次,人工流产5度,半年来经期稍衍,经量较少。

诊查:面色少华,舌质淡红,舌苔薄白,脉象细弦。心肺无异常体征。上腹无压痛,肝脾未触及。胃镜检查示轻度浅表性胃炎、幽门螺杆菌阴性。胸部X线检查及心电图均无明显异常。

临床分析:患者自觉症状显著,缘情志因素诱发。胸闷短气而善叹息,上腹抽动,食欲不振,饮食减少约 1/2,以致乏力、体力不支,但无胸痛、咳喘、胃痛、胁痛等症,诊断似属郁证。胸廓心肺,肺主一身之气,辅心主血,肺气膹郁,其因有外感、有内伤,患者一直无寒热、咯痰等症,外感可以排除。内伤之因,良由肝气郁滞,影响升降功能,以致肺气不畅,故见胸闷短气而善叹息。胃气不振,不思饮食,进食减少,胃中有抽动感,亦可能由于肝郁所致,肝气易犯中土,肝胃相邻,胃腑首当其冲。总其关键,良由肝气郁滞所致。

治法当以疏肝解郁为主。宗经旨"肝苦急,急食甘以缓之;肝欲散,急食辛以散之"原则,选用甘缓、辛散之剂为主。

处方:百合 30g,炙甘草 5g,淮小麦 30g,大枣 7 枚,广郁金 10g,合欢花 15g,佛手片 10g,薄荷(后下)3g,橘皮 6g,橘叶 15g,娑罗子 10g,全当归 10g。

每日 1 剂,2 次煮服。服后平卧约 1 小时。

此方服后,自觉有气从上腹上行至胸,颇觉舒服。3 剂后胸闷短气即有改善。药服 7 剂胃中抽动减少,饮食渐增。乃去薄荷,加谷芽 30g。再服 14 剂,诸症基本消失,饮食渐接近正常,精神好转,恢复工作。随访 3 个月,生活工作均正常,恙未复作,1 年后路遇,谓一直良好,未服药。

按语:郁证在临床上颇为常见,尤以妇女为多。症状表现不一,可及头面、躯体,内脏以上焦中焦为多。其特点之一为起病或加重与情志因素关系明显;特点之二为各种理化检查,明显阳性者较少,以影响脏腑功能为主。医者诊视此类病证,既应重视药物选治原则及处方用药配伍,且需关心开导,予以同情、慰藉。因郁证经久不愈,有的可从功能导致器质疾患,诚如《临证指南医案》所述有"郁痨沉疴"之证。

甘缓、辛散,乃治郁证之大法,甘而不能温,不可甘而滞气,辛亦以微辛为度,勿过用辛温。患者曾经他医诊治多次,有投参、芪,有用干姜、桂枝,患者服后均甚不适,症状不但无改善,反而加重。上方由百合汤、甘麦大枣汤、解郁合欢汤等复方加减组成。百合、甘草、小麦、大枣均属甘缓而养心神之品,百合补气而利气,心神与肺气得养,利于郁气和缓。郁金、佛手、橘皮、橘叶均属微辛之品,善行气而开郁。薄荷辛散,逍遥散即用此药以疏达气机。娑罗子微辛微温,行气而宽胸膈,且能宣通肺络心脉。当归甘,微温,入血分，养肝血而利于他药行气散郁，此二药同属佐药。全方药味不甚苦，以舒郁理气为多，兼以养心养胃、补神利肺宁心，服药调治后，症状逐渐改善，恢复健康，于此可见中医药治疗之优越性。

叶天士十分重视郁证的诊疗，从《临证指南医案》所列38例、43案内容，亦可初步窥见一斑。郁证临床表现不一，或诸窍失司，心神失常，或脾胃受损，络道不通，治郁贵在条达宣畅，养其心神，所列“用苦泄热而不损胃，用辛理气而不破气，用滑润濡燥涩而不滋腻气机，用宣通而不揠苗助长”的用药法度和经验，甚为确切、可贵。故在日常诊疗工作中，学前人经验，析患者病因病机，融会贯通，知常达变，构思灵巧，可取事半功倍之效。

（徐丹华　罗斐和）

99. 疏肝养心，和降胃气法治郁证胁痛心肝气郁，心神不宁案

潘某，女，43岁。初诊日期：1989年9月5日。

主诉：右胁下隐痛间作10年余，加重2个月。

病史：患者10余年来经常右上腹胁下隐痛且胀，食欲不振，神倦乏力，头昏头痛，情志抑郁寡欢，夜寐不佳，多梦纷纭。2个月来症状尤著，心烦不宁，身觉微热，口干，屡经治疗并全日休息，未见好转。

诊查：形体消瘦，目眶色泽晦滞，两目无神，诊脉细弦，舌质微红，舌苔薄白。体温37℃，心率86次/min，血压90/60mmHg。右上腹轻度压痛，墨菲征阴性，肝脾无明显肿大。血红蛋白83g/L，血沉31mm/h，查肝功能正常范围，HBsAg 1∶2^7，B超示胆囊壁毛糙。

临床分析：综观其症状表现，病属郁证之胁痛。病位以肝、心为主。肝气郁滞，久而有化热之征，心肝气郁，心神不宁。阅已往所服之方药，柴胡疏肝散、越鞠丸、丹栀逍遥散等加减及西药多种，均属对证。但患者自述有的方药嫌燥，有的方药服后食欲更差。经反复思考，法从疏肝解郁，养其心神，和其胃气为主，选方勿过辛过苦。

处方：合欢花10g，广郁金10g，制香附10g，牡丹皮10g，川百合15g，佛手片10g，炒橘皮6g，炒白芍15g，炒枳壳10g，炒竹茹10g，炙甘草5g，凌霄

花 10g,焦建曲 10g。

每日 1 剂,水煎服。每晚以蜂蜜调服琥珀粉 1g。

上方服 5 剂,自述夜寐渐安,右胁下隐痛而胀已有减轻。续服 15 剂,诸症均见改善。原方小事加减,再服 20 剂,症已不著,舌红渐复正常。体温 37℃以下,血沉 10mm/h,HBsAg 阴性,抗 HBc 阳性。

按语:本案乃中年未婚女性,月事尚正常,症状较多,情怀不畅,郁证之诊断较为适当。郁则气滞,其滞或在内脏,或在形体,治法宜从疏肝解郁为主。虽有气郁化火趋势,却不宜过苦以损胃气,用微辛之品而不致破气。方选费伯雄解郁合欢汤加减,该方以合欢为君,列为首味,亦见其构思之精巧。用丹皮清肝胆之热,代替栀子。加配百合养其心神,琥珀粉安定心神。芍药甘草柔肝和阴,缓急止痛。橘皮、建曲和其脾胃。用凌霄花之意在于宣达气血之郁,上行下达,与合欢、郁金相配,增其开郁之效,非为通经而投。用药之外,重视劝慰开导,亦颇重要。因郁证经久,“全在病人能够移情易性”(《临证指南医案·郁》华岫云按语),否则,“延及郁劳沉疴”,可不慎乎。

(徐丹华 罗斐和)

100. 补益脾胃,理气和胃法治慢性萎缩性胃炎胃痛中虚气滞;平肝化痰,调和胃气法治胃痛后眩晕虚阳夹痰,上扰清窍案

马某,女,54 岁。初诊日期:1990 年 10 月 25 日。

主诉:胃脘痛反复发作近 20 年,加重 1 周。

病史:患者已往胃痛反复发作 20 余年,自服生姜红糖煎汤热饮,可获缓解。1 年前曾有黑便,诊为上消化道出血,经治血止。近 1 年来 2 次胃镜检查谓慢性萎缩性胃炎,伴有肠上皮化生,幽门螺杆菌(+++),十二指肠炎。1 周来胃脘疼加重,于 1990 年 10 月 17 日入院,请徐老会诊。症见胃脘隐痛持续,疼痛位于中脘周围,得食稍缓,嗳气觉舒,时时泛酸,食少,口干欲热饮,大便微溏,每日 1 次。

诊查:舌质偏淡,舌苔薄白腻,脉象细弦。上腹轻度压痛,肝脾不大。

临床分析:据证属于脾胃气虚,又兼气滞。治以补益脾胃,理气和胃。

党参 10g，炒白术 10g，炒白芍 15g，炙甘草 5g，云茯苓 15g，广陈皮 10g，法半夏 10g，炒枳壳 10g，佛手 10g，鸡内金 10g，香橼皮 10g，煅瓦楞 15g，川黄连 3g。每日 1 剂，水煎服。

二诊：患者服药 6 剂，脘痛已获缓解。唯觉头目晕眩，恶心呕吐，日渐加重。血压正常，查脑血流图未见异常。颈椎 X 线摄片示颈 5 椎体前后下缘骨质增生，颈 5~6 椎间隙变窄。处以平肝和胃之剂，效果不著。10 月 31 日诊其脉仍细弦，视其舌苔薄白，询知其已往脘痛服姜汤过多时亦有同样眩晕发作。良由脾胃气虚，胃中痰饮内生，因服甘温升阳益气之品，虚阳夹痰浊上扰清窍所致。治当平肝兼化痰浊，又须调和胃气。拟方半夏天麻白术汤，泽泻汤加减。

处方：法半夏 10g，明天麻 12g，白术 10g，泽泻 25g，云茯苓 15g，白蒺藜 10g，炒白芍 15g，炙甘草 3g，炒枳壳 10g，炙鸡内金 6g。每日 1 剂，水煎服。先嚼生姜片，知辛后吐去姜渣，随即服药，闭目平卧。

上方服 2 剂，眩晕显著改善，共服 5 剂，眩晕渐平。以后加减调治，至 12 月 18 日症状不著。复查胃镜大致诊断同前，幽门螺杆菌阴性，遂带药出院续服。

按语：中年以上患者，往往兼患多种疾病。本案患有胃炎及颈椎病亦均属常见病，体质有不同，症状表现亦有差异。但在病程中可分析其特点有四：一是胃痛与眩晕此起彼落，眩晕发作似与姜辛、甘温之品有关，激动肝阳，上扰清窍；二是半夏天麻白术汤与泽泻汤对颈椎病表现为眩晕、恶心等主症者亦有良效，且控制症状较快，说明处方用药贵在辨证，异病可以同治；三是对这类患者的用药必须照顾全面，补益脾胃勿过温，防阳升太过，治眩平肝勿过凉，防苦寒损胃；四是慢性萎缩性胃炎亦有泛酸症状，可能由于萎缩性炎症较轻，病灶局限，尚有黏膜炎症存在，说明不宜将萎缩性胃炎与胃阴不足之间画等号，临床还应以辨证为主。至于泽泻与白术之比例，仍应按《金匮要略》泽泻汤原方之用量，掌握 5∶2 为要。如泽泻 25g，白术 10g，比例恰当，才有效验，历试不爽。本书相关病案也有论及，可相互佐证参考。

（徐丹华　罗斐和）

101. 行气活血，疏肝和胃，宁心安神法治顽固性失眠气滞血瘀案

窦某，女，46岁。初诊时间：2002年2月23日。

主诉：彻夜不寐1个月。

病史：患者既往有反复失眠病史20余年，常服中西药治疗，症状未除。近1个月来彻夜不寐，心乱如麻，咽中疼痛，胃脘不适，腹中隐痛，服艾司唑仑等效不佳。原有胃疾，胃脘痞胀隐痛间作，去年两度胃镜示浅表性炎症，肠镜示结肠黏膜未见明显异常，B超肝胆胰脾无异常，服中药治疗后好转。2001年9月右侧副乳手术，12月出现皮肤增厚，2001年11月B超发现卵巢1.4cm增高的回声，情绪紧张，心情抑郁。

诊查：舌淡红，苔薄白，诊脉小弦。

临床分析：患者绝经2年，情志多郁，肝失疏泄，气机不畅，气滞血瘀，心神不宁，肝气犯胃，胃气不和，故见彻夜不寐、胃脘隐痛等气滞血瘀、肝胃不和之证候。病属气滞血瘀之不寐（顽固性失眠）。治当行气活血，疏肝和胃，宁心安神。拟方血府逐瘀汤加减。

处方：炒当归10g，赤芍10g，炒川芎6g，生地12g，柴胡6g，枳壳10g，炙甘草5g，桃仁10g，红花6g，桔梗5g，土牛膝10g，百合30g，莲子心5g。水煎服，每日1剂。嘱晚上服头煎，次日中午服二煎。

复诊：服药7剂，夜间能睡2~3小时，咽痛不著，胃脘隐痛，口干苦，徐老认为，患者原有胃疾，治应参以理气和胃之品，加制香附、佛手、黄连又服药2周，失眠显著改善，能睡5小时左右，仍有心烦、胃脘隐痛，改投理气和中，宁心安神善后巩固，继续服药半月，失眠、胃脘隐痛基本痊愈。

按语：血府逐瘀汤出自王清任《医林改错》，主治胸中血府血瘀证，认为“不寐一证，乃气血凝滞”所致，并谓“夜不能睡，用安神养血药治之不效者，此方若神”。患者情志不舒，肝气郁结，疏泄不利，血行不畅而成瘀。“人卧则血归于肝”，“肝藏血，血舍魂”，“心藏脉，脉舍神，脉为血府”。现患者情志不畅，肝气郁结，肝血瘀阻，则神无所养，魂无所藏，故夜不得安眠。血府逐瘀汤由桃红四物汤合四逆散加桔梗、牛膝而成。方中桃红四物汤活血化瘀而养血；四逆散行气和血而疏肝；桔梗开肺气，载药上行，合枳壳则升降上焦之气而宽胸；牛膝通利血脉，引血下行。诸药相合，使血活气行，瘀化

郁解，气血调畅，则魂有所藏，神有所养，故得安睡。具体运用时，徐老有着自己的认识和体会，如本案伴有咽中疼痛，故用土牛膝而不用怀牛膝，既能利咽，又能下行。患者兼有胃疾，《素问·逆调论》有云："胃不和则卧不安"，故治疗时应兼顾理气和中，胃疾控制，也有利于改善睡眠。最后，徐老以行气和胃，宁心安神而巩固疗效，也寓有此意。

（陆为民）

102. 燥湿化痰，清心安神法治失眠气郁痰凝，心神不宁案

徐某，男，52岁。初诊日期：1986年5月4日。

主诉：失眠2个月。

病史：患者2个月来失眠，持续加重，渐至彻夜不寐，白天感头昏脑涨，无法工作，食少、消瘦、乏力。曾服镇静安眠西药无效。痛苦万分，求诊于徐老。

处方：炒陈皮6g，法半夏10g，胆南星6g，石菖蒲6g，郁金10g，朱茯神15g，莲子心6g，龙齿20g，酸枣仁15g，炙甘草5g，麦芽30g，大枣10枚，黄金首饰6~10g。

制法：黄金首饰穿线，缚紧，置砂锅内，加水1 000ml，煮沸后文火续煎1小时。其余诸药放入水中搅拌、浸泡，文火煎煮，沸后再煎20分钟，水不够时可略加，煎成200ml。每日1剂，日服1次。临睡前温服。服药后，以温热水洗脚后就寝。

服5剂后即能入睡，再服5剂，每晚能睡6小时左右，精神转佳，遂恢复正常工作。

按语：本方所治失眠者多因精神紧张，心情不愉快而致，气郁不舒，影响脾气之运化，聚湿则成痰；或因气郁化火，煎熬津液，亦可生痰。明代戴思恭认为"有痰在胆经，神不归舍，亦令不寐"，同时指出，"理痰气"为治疗本病的"第一要义"。方用陈皮、半夏、朱茯神、甘草，取二陈汤之义，燥湿化痰，同时砵茯神还有宁心安神之功；加胆南星增强化痰的作用，并能清热；菖蒲、郁金、莲子心清心化痰解郁，现代药理研究证实，石菖蒲具有镇静作用；龙齿镇心安神；酸枣仁宁心安神；麦芽健脾和胃消食；另以金器置药中

煎煮，其义在于取其“微量元素”，须用真金。诸药合用，有燥湿化痰，清心安神之功。本方证的审证要点为：要有痰湿内停之象，证见胸闷、头痛、厌食等。临证之时，如见舌质红，口干者，可去陈皮，加天冬 12g，麦冬 12g，何首乌 12g。

（徐丹华　罗斐和）

103. 益肾疏肝，养阴安神法治尿频肾虚肝郁案

曹某，女，52 岁。初诊日期：2005 年 2 月 24 日。

主诉：尿意频数 2 年。

病史：患者 2 年前始觉尿频，初起尿常规示有白细胞，隐血（+）~（++），在本院肾科、泌尿科、针灸科及外院内分泌科等诊治，查肾功能、血糖均正常，治疗半年尿检白细胞消失，但尿隐血一直存在，膀胱镜检查未见异常，而尿频未除，经多方诊治无明显效果，求诊于徐老。刻诊：尿意频数，10~15 分钟 1 次，量少，以致影响睡眠，咽中不适，胃脘痞胀，时有心悸潮热，少腹微胀，饮食尚可，大便次数亦频多。

诊查：面色少华，精神欠振，腹软，全腹无压痛，双肾区无叩击痛。舌质微红，苔薄黄，诊脉细。

临床分析：患者平素情志不畅，肝气郁滞，郁热于里，阳盛则开多阖少，疏泻失常，则二便频数；久之肾阴亏虚，故见睡眠差、时有心悸潮热、少腹微胀；肝胃不和则咽中不适、胃脘痞胀等。病机总属肾虚肝郁，厥阴气滞，疏泄与开阖失常。治法：益肾疏肝，养阴安神。自拟方四花百合汤加减。

处方：百合 30g，合欢皮花各 15g，绿梅花 10g，野料豆 20g，麦芽 30g，炙甘草 5g，生地 15g，山药 15g，潼沙苑 15g，桑螵蛸 15g，白术 10g，菟丝子 10g，茯苓 15g，凌霄花 10g，神曲 10g。水煎服，日 1 剂。

二诊：患者服药 7 剂，药后仍感尿频尿急，时有失禁，尿量不多，小腹时有隐痛，自觉眼睑浮肿，尿检隐血（++），腰酸痛右甚于左，肾虚膀胱湿热，治从原法，佐以清热利湿止血，上方加黄柏 6g、益母草 15g、茜草炭 15g、桑叶 10g。

三诊：前投益肾疏肝，清利和胃之剂半月，患者服药后脘胀改善，咽干不适亦好转，心悸时作，夜间汗出，手麻，神倦乏力，苔薄白，脉细弦。近查

心电图正常,ST段未见下移,兼有气血不足,肝郁不达,拟再养心神,调气血。

处方:太子参10g,黄精10g,野料豆15g,生地15g,炙甘草5g,茯苓15g,百合20g,合欢皮15g,茜草炭10g,沙苑子10g,煅磁石15g,建曲15g。水煎服,日1剂。

四诊:患者又服药7剂,胃气渐和,咽中不适改善,心悸汗出也少,主症少腹隐痛,尿频,尿检隐血(++),原有慢性尿路感染,舌质微红,苔薄黄,脉沉细。膀胱湿热未除,上方去磁石,加石韦10g、蒲公英15g以清热利湿。

五诊:患者服药14剂,尿频减轻,尿检隐血(+),红细胞2~5/HP。舌质微红,诊脉沉细。原方加减续服8个月余,查尿检隐血阴性,尿频渐除,不需起夜,夜眠尚安。

按语:本案症状有一定的复杂性,如何能抓住重点是关键,徐老认为虽说肾主开阖,司二便,然而,肝郁失于疏泄同样可以导致小便频数,当从肝论治。朱丹溪《格致余论》云:"阴不足,阳有余论,主疏泄者,肝也;主开阖者(二便),肾也。阴盛则开少阖多,阳盛则开多阖少。"患者平素情志不畅,遇事易怒,肝阳偏亢,疏泄失常,而致小便频多。肝旺横逆犯胃,则胃脘痞胀。相火上越则咽中不适。阳盛阴伤,而阴气难成易亏,久之肾阴亏虚,则时有心悸潮热,睡眠差。阴虚火旺,迫血妄行则尿血。四花百合汤为徐老自拟经验方,有合欢花、绿梅花、佛手花、白残花、百合等组成,功能疏肝解郁,养阴安神。主治阳郁阴伤,心神不宁证。在此加减运用亦获得肯定疗效。方中以合欢花、绿梅花、麦芽疏肝解郁;百合、生地、山药养阴安神;野料豆,《本草汇言》云其能"解内热消渴,治阴虚盗汗",《本经逢原》曰:"入肾经血分",功能益肾清热养阴;凌霄花性凉疏肝,且具有升提阳气作用;潼沙苑、桑螵蛸、菟丝子补肾缩尿;白术、茯苓、神曲健脾和胃。诸方配伍以疏肝清热,益肾养阴,虽不直接具有固涩作用却能很好地起到缩尿功效,疗效满意。对于隐性血尿,徐老常用益母草、茜草炭、黄柏、白茅根等清热利湿、化瘀止血,若是尿路感染则常用石韦、蒲公英等以清热通利。

(周晓虹)

104. 益肾清利法治IgA肾病血淋肾虚湿热案

祈某,女,59岁。初诊日期:2006年2月9日。

主诉:尿频尿血4个月余。有高血压6年。

病史:患者去年9月起无明显诱因出现尿频次多,无消瘦,无多饮多食,无尿痛腰痛,无寒热,无肉眼血尿,无颜面浮肿等,查空腹血糖正常,尿常规检查:尿糖阴性、隐血(++)、白细胞阴性、红细胞2~3/HP,尿蛋白阴性,二次尿红细胞形态检查示3.5万/ml,80%多形性,肾功能正常,B超双肾输尿管阴性,于2005年11月23日住江苏省人民医院,入院查:意识清楚,轻度贫血貌,双下肢不肿,血常规示血红蛋白132g/L,PLT289×10^9/L,尿隐血(++),尿酸化功能正常,尿素氮、肌酐、血尿酸、CRP、ESR、ASO、RF,免疫球蛋白等检查均未见异常,心电图V_1~V_5 T波倒置,临床诊为慢性肾小球肾炎,2005年11月28日在B超导引下行右肾穿刺活检术,病理诊断为IgA肾病(系膜增生型),予肾炎康复片、雷公藤片等治疗1个月后出现肝功能损害,ALT、AST升高,遂停服,但复查尿检隐血(+++),红细胞增多,2~4/HP,为继续治疗前来就诊。刻诊:晨起面浮,下肢酸软,饮食尚可,尿频次多,夜尿1~2次,无灼热痛急,大便日行,不成形。

诊查:面白无华,面部稍浮,精神不振,下肢不肿,双肾区无叩击痛。舌尖红,苔薄黄,诊脉沉细小弦。

临床分析:本案老年女性患者,有高血压多年,素体肝肾阴虚,湿热内留膀胱,总属肾虚湿热之证。治当标本兼顾,拟法补益肾气,清利湿热。

处方:生地15g,山药15g,山茱萸10g,茯苓15g,泽泻15g,六月雪15g,茅根30g,丹皮10g,丹参10g,益母草15g,潼沙苑10g,菟丝子10g,茜草10g,玉米须15g。水煎服,每日1剂。

二诊:患者服药7剂,药后尚合,眠食俱安,时有阵咳,咳而少痰,下肢酸而乏力,舌质微红,苔薄白,脉细,今日尿检隐血弱阳性,治参清肺化痰。前方加桑白皮20g、蛤壳10g、杏仁10g、木瓜10g,去潼沙苑、菟丝子。水煎服,每日1剂。

三诊:患者服药10剂,咳嗽向愈,精神体力改善,腰酸,下肢行走渐有力,纳便尚调,右踝关节处稍肿,无尿频尿痛,脉沉细,舌尖红,苔薄白。复查尿隐血(++),红细胞20μl/L,高血压服药能控制,血压120~150/80~90mmHg。肾阴不足,拟再益肾凉营,分利湿浊。

处方:生地12g,山药15g,菟丝子10g,山茱萸10g,六月雪15g,茜草10g,丹皮参各10g,茅根20g,益母草15g,白蒺藜10g,炙甘草3g,赤小豆

20g。水煎服，每日 1 剂。

四诊：患者服药 1 个月，近日胸闷腰痛，面浮不肿，尿检隐血(++)，苔脉如前，治参原法。上方加沙苑子 10g，白及 6g，去山茱萸，茜草改茜草炭 10g。水煎服，每日 1 剂。

五诊：患者再服药半月，患者诉右腰穿刺部位时有隐痛，面肢浮肿不著，尿检隐血(+++)，胸闷改善，舌红。营阴不足，阴络不宁。

处方：生地 10g，当归 10g，赤芍 10g，丹皮 10g，女贞子 10g，墨旱莲 15g，茜草炭 10g，六月雪 15g，茅根 30g，小蓟 10g，丹参 10g，水牛角 6g，橘皮络各 6g，乌药 10g，煅磁石 15g，蝉衣 3g，豨莶草 15g，臭梧桐 10g。水煎服，每日 1 剂。

另用鬼针草 20g 煎剂，泡脚 20~30 分钟。每日 1 次。

六诊：患者服药 14 剂，复查尿隐血(++)，红细胞阴性，服上方后大便溏，日行 2 次，前方去生地、丹皮、女贞子，加白术 10g、山药 15g、藿香 10g 健脾化湿。水煎服，每日 1 剂。

七诊：患者面肢虚浮，右耳鸣，小溲不畅，舌微红，苔薄白，脉细，继从养阴益肾分利治之。

处方：生地 12g，山药 20g，菟丝子 10g，潼沙苑 10g，制香附 10g，连皮苓 15g，玉米须 20g，六月雪 20g，山茱萸 10g，益母草 15g，泽兰泻各 15g，茜草 15g，茅根 20g，冬瓜皮 30g。水煎服，每日 1 剂。以冀症缓。

按语：IgA 肾病是一组以肾小球系膜区 IgA 明显沉积为特征的肾小球疾病，是原发性肾小球疾病中的最常见类型，肾活检病理检查在肾小球系膜区有以 IgA 为主的颗粒样沉积，临床表现以血尿为主。属中医“血淋”范畴。《巢氏病源》指出：“诸淋者，由肾虚而膀胱热故也……”一般而言，肾虚是此病之本，膀胱热(指湿热)是此病之标。临床各种原因可促使肾脏抗病能力降低，失去正常机能，以致膀胱容易潴留湿热。湿热不去，水道不利，又加重了肾虚的程度。也有原来肾并不虚，因膀胱湿热内留，经久不获廓清，导致肾虚。致使肾虚和膀胱湿热互为因果。本案老年女性患者，有高血压多年，素体肝肾阴虚，湿热内留膀胱，致病情迁延，缠绵难愈。徐老的经验是应根据患者体质而采用标本兼顾之法，亦即清利湿热与补益肾气相结合的治法。故本案用生地、山药、菟丝子、山茱萸、杜仲、牛膝、胡桃肉、桑寄生补益肾气，猪苓、泽泻、玉米须、黄柏、薏苡仁等清热利湿，茜草、丹皮、丹参、茅根、益母草等凉营止血。徐老认为,当本病初期湿热未尽之时不宜急于补肾,唯有重视清除湿热,才可避免影响及肾,如急于补肾,湿热不能渗利,于病不利,这一点在治疗本病时值得注意。后期湿热已除,则应重视补肾,且由于肾、脾是先、后天之本,密切相关,故需仔细辨证,而重视脾、肾兼治之法。

(周晓波)

105. 补脾益肾,活血化瘀法治难治性贫血虚劳脾肾皆亏,瘀血不去,新血不生案

卜某,女,49岁。初诊日期:1990年9月3日。

主诉:1年来头目昏晕,乏力神倦,食欲不振。

病史:病史1年有余,常感头目昏晕,乏力神倦,初时仍坚持工作,继而食欲不振,头晕甚则欲仆,活动后心悸,常卧床休息。曾多方检查治疗,诊为增生性贫血。经司坦唑醇、丙酸睾酮、促红素、输血及服中药养血剂等多种治疗,效果不著。既往多年来大便溏薄,常易感冒,曾断续服用多种防治感冒的中、西药物。月经1~2个月一潮,量中等。无龈鼻出血、痔血等病史。

诊查:面色苍白无华,皮肤未见出血斑疹及瘀紫。舌质淡而微紫,舌苔薄白,两脉弦大,重取无力。心率88次/min,律整,心尖收缩期吹风样杂音1~2级,肝脾无肿大。血查血红蛋白64g/L,红细胞2.5×10^{12}/L,白细胞3×10^{9}/L,网织红细胞0.004。

临床分析:患者主症乏力神倦,面色苍白无华,系内伤杂病之虚劳。患者虽然乏力、头晕,食欲不振,但尚不致于卧床难起,也无发热、出血等症,似属于虚劳病的中度。

患者具有明显的血虚症状,根据气血相关的机理,当是气血两虚。病位涉及脾、肾、肝、心等脏。患者多年来大便溏,且病后食欲不振,显与脾胃气虚有关。“气主煦之,血主濡之”,脾气已虚,水谷精微不足,生化之源不足,脾不能藏营以生成血液,气血不能上荣,故头目昏晕,面色苍白,不能充养四肢,故神倦乏力。

肾主骨、生髓化血,故显著的血虚,病位常及于肾。髓不充,化血无权,

骨弱而尤增乏力神倦。血虚而使肝脏藏血不足，肝木失于濡涵，影响肝脏的体、用，故头目不清，或昏或眩。心主血脉，血少无以养心，故活动后心悸。由于代偿的机理，故脉来弦大，心率增速，《金匮要略》早有“脉大为劳，极虚亦为劳”的记载，确是源于实践的经验。虚劳之疾，脉大，脉数，为临床所常见，只要查无邪实的征象，证虚脉大，说明其虚较甚，可能尚有充分的代偿功能。

至于此病之病因，既无长期慢性出血，也无外感重证病史，家族中亦无同类患者，年将五旬，亦决非先天遗传所致。推测之，可能与平素常患感冒，正虚易感外邪，常断续服用防治感冒的中、西药物，其中含有对乙酰氨基酚成分，可能与此有关，以致抑制造血功能。如是则姑称之为“药毒”比较近似。

治法主要从补气生血，益肾补髓着眼。鉴于“瘀血不去，新血不生”之机理，故佐以活血化瘀之品。

处方：炙黄芪15g，炒党参15g，山药15g，炙升麻5g，焦建曲15g，炙甘草3g，补骨脂10g，菟丝子10g，骨碎补10g，制黄精15g，阿胶（烊入）15g，磁石10g，三棱10g，莪术10g。

每日1剂，3次煎服。

此方服10剂，自觉食欲有改善，精神有好转，再服25剂，续有进步，面色亦渐好转，舌质淡红，脉象已稍敛，不若原来弦大之象，心率80次/min，血查血红蛋白85g/L，红细胞3.5×10^{12}/L，白细胞4×10^{9}/L。原方略事加减，共服药55天，症状基本消失。随访6个月，病情好转稳定，查血象续有进步，已恢复工作，嘱其复查骨髓，患者未去。

按语：此例虚劳病疗效尚可，治法方药以补脾益肾，佐以活血化瘀。补脾以参、芪、山药为主，添升麻、甘草为佐，补脾升阳，建曲健脾胃而助消运。益肾选补骨脂、菟丝子与骨碎补三味，乃徐老多年经验所得。患者食欲不振，大便易溏，若投地黄、枸杞子、何首乌等药，则嫌滋腻，有碍脾胃运化功能。因属脾肾之虚为主，故用补骨脂辛温以补肾助阳，使元阳得固，骨髓充实，诚如《本草经疏》所云“补骨脂能暖水脏，阴中生阳，壮火益土之要药也”。菟丝子辛甘、性平，补肝肾而益精髓，辛以润之，兼以温脾助胃。骨碎补苦温，功能补肾、活血，传统用治骨伤，《开宝本草》谓其擅“补伤折”，能“接骨续筋”，善于补肾生髓以化血，故与补骨脂、菟丝子相配，相得益彰。

又加磁石入肾为使，磁石之用量不大，但能引上药归于肾、归于骨髓，利于恢复骨髓造血功能。

方中复加阿胶补血，黄精清补肝肾，三棱、莪术活血化瘀。

上述骨碎补一药，考《药性论》曾谓“主骨中毒气，五劳六极”。《本草正》亦载此药“疗骨中邪毒”。患者之病因恐与“药毒”有关，故用骨碎补可能尚能起到这方面的作用。曾用类似方药治疗不少由于药物因素导致骨髓抑制的病例，均颇有较好疗效，结合本例疗效，故特此赘言数语，“医者意也”，洵不诬也。

本例西医学诊断仍属于难治性贫血，已往虽经多方治疗，从病史过程来看，不同于慢性再生障碍性贫血。在治疗过程中，除服上列中药以外，嘱其吃一些炒胡桃肉，饮食以清淡而富营养、可口为原则，胡桃亦能补肾，可协同补骨脂而增补肾生髓化血之功。

（徐丹华　罗斐和）

106. 健脾养肝，补肾生髓法治缺铁性贫血脾肾俱虚，肝血不足案

周某，男，58岁。初诊日期：1992年3月4日。

主诉：精神不振2个月余。

病史：患者于近2个月来自觉精神不振，食欲差，但食量尚可，手部略有抖动。检查血红蛋白47g/L，红细胞1.54×10^{12}/L，血沉35mm/h，网织红细胞1.9%。2月25日查骨髓，诊断为缺铁性贫血。经服用中西药物多种，贫血血象未见好转，体力渐弱，经常卧床。原有高血压、高脂血症、慢性胆囊炎、胆石症、混合痔等疾患，查CT谓“轻度脑萎缩”。前阶段胆囊炎发作，右上腹疼痛，服胆通、甲硝唑、汤剂清利肝胆等药，上述症状已控制。

诊查：面色萎黄，呈慢性贫血病容。舌苔薄净，舌质微紫，诊脉左细、右手微弦。心率88次/min，心尖2级收缩期杂音。

临床分析：患者年近六旬，多病缠身。前因右上腹痛发作，服药治疗，肝胆湿热渐除，脾胃不无影响。据症属血虚气弱，不能荣于四末，故神倦乏力，经脉失濡而手部微抖。舌苔薄净，显无实邪。舌质微暗乃血气运行欠畅。肾主精气，主骨生髓化血。脾肾俱虚，肝血不足，故血虚经久不复。治当健

脾养肝与补肾相合。

处方：炙黄芪20g，炒山药20g，全当归10g，大生地15g，炒白芍15g，阿胶珠15g，紫丹参10g，制黄精15g，补骨脂10g，骨碎补10g，灵磁石（先煎）15g，蓬莪术10g，炙甘草3g。每日1剂，水煎服。

此方服7剂，症状改善。续服7剂，查血红蛋白63g/L，红细胞2.08×10^{12}/L。继服达1个月，症状明显改善，精神渐振，复查血红蛋白104g/L，红细胞3.41×10^{12}/L。随访4个月，血虚症像基本复常，起居生活一如健时。

按语：本例缺铁性贫血患者，曾服铁剂（葡萄糖酸亚铁）及十全大补口服液，但经治血象未见改善，加服汤剂，效果加快。方中补骨脂、骨碎补等补肾生髓。灵磁石入肾，以之为使，故用量不重。丹参、莪术与诸药相配，旨在行瘀以利气旺血充，对血虚治疗，不无裨益，诚如前人所云，瘀血不去则新血不生。此方特点，恐应归于补肾与行瘀两端。

（徐丹华　罗斐和）

107. 养血温经，和络宣痹法治痹证血虚寒凝，络脉痹阻案

周某，女，48岁。初诊日期：2006年2月9日。

主诉：右手指节疼痛3个月。

病史：3个月来因入冷水劳作，右手指节疼痛，小指不能握，拇指不能伸，右肩疼痛，下肢酸痛，月经5月未潮，时有头昏，头痛偏右，肢体温痛触觉正常，饮食尚可，二便通调。查免疫球蛋白尚正常，抗核抗体谱阴性。本次患者因外感寒邪而发病。既往有胃酸多10年，坐骨神经痛3年，月经周期已紊乱。

诊查：右手指关节无肿胀，局部压痛。舌质淡红，舌苔薄白，诊脉细。

诊其为：患者病起冷水劳作，复加外感寒邪，寒主收引，筋脉拘挛则肢体关节疼痛；年届七七，月经紊乱，阴血亏虚，络脉失养。病机总属血虚寒凝，络脉痹阻。病理性质当属本虚标实。治当养血温经，和络宣痹。拟方四物汤合独活寄生汤化裁。

处方：当归10g，白芍15g，川芎6g，生地12g，羌独活各10g，桑寄生10g，桑枝15g，木瓜10g，五加皮10g，白术10g，川断10g，茯苓15g，甘草

5g，神曲15g。水煎服，每日1剂。另：桂枝10g，细辛5g，红花3g，煎水浸右手。

二诊：患者因丧母悲痛，受寒声音不扬，口干咽痛，胸痛，胸闷不畅，上方仅服1剂，右手指疼痛，两肺呼吸音清，未闻及干、湿啰音。舌质淡红，舌苔薄白，诊脉细弦。证属肝气郁结，肺气失肃。先拟解郁肃肺，佐以理气通络。拟方解郁合欢汤加减。

如下：合欢皮花各10g，郁金10g，制香附10g，橘皮络各6g，杏仁10g，桑叶枝各15g，白前6g，桔梗5g，枳壳10g，橘叶15g，谷麦芽各30g，木瓜10g，丝瓜络15g，建曲15g。水煎服，每日1剂。

三诊：患者服上方14剂，咽痛音哑、声音不扬均有改善，上肢、双手关节疼痛，晨僵，左侧头痛，经绝半年。察其舌质微红，苔薄白，脉细。证属风湿袭络，治以养血蠲痹通络。

处方：当归10g，白芍15g，生地10g，炒川芎10g，桑叶枝各15g，木瓜10g，鸡血藤15g，络石藤15g，炙甘草5g，鹿衔草15g，千年健10g，桂枝5g，大枣30g。水煎服，每日1剂。

四诊：患者又上方服30剂，咽痛头痛已愈，关节疼痛改善，左胸疼痛及背，心率60次/min，杂音不明显。苔薄白，舌淡红，脉细。患者因母丧哀痛，心肝气郁，络脉痹阻，治参原法，兼以养血祛风。

处方：当归10g，白芍15g，炒川芎6g，丹参10g，茯苓15g，炙甘草5g，防风10g，木瓜10g，老颧草20g，伸筋草15g，桑枝15g，海风藤15g，合欢皮10g。水煎服，每日1剂。

五诊：患者服药10剂，胸背疼痛减轻，头昏肢痛，月经来潮，5日未尽，量少。血压130/80mmHg。舌苔薄白，舌质淡红，诊脉细弦。拟法养营平肝，蠲痹通络。

处方：枸杞子10g，菊花6g，当归10g，川芎6g，生地10g，白芍15g，炙甘草5g，防风6g，桑枝15g，络石藤15g，老鹳草15g，小胡麻10g，茯苓15g，神曲10g。水煎服，每日1剂。

六诊：患者服药14剂，关节疼痛显著改善，心悸胸闷，胃脘痞胀，腰不痛，胃有宿疾，2001年查有十二指肠球部溃疡、胃炎。舌质微红，舌苔薄白，诊脉细。拟法养血蠲痹，理气和胃合参。

处方：炒当归10g，白芍15g，酸枣仁15g，枸杞子10g，木瓜10g，炙甘草

5g，鸡内金 10g，佛手 10g，制香附 10g，莱菔英 15g，络石藤 15g，老鹳草 15g。水煎服，每日 1 剂。

患者经治症状稳定，以上方加减继续巩固治疗 3 个月。冬季随访关节疼痛未发。

按语：本案患者关节疼痛起于冷水劳作受寒所致，复加年过四十，阴血不足。病机总属血虚寒凝，络脉痹阻。故从养血温经通络论治。选四物汤为基本方养血以治其本，祛湿通络止痛以治其标，独活、桑寄生、川断偏于下肢，羌活、桑枝、五加皮则偏于上肢。另用桂枝、细辛、红花温阳通经，养血活血煎水浸泡，体现了内外治相结合的思想，能提高疗效。《素问·痹论》云："痹在于骨则重，在于脉则血凝而不流，在于筋则屈不伸，在于肉则不仁。"该患者病重在筋，故徐老多用木瓜、鸡血藤、络石藤、鹿衔草、千年健、桂枝、桑枝等以温经通络。即使在二诊时有肝气郁结、肺气不宣之证时，用药在疏肝理气宣肺时也始终兼以通络，从而形成有机统一的组方思路，所用合欢皮花、郁金、制香附、橘皮络、桑叶枝等，既能行气疏肝，又能通络。突出表现了徐老治疗慢性病守法继进的思路，只要切中病机，用药对路，就不宜频繁换方。

考四物汤出自《太平惠民和剂局方》，方义已为大家所熟知。独活寄生汤出自《备急千金要方》方用独活、桑寄生、杜仲、牛膝、细辛、秦艽、茯苓、桂心、防风、人参、甘草、当归、芍药、干地黄。主治痹证日久，肝肾两虚，气血不足之证。以腰膝冷痛，关节屈伸不利，心悸气短，舌淡苔白，脉细弱为辨证要点。徐老用其方义而未全用其药，有所取舍。如减去益气祛风之品，专以养血温经通络，则力专效强，终使疼痛明显改善。

（周晓虹）

108. 清肝凉血，健脾行瘀法治原因不明红斑肝经郁热，脾气亏虚案

余某，女，53 岁。初诊日期：1991 年 5 月 24 日。

主诉：两下肢皮肤红斑间作 2 年。

病史：1989 年夏季，两下肢皮肤出现红斑，时值夏暑，自以为高温"痱瘖"，尚未多加介意。初发入秋至冬，仍然时时发作，此起彼伏，稍劳多行辄

发。曾去某医院诊查，谓血 IgA 增高，口服泼尼松月余，红斑渐隐渐消。今春又发，呈多形性红斑状，自觉瘙痒，稍有痛感，再服该药，暂缓旬日，又见发作。饮食尚可，精神欠振，时觉头晕，大便溏而不实，日行 1~2 次，腹不痛。平素性情稍急躁。3 年前月经量多，约 4 个周期后经绝、性情尤躁，下肢旋发红斑。

诊查：脉象细弱，重取微弦。舌尖微红，舌本暗而淡红。两下肢红斑呈多形状，中心稍隆起，压之诉轻度疼痛。其余检查未见明显异常。

临床分析：本例原非脾胃（消化系统）为主之疾，因下肢频发红斑，经免疫专科多次诊治，服泼尼松后形体渐肥，心悸神倦，患者要求服中药治疗。考虑其年龄，属更年期阶段。性情急躁，绝经之前，月经量多，良由肝经郁热使然。红斑之色殷红，恐与郁热在络有关，当以清肝凉血为法。然神倦乏力，大便经常溏薄，脾气亦虚。且病久未愈，其本属虚，本虚标实。治法可从标本兼顾，健脾益气与清肝凉血相伍。舌尖红属热象，舌质暗而淡红，兼有血瘀，瘀与热相结，宜佐以行瘀之品。

处方：黛蛤散（包）10g，水牛角片 10g，牡丹皮 10g，炒黄芩 6g，生地 15g，穞豆衣 15g，紫草 10g，地肤子 10g，太子参 15g，山药 20g，炒白术 10g，焦建曲 15g，生炙甘草各 2g。

每日 1 剂，水煎服。服药后平卧半小时。

此方服 15 剂，下肢未见新斑发出，原有红斑色褪渐消。续服 10 剂，精神体力好转，大便日行 1 次，已成形。于原方中改水牛角片 5g，加忍冬藤 20g、青蒿 10g，去生地，隔日 1 剂。10 剂后中药改为 3 日 1 剂，基本能巩固疗效，虽盛夏酷热之际，下肢红斑亦未出现。

按语：本例患者属肝经郁热证。鉴于同具神倦、便溏，考虑与脾虚有关，故参以健脾益气之法。按《灵枢·本神》所云“脾藏营”，脾能藏营、统血。统血包含有统调与统摄之意，由于统摄功能不足，可以导致便血（黑便、上消化道出血），或下肢皮下出血。此例虽非紫癜，但见于下肢，斑色殷红，与皮下出血性紫癜有类似之征象。况在病史中尚有稍劳多行辄发之症，显然与脾有关，故治法宜标本兼顾。

方中黛蛤散习惯用治木火刑金之咳逆痰红病证，主要成分为青黛，该药咸寒，入肝、肺、胃经，功擅清热、凉血，泻肝胆而清郁火，故可治实证、虚证由于肝热所致之血证及斑疹。若用青黛粉剂，直接吞服或冲服，用量约为每日 1g~3g,选用黛蛤散则包煎之用量可稍大。

水牛角、丹皮、生地、紫草均为血药,凉血滋阴,祛瘀清热。穞豆衣养阴而不滋腻,善行肌肤,地肤子清皮肤之风热,二药既属佐药,又是使药。

健脾益气,选用太子参、山药、白术,均为甘平之味。未用黄芪之甘温,此乃徐老个人辨证选药之习惯,比较讲求药物性味,同样可以达到治疗目的而避免温性之品。且时值 5 月下旬,气候温暖,药以清养为好。

经治疗后症情显著改善,渐至夏暑,故加忍冬藤清络中之热,青蒿清暑而泄肝胆,防其夏暑复发。此例虽非纯属脾胃病,参用调理脾胃之法,使脾复健运,统摄功能改善,利于疾病向愈,足见治脾之法适应较广。

(徐丹华　罗斐和)

109. 滋补肝肾,理气解郁治疗更年期综合征肝肾阴虚,气机郁滞案

李某,女,48 岁。初诊日期:1999 年 8 月 20 日。

主诉:月经紊乱 4 个月余,伴烦热盗汗。

病史:患者 4 个月来月经紊乱,在南京某医院给予激素及镇静剂治疗,停药后症状复发。刻诊:烦躁易怒,头晕目眩,心悸失眠,五心烦热,面赤盗汗,腰膝酸软,颜面及下肢轻度浮肿,二便正常。

诊查:舌质红,苔薄少,脉细数。查血压 95/75mmHg。

临床分析:本案诊断为更年期综合征。证属肝肾阴虚,气机郁滞。治当滋肝益肾,理气解郁。拟方六味地黄汤合五花汤。

处方:熟地黄 10g,茯苓 10g,牡丹皮 10g,山茱萸 10g,泽泻 10g,山药 15g,合欢花 10g,厚朴花 6g,绿梅花 6g,玫瑰花 6g,凌霄花 10g。14 剂,每日 1 剂,煎 2 次,早晚分服。

二诊:患者症状减轻,精神转佳,仍失眠,上方加酸枣仁 15g、夜交藤 15g。续服 14 剂。

三诊:患者症状消失,再服 21 剂,痊愈。

按语:徐老认为,更年期综合征与肾关系密切。《素问·上古天真论》云:“女子……七七任脉虚,太冲脉衰少,天癸竭,地道不通,故形坏而无子也。”妇女五十岁左右肾气渐衰,冲任亏虚,精血不足,形成阴阳俱虚,不能濡养

温煦其他脏器而出现各种症状。肝肾阴亏，阳失潜藏，故头晕、耳鸣、目眩；阴亏火盛，心肝失养，则心悸而烦，潮热汗出，颧红口干。方中熟地黄、山茱萸滋补肝肾，山药补益脾阴，泽泻泄肾利湿，牡丹皮清泻肝火，茯苓淡渗脾阴，合欢花、绿梅花、厚朴花、玫瑰花、凌霄花理气解郁，配合调畅情志，共奏奇效。

（徐丹华）

110. 疏肝清肝，柔肝散结法治甲状腺功能亢进症肝郁火旺，阴虚痰凝案

陈某，女，38岁。初诊日期：1999年2月28日。

主诉：颈部肿胀，易怒失眠反复3年。

病史：患者3年前出现颈部肿胀，易怒失眠反复，经外院检查确诊为甲状腺功能亢进症，给予甲巯咪唑30mg，每日3次口服，此后症状有所减轻，但停药后三碘甲状腺原氨酸（T_3）、四碘甲状腺原氨酸（T_4）反复回升，诸症加重难以控制病情。刻诊：消瘦，面红，性情急躁，倦怠无力，失眠，心悸，恶热，口苦而渴，舌质红，苔薄黄，脉细弦。

诊查：心率92次/min，双眼稍突，两手震颤，双侧甲状腺Ⅲ度肿大，无压痛，可闻及甲状腺血管杂音。T_3 6.9nmol/L，T_4 201nmol/L，rT_3 0.92nmol/L。

临床分析：患者确诊为甲状腺功能亢进症，参合四诊，当属中医“瘿瘤”等范畴。患者平素情绪急躁，肝失疏泄，气郁日久，化火伤阴。气机郁结，津液失布，聚而成痰，抑或阴虚火旺，炼液为痰，壅结颈前，气血失畅。治拟疏肝清肝，柔肝化痰散结。

处方：柴胡6g，桑叶10g，栀子6g，乌梅12g，木瓜15g，白芍12g，麦冬10g，石斛15g，昆布15g，海藻15g。每日1剂，水煎分2次服。

二诊：患者服7剂，心烦明显减轻，睡眠明显改善，原方继进14剂。

三诊：患者症状消失，查体：甲状腺Ⅱ度肿大，突眼好转，复查T_3 2.6nmol/L，T_4 120nmol/L，rT_3 0.91nmol/L，后继服原方21剂，1年未见复发。

按语：徐老认为，甲状腺功能亢进症是临床常见的内分泌疾病，其病源在肝，木经自郁，久则阳气亢奋，又极易形成木横土衰，或木火相生或灼伤肾阴等变证，甚则导致耗血动风之候，因此治疗应从肝论治，王旭高有治肝

三十法，论述最详。本案用柴胡、桑叶、栀子以疏肝清肝；白芍、乌梅、木瓜、沙参、麦冬、石斛养阴柔肝，昆布、海藻化痰软坚散结。全方以治肝为主，收效显著。

（徐丹华）